나는 침묵으로 승부한다

나는 침뜸으로 승부한다

초판 발행 | 1996년 11월 25일
개정판 발행 | 2003년 5월 23일
개정2판 발행 | 2008년 9월 16일
개정3판 1쇄 발행 | 2009년 7월 21일
개정3판 10쇄 발행 | 2025년 3월 15일

지은이 | 김남수
펴낸곳 | 구당
등록 | 2002년 1월 7일 제6-0587호
주소 | 서울 동대문구 제기로 93(청량리동 486) 구당B/D 1층
전화 | (02)3295-2332
팩스 | (02)964-7999
홈페이지 www.chimtm.com

ISBN 978-89-969694-0-2 03510

값 15,000원

총판 | 한국출판협동조합 (02)716-5616 경기도 파주시 적성면 적성산단3로 10

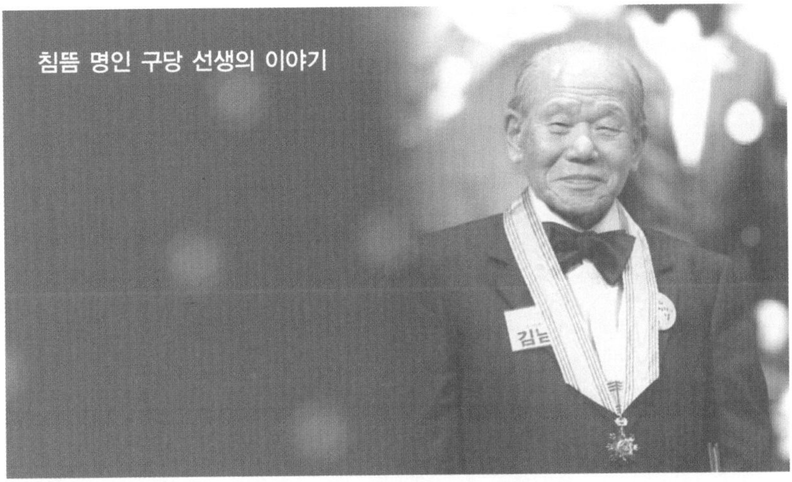

나는 침뜸으로 승부한다

구당 김남수 지음

정통침뜸연구소

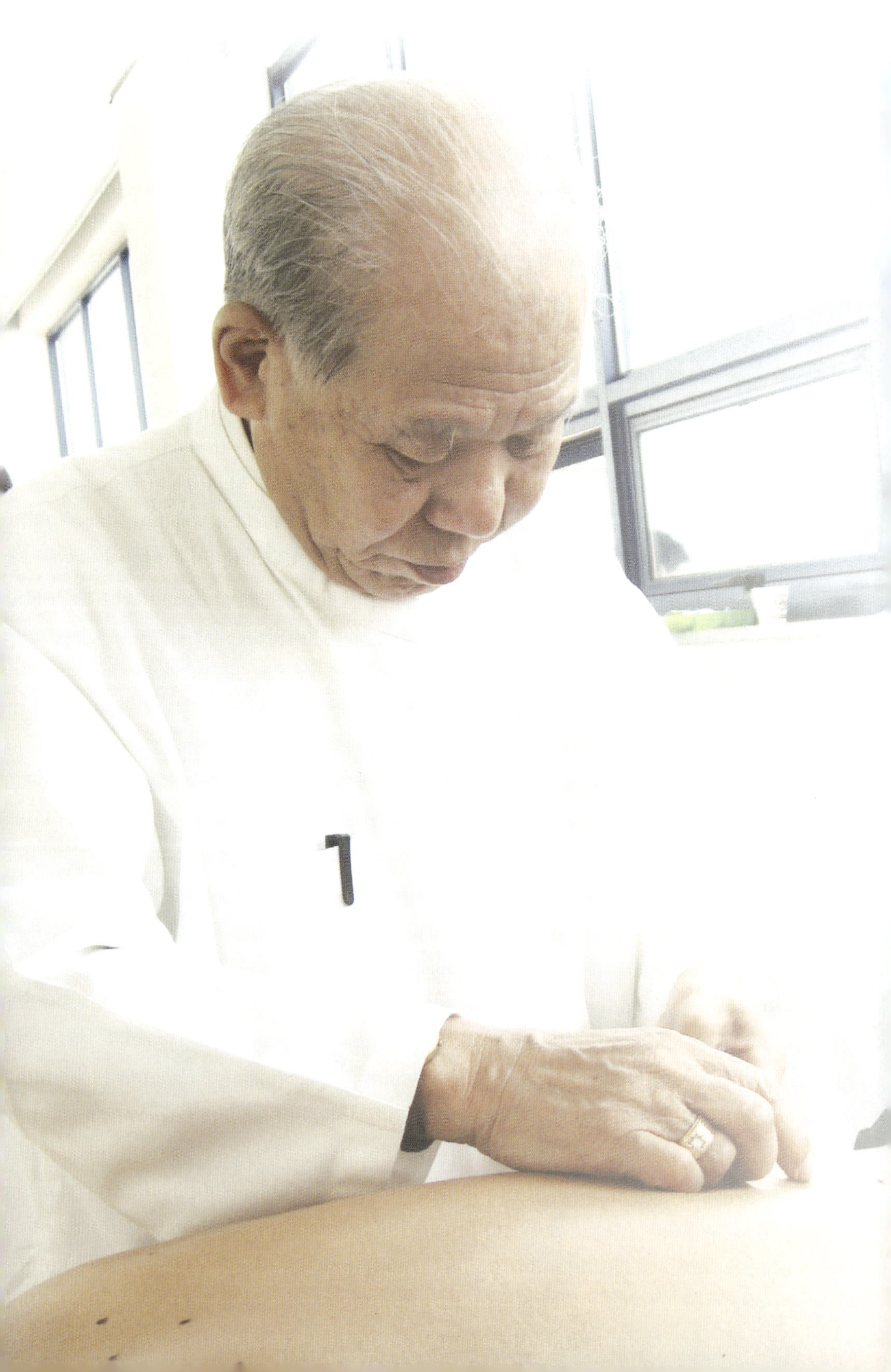

침뜸을 모르면 불운이다

아이들이 장난치고 노는 모습을 보면 그 집안의 내력을 대강 짐작할 수 있다더니, 우리 집 손자들은 장난을 쳐도 침대롱 따위를 가지고 침 놓는 놀이를 한다. 나도 어렸을 적에 의원을 하시던 부친 곁에서 의원 흉내를 내며 놀았던 것을 생각하면 집안 내력은 어쩔 수가 없는가 보다.

가까우면 자연히 그쪽으로 기우는 법인지 나의 형님도 의원을 하셨고 그의 자식도 나의 자식도 침을 배웠다. 지금 침구사는 살아 있어도 침구사 양성 제도는 없어진 상태라 우리 자식들의 10년, 20년 공부는 도로아미타불이 될지도 모른다. 그래도 나는 그들에게 병을 고치는 술자로 나서든 나서지 않든 침뜸술은 알아는 둬야 한다고 당부했다.

왜냐하면 침과 뜸은 최고의 의술이라는 신념이 내 가슴속에 자리잡고 있기 때문이다. 내가 의술자로서의 인생을 70년 가까이 살아올 수 있었다는 사실은 바로 침과 뜸이 최고의 의술이라는 사실을 증명하고 있다. 내가 침과 뜸으로 펴온 의술이 별로 신통치 않았다면 나는 벌써 침술원 문을 닫지 않을 수 없었을 것이다.

지금도 끊이지 않고 아픈 사람들이 나를 찾아온다. 아니, 침뜸의술을 찾아온다. 현대 의술도 한방의 탕약술도 포기한 환자들이 한가닥 희망을 걸고 침뜸 의술을 찾고 있다. 그런데 지금 침뜸 의술을 마음 놓고 펼 수 있는 자격을 가진 침구사는 이 나라에 몇 10 명 남짓 살아남아 있을 뿐이다.

그나마도 거의 연로해서 시술을 직접할 수 있는 침구사는 손으로 꼽을 정도이다. 언뜻 사람들은 한의사가 있는데 뭐가 걱정이냐고 할지 모르나, 엄밀하게 말하면 한의사는 침구사일 수 없다. 침구사는 침과 뜸만으로 병을 고치지만 한의사는 그렇지 않기 때문이다. 한의사는 침과 뜸을 전문으로 시술하는 침구사만큼 침술과 뜸술이 능할 수가 없다.

그리고 설사 침구사만큼 침과 뜸을 시술할 수 있는 실력이 있는 한의사가 있다 해도 약으로 처방을 하는 것보다 훨씬 힘든 품을 팔아야 하고, 그럼에도 의료 수가도 싼 침뜸 의술을 굳이 선택하려 하지 않는 게 당연할 것이다.

오죽하면 조선 시대에도 약과 침구를 따로 나누어 약만 다루든가 침구만 하게 하는 제도가 있었을까. 약과 침뜸을 함께 다루게 했다면 아마도 편한 약만 취급하게 될 테니 자연히 침구 의술은 점점 뒷전으로 밀려나 사라지게 됐을 것이다.

그 유명한 『동의보감』을 지은 허준은 분명 궁중에서 약을 다루는 시의(侍醫)였고, 궁중에서 침과 뜸을 다루던 유명한 시의로는 『침구경험방』을 지은 허임이 있었다는 사실을 기억해야 한다.

옛말에 침은 일자무식이라도 잘 놓을 수 있다고 했다. 누구라도 어떤 병일 때 어느 자리에 침을 놓아 낫는지를 눈여겨보아 익힌다면 그와 똑같은 병은 직접 침을 놓아 고칠 수 있다는 이야기이며, 그만큼 침과 뜸은 학(學)보다는 술(術)이 앞선다는 뜻이 담겨 있기도 하다.

물론 침으로 여러 가지 병을 고치는 의술자가 되려면 의학적인 지식과 전문적인 기술을 오랫동안 익혀야 하지만 막말로 몸 아무데나 침을 놓아도 뜸을 떠도 효과가 있다고 할 만큼 침과 뜸의 효능이 대단하기에 그럴 수 있는 것이다

침과 뜸이 얼마나 대단한 것인지를 모르는 사람은 불운이다. 병이 낫는 쉬운 길을 놔두고 힘들게 먼 길을 돌아가니 운이 나쁜 것이다. 어찌됐든 나를 만나 침뜸의 효능을 직접 체험한 사람들은 운이 좋다고 보아야 한다(나를 만난 사실이 중

요한 게 아니라, 침과 뜸을 만난 사실을 말하는 것이다). 이 책을 읽는 독자도 운이 좋다. 침과 뜸의 힘이 얼마나 큰지 제대로 알게 될 것이고 병이 낫는 쉬운 길을 찾을 것이므로.

만약 이 말이 믿어지지 않는다면 직접 침뜸을 제대로 경험해 보라. 내가 이 책에서 설명한 대로 침하고 뜸을 한다면 누구나 약 안 먹게 되고 병원에 안 가게 될 것이다. 지금 세계는 동서양 의학을 종합하여 의료 체계를 갖추는 대안 의학(代案醫學)이 각광을 받는 시대로 접어들었다. 세계보건기구(WHO)는 이미 1976년, 현대 의료에 침을 병용하도록 회원국에게 권장하기 시작했다. 병을 낫게 하기 위해서라면 지구촌에 있는 좋은 방법은 모두 활용돼야 하지 않는가. 이 세계의 흐름은 이미 거스를 수 없는 대세이다. 우리는 누구를 위해 의료법이 있는지 구분이 되지 않는 어처구니없는 나라에서 살아온 것은 아닌지 분명하게 살펴보지 않으면 안 될 시기에 이르렀다.

우리는 모두 건강 운이 좋아야 한다. 그러려면 양의사도 한의사도 침을 놓고 뜸을 떠야 한다. 그리고 침뜸을 전문적으로 시술하는 침구사가 있어야 한다. 더 나아가 누구나 자기 치료를 할 수 있을 만큼, 구급이나 응급 치료를 할 수 있을 만큼 간단한 침술과 손쉬운 뜸술은 할 줄 알아야 한다.

나는 70년 가까운 임상을 통해서 얻은 확신으로 침과 뜸을 제대로 알리고 싶다. 그리고 스스로 시술할 수 있도록 누구든 침과 뜸에 대해 알고자 한다면 내가 쌓아온 모든 것을 다 주고 싶다. 책도 하나의 가능한 방법이라면 계속 책으로 담아내겠다.

나는 침과 뜸으로 병과 승부하며 병 고치는 재미에 살아온 침구사이다. 나의 마지막 승부는 침과 뜸이 최고의 의학임을 누구나 알게 되고 최고의 의술인 침과 뜸의 혜택을 모두가 누리게 되는 날 끝이 날 것이다.

1996. 11. 灸堂(뜸집)에서

김 남 수

■ 개정판을 내며

침뜸은 노벨상감 민족의술, 뛰어난 한류 수출 상품이다!

나는 요즘 벅찬 행복감에 젖어 있다.

이 땅의 침뜸은 세계 침뜸의 원조로서 우리 민족이 세계에 자랑할 수 있는 뛰어난 민족문화유산이다. 그런 우리의 침뜸이 일부단체의 오도된 편견에 의해 푸대접과 탄압까지 당하고 있는 상황에서 내가 침구애호가들과 수십 년 동안 벌여온 '한국 침뜸 맥 잇기' 를 위한 눈물겨운 투쟁(나의 졸저-『침사랑 뜸사랑 아~내 사랑』에 상세히 나와 있다.)이 이제 이해와 지지의 폭을 한층 넓혀 가고 있음에 무어라 표현할 수 없는 벅찬 감동을 금할 수 없다.

또한 날로 사라져가고 있는 우리 침뜸의 맥 잇기를 위하여 그동안 벌여온 침뜸 교육활동이 국민적 공감대를 나날이 확대하고 있으며 영향력 있는 매스컴들이 앞 다투어 우리 침뜸의 우수성을 소개하고 있다. 지난 2006년 광주MBC가 김지하 선생과 황종국 판사 등을 모시고 '구당 김남수 침뜸이야기' 특집방송을 방영한 것을 필두로 하여, 여러 방송 매체에서 일부 이익단체들의 강력한 반대에도 불구하고 용기있게 우리 침뜸에 대한 진실을 보도하였다. 이를 시청한 많은 사람들이 우리 침뜸의 우수성을 알게 되었으며, 자칫 영원히 역사 속으로 묻혀 버릴 뻔 했던 우리의 침뜸이 역사의 전면에 다시 부상하는 단초가 되었음에 무한한 감사를 드린다.

1962년 박정희 정권은 의료법 개정에서 우리 민족의 유구한 역사만큼이나 장구한 역사를 가지고 있는 우리 침뜸을 '미신' 또는 '비과학' 으로 낙인찍어 한국 정통 침뜸의 맥을 끊으려 하였다. 하지만 나는 지난 수십 년 동안 계속되는 탄압과 아픔 속에서도 면면히 이어온 우리 민족의 유산인 정통침뜸의 맥을 잇기 위하여 모든 노력을 경주하여 왔다.

이에 더 나아가 나와 붕어빵(제자를 뜻함)들은 〈뜸사랑〉이라는 모임을 만들어 '배워서 남주자!' 라는 기치 아래 가난하고 소외된 노인, 장애자, 외국인 근로자 등 고통 받고 있는 수많은 사람들을 대상으로 침뜸을 무료로 시술하는 봉사를 하여 왔다. 그렇지만 1962년 개정한 의료법의 맹점을 들이대며

최근까지도 침뜸 무료봉사 인술을 탄압하고 잡아가고 있는 실정이다. 내 나라 내 조국이 민족의 유산인 정통침뜸에 대해 이와 같이 하다니…… 아마도 이런 나라는 대한민국 밖에 없을 것이다. 이를 바로 잡기 위해서는 이제 전통 의술의 주체인 국민들이 나서서 잘못된 의료악법을 철폐하고 개정시켜야 할 것이다.

우리 침뜸은 어떤 의술과도 견줄 수 없는 너무나도 좋은 의술이다. 미국과 유럽을 위시한 여러 선진 외국에서도 침뜸에 대한 임상을 거듭해가며 그 우수성을 의학에 접목하고 있다. 다른 우수한 침뜸술도 많지만 내가 70여년의 임상경험을 통하여 발현해낸 무극보양뜸, 구당 기본침, 구당 화상침 만으로도 세계적인 경쟁력을 갖춘 의술이 될 수 있다고 자부한다. 서양의술로는 고치기 힘든 만성병, 유전병, 성인병, 정신계통 질환 등을 쉽게 고칠 수 있으니 무슨 다른 이유가 더 필요하겠는가?

우리 침뜸의 우수한 점을 몇 가지만 열거하자면 첫째, 부작용이 없다. 우리 신체를 그대로 두고 인체의 자연치유력을 높이는 방법으로 치료하기 때문에 전혀 부작용이 없는 것이다. 간혹 뜸봉을 크게 하거나 단단하게 말아서 뜸자리가 커지는 등 미용상의 문제가 있을 수 있으나 이것을 부작용이라고 말할 수는 없다. 이것조차도 뜸을 뜨지 않으면 일정 시간이 경과하면 깨끗하게 원상회복이 된다. 둘째, 경제적이다. 4,000원에 상당하는 뜸쑥 한 상자면 한 사람이 3~4개월 정도 사용할 수 있는 양이 되기 때문에 비용이 거의 들지 않는다. 셋째, 시간의 구애를 받지 않는다. 한 번 뜸자리를 잡으면 집에서 정해진 뜸자리에만 뜸을 뜨면 되기 때문에 자신이 편리한 시간에 치료할 수 있다. 넷째, 치료효과가 탁월하다. 현대의학이 치료하기 어려운 각종 난치병과 불치병에 탁월한 효과를 나타내고 있으며 완치되기도 한다. 아울러 예방효과도 있기 때문에 꾸준히 뜸을 뜬다면 건강을 유지할 수 있게 된다. 나는 현재까지 침뜸만으로 평생을 건강하게 유지해 오고 있다.

모름지기 의료에는 경계가 없어야 한다. 오직 환자의 고통을 덜어주는 것을 목적으로 삼고 모든 노력을 다 기울여야 한다. 어떻게 하는 것이 진정으로 환자의 고통을 덜어 주는 일이겠는가? 정통침뜸을 배제시킨 채 자신들의 것만이 옳다고 하는 아집이 오히려 환자로부터 외면을 당하고 있으며 세계적인 의료 선진국으로 나아가는 길 또한 가로막고 있는 실정이다. 우리나라의 의료인들은 저의 의술을 백안시하고 배척했지만 오히려 선진 외국의 의료인들은 저를 초청하여 가르침 받기를 주저하지 않고 있다. 그들은 환자의 고통을 외면하지 않는 참 의료인이다. 자신들이 행하고 있는 의술의 한계를 인정하며 타인의 의술 영역에서 해답을 찾고자하는 진지함이 가득 차 있다.

침뜸의 원조인 우리가 침뜸을 배척하고 외면하는 사이에 우리의 침뜸을 받아 들인 중국은 우리 대신 세계로부터 '침뜸 원조' 대접을 톡톡히 받아 누리고 있다. 지금도 세계 각국으로부터 수많은 유학생들이 침뜸을 배우기 위해 중국으로 찾아들고 있지 않은가? 또한 우리로부터 침뜸을 전수 받은 일본도 범국가적으로 한 해에 5,000여명의 침구사를 당당히 배출하여 세계에 내보낼 채비를 하고 있다. 1972년 닉슨의 중국 방문 때의 일이다. 동행 취재 하던 제임스 레스턴 기자가 맹장수술을 받게 되었는데 그 과정에서 침술을 이용한 마취가 행해지는 것을 보고 그들 일행은 침술에 대해 놀라움을 금치 못하였다. 그 후 미국은 물론 독일, 프랑스 등 서구 여러 나라에서는 침뜸의 가치를 깨닫고 침구학 연구와 아울러 침구사 배출을 국가적인 차원에서 정책적으로 적극 지원하게 되었고, 이로 인해 의료 현장에서 우리보다 훨씬 앞선 업적을 드러내고 있다.

만시지탄이 있지만 우리나라도 이를 자각하고 침구대학 설립 등의 방법을 통하여 침구사를 체계적으로 육성, 배출함으로써 국민의 의료 수요를 확충해 나가고 침뜸의 세계화를 지향해야겠다.

이것이 초고령화 시대가 되면서 날로 늘어만 가는 의료재

정 적자를 획기적으로 줄이는 것은 물론이요, 중국과 같이 세계 각국의 유학생을 받아들여 침뜸 종주국으로서의 자긍심을 높이고 국가경쟁력을 높이는 것이 될 것이다.

정통침뜸의 우수성을 알리기 위해 1996년 출판하였던 "나는 침과 뜸으로 승부한다"를 2003년 개정하였으며, 이번에는 재개정하여 "나는 침뜸으로 승부한다"로 다시 내놓게 되었다. 이를 기쁘게 생각하며 그동안 이 도서의 재개정을 위해 이름도 없이 빛도 없이 수고한 모든 분들에게 지면을 빌어 감사와 심심한 위로의 말씀을 드린다. 아무쪼록 이 책이 우리의 정통 침뜸 보급과 우리나라를 비롯한 지구촌 모든 인류의 건강증진에 한 알의 밀알이 되었으면 한다.

2009년 7월에

김 남 수

■ 차 례

제3장. 침구사는 병 낫는 재미에 산다

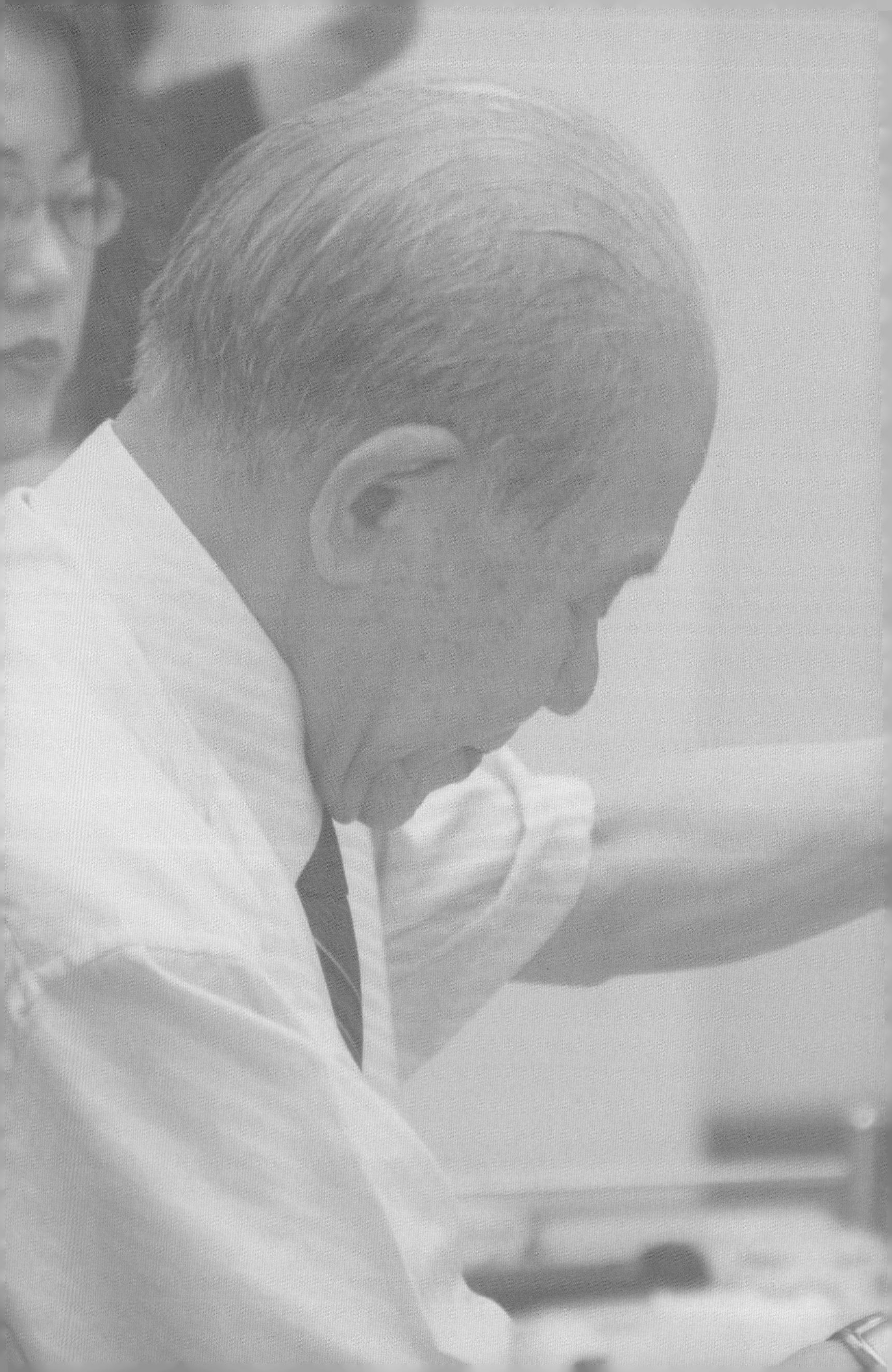

제1장

병의 뿌리를 찾아서

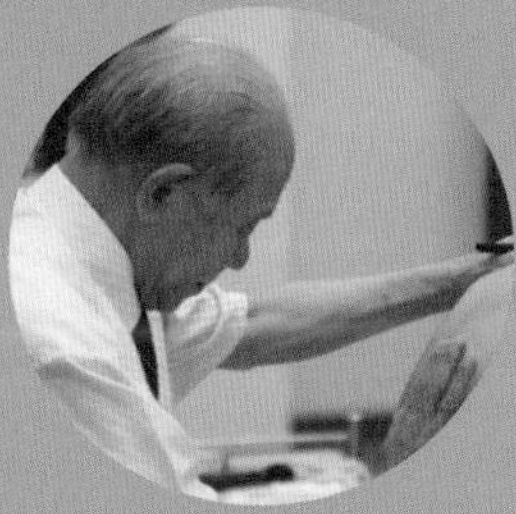

침과 뜸은 한 번만으로도 금방 효과가 나타난다.

치료 받기 전에 비하면 마치 병이 다 나은 것 같은 생각이 들 정도이다.

그러나 효과와 완치는 다르다.

만성병, 오래 앓아온 병은 오래 치료해야 낫는다.

1. 침 한 번 집

소문이란 참 고약하다. 세상에, 좌골신경통으로 고생한 지 7년이 넘었다면서 어떻게 침 한 번 맞고 병이 낫기를 바랄 수 있는가. 아무리 내 침술원을 사람들이 '침 한 번 집'이라고 부른다지만 말이다.

경기도 연천에서 소문 듣고 왔다는 이씨 할머니. 중년의 딸과 함께 진료실에 들어선 이씨 할머니는 진료대에 걸터앉더니 다짜고짜 "정말, 침 한 번 맞으면 싹 낫는 거죠?" 하고 다짐하듯 물었다. 나는 웃으며 "어디가, 얼마나, 어떻게 아픈 건지 봐야 알죠" 했다. 그랬더니 이씨 할머니는 "여기가 침 한 번 집으로 소문난 집인데 어련히 알아서 잘 해주겠어요"하며 혼자 고개를 끄덕인다.

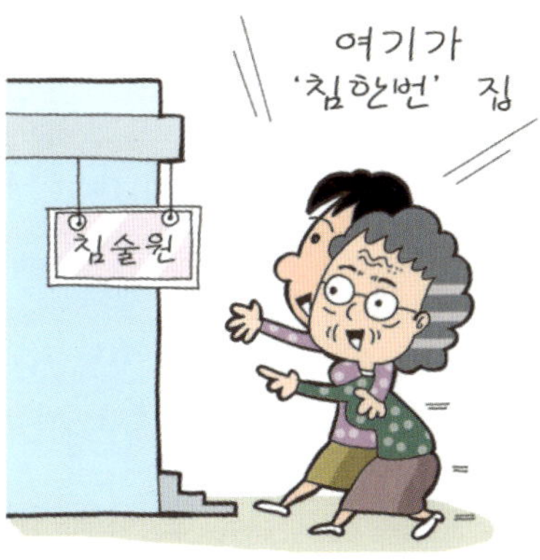

소문은 참 발도 넓다. 김영삼 대통령도 그 소문 때문에 대통

령이 되기 전에 나를 상도동 자택으로 부른 적이 있었다. 대통령 선거운동이 시작될 무렵이었는데, 수없이 많은 사람들을 만나 악수를 하다 보니 어깨에 통증이 심해 팔을 움직이지도 못하고 있었다.

그렇게 생긴 어깨 통증이라면 말 그대로 '침 한 번' 으로 낫는다. 그 때 나는 장침 하나를 아픈 어깨의 어깨마루 바깥쪽 우묵한 견우(肩髃)혈에 깊게 놓아 곧바로 팔을 마음대로 움직이게 해 주었다. 그랬더니 김 전 대통령은 "정말, 침 한 번 집이네요" 하고 악수를 건네며 크게 웃었다.

어깨와 팔이 아픈 견비통(肩臂痛) 때문에 나에게 온 사람들은 대개 침 맞고 바로 그 자리에서 아픈 게 낫는다. 나한테 왔을 때는 어깨와 팔이 아파서 겉옷도 제대로 벗지 못할 정도인데, 갈 때는 옷을 입으면서 자꾸 팔을 돌려 보고 갑자기 아프지 않은 게 이상한지 고개를 갸웃거린다. 재미있게도 그들은 나한테는 나았다는 얘기를 한마디도 하지 않으면서, 자기 주위 사람들에게는 침 한 번 맞고 나았다며 자랑하듯 소문을 낸다.

그와 같이 좋게 소문나는 것이야 반가운 일이다. 일부러 소문 내려고 비싼 돈 들여 광고하는 세상이니 말이다. 그러나 소문이 소문을 낳고 또 소문을 낳다 보면 오해를 낳게 되니 걱정이다. 침 한 번 집이라는 소문이 오해를 낳아 어떤 병이든 침 한 번으로 낫게 해 준다고 믿고 나에게 오는 사람들이 있으니 말이다. 경기도 연천에서 여기까지 물어 물어 찾아왔을 이씨 할머니처럼.

나는 잠시 이씨 할머니를 쳐다보며 말없이 서 있었다. 소문을 들먹이는 이씨 할머니는 이미 침 한 번으로 낫기를 바라는 정도가 아니라 꼭 그렇게 되어야 한다고 나에게 요구하고 있는 거나 다름없었다.

"할머니, 침이든 약이든 오래된 병이나 만성병은 오래 치료해야 낫는 거예요. 게다가 할머니가 앓고 있는 좌골신경통은 재발이 잘 돼 아주 괴로운 병이죠. 그래서 7년 넘게 병원도 다니고 한약도 많이 먹고 했지만 결국 여기까지 오시게 되었잖아요."

나는 문진(問診)을 하면서 이씨 할머니가 나에 대해 갖고 있는 오해, 아니 침에 대해 갖고 있는 오해를 풀어 주어야 했다.

"아무리 침이 신통하게 병을 잘 고친다고 해도, 침으로 되는 게 있고 안 되는 게 있는 겁니다. 물론 정말 신통할 정도로 침 한 번으로 치료되는 게 있죠. 아주 많아요. 뜀뛰기를 하다가 비장근이 파열되는 경우가 그런데요. 그렇게 장딴지 근육에 탈이 나면 아무리 뛰어난 의사도 방법이 없어요. 하지만 침으로는 한 번으로 씻은 듯이 낫지요."

비장근이 파열되어 장딴지가 뚱뚱 부었을 때 의사는 오랫동안 물리치료에 의존하는 수밖에 없다. 하지만 침으로 치료하면 아주 간단하다. 부어오른 장딴지를 만져 보면 돌덩이같이 딱딱한데 이럴 때는 오그라진 힘줄이나 힘살을 펴는데 탁월한 효과를 보이는 곤륜(崑崙)혈과 위중(委中)혈, 승산(承山)혈에 침을 놓으면 된다. 곤륜(崑崙)은 바깥 복사뼈 뒤쪽과 아킬레스 건 사이에 있고, 위중(委中)은 오금 정 가운데에 있다. 승산(承山)은 종아리의 중앙부로 종아리에 힘을 주었을 때 人자 모양으로 갈라지는 지점이다. 그리고 가장 딱딱한 곳을 아시혈(阿是穴)로 잡아 침을 놓는다. 이렇게 몇 군데만 침을 놓으면 잘 걷지도 못하고 온 사람이 똑바로 걸어 나간다.

"하지만 오래된 병은 그렇지 않아요. 걸어간 만큼 다시 되돌아가야 제자리로 돌아갈 수 있는 것하고 같은 이치예요. 침으로 손이나 발, 귀에 자극만 해도 모든 병을 치료할 수 있다고 무조건 믿어도 안 되지만 겨우 침 한두 번 맞아보고 효과가 없다고 그만 둬도 안됩니다. 병의 상태에 따라서 다르다는 걸 아셔야 해요."

설명을 한참 듣던 이씨 할머니는 눈을 동그랗게 떴다.

"그럼, 내 좌골신경통은 어떻게 되는 거예요?"

"오래 치료하셔야 해요."

이씨 할머니는 크게 실망했다.

"아이고, 이를 어쩌나! 시골에서 여기까지 매일 왔다 갔다 할 수도 없고, 농사일 밀어 놓고 서울 딸네 집에 눌러 있을 수도 없으니 …….”

나는 세상이 무너지듯이 걱정을 쏟아내는 이씨 할머니의 손을 잡았다.

“걱정 마세요. 좋은 방법이 있습니다. 우선 치료를 마친 뒤에 자세히 알려 드릴게요.”

나는 이씨 할머니를 엎드리게 하고 손으로 척추 양쪽을 눌러 내려갔다. 좌골신경통 환자의 척추 양쪽을 눌러 내려가다 보면, 압통을 크게 느끼는 부위가 있다. 바로 그곳이 병의 뿌리이다.

보통 좌골신경통은 증상과 원인에 따라 세 가지 형태로 나눌 수 있다. 첫째, 통증이 발등의 새끼발가락에서 종아리 바깥쪽으로 나타나는 경우로 이때에는 제 5요추와 선골 사이에 이상이 있다. 둘째는, 발등 엄지발가락 쪽에서 종아리 앞 바깥쪽에 나타나는 형태인데 이 경우에는 제 4요추와 제 5요추 사이에 이상이 있을 가능성이 높다. 셋째, 종아리 앞 안쪽이 저리고 뻗치듯 아픈 것인데 이런 통증은 제 3요추와 제 4요추 사이에 이상이 있을 때 나타난다.

좌골신경통은 저절로 일어나는 법이 거의 없다. 좌골신경이 어떤 것으로부터 압박을 받거나 외상으로 상처를 입었을 때 일어난다. 척수염, 당뇨병, 빈혈, 임신, 난소종양, 자궁 및 그 주위염, 방광질환, 히스테리, 좌상, 감기, 과로, 치질, 상습변비, 알코올 중독 따위가 원인이 되어 생긴다. 특히 척추골 사이에 있는 판(板) 모양의 연골인 추간판(椎間板)이 틀어지거나 튀어나와 신경근을 압박하거나 유착되어 흔히 일어난다.

지금까지 환자들을 겪은 경험에 비추어 볼 때, 좌골신경통은 요통으로 시작되는 경우가 흔하다. 요통이 여러 번 재발하다 좌골신경통이 되고 마는 것. 이것이 더 심해지면 요새 말하는 디스크가 된다.

"으아, 아파요!"

내가 제 3요추와 제 4요추 사이의 왼쪽을 누르자 이씨 할머니는 통증을 호소했다. 그렇다면 제 3요추와 제 4요추 사이가 중심 치료점이다. 나는 먼저 이 중심 치료점에 침을 놓았다. 그리고 그 위아래 요추인 제 2요추와 제 3요추 사이, 제 4요추와 제 5요추 사이에도 침을 놓고 세 곳에 모두 뜸을 떴다.

좌골신경통을 치료할 때, 동양의학이 치료원칙으로 삼고 있는 허실보사(虛實補瀉 : 몸의 기가 모자라면 보태고 넘치면 깎는다)에만 매달려 경락 치료만 해서는 완전히 낫지 않는다. 다리로 뻗은 좌골신경의 뿌리가 있는 요추의 이상 부위를 치료해야 완치가 된다. 이런 처방을 사람들은 비방(秘方)이라고 한다. 기가 막힐 정도로 치료 효과가 있는데, 드러내 보면 너무 간단해 남에게 알려 줘도 잘 믿으려 하지 않기 때문에 숨긴 꼴이 되어 버리고 비방이 되어 버린다.

"앗, 뜨거워 …."

뜸봉이 타들어 갈 때마다 이씨 할머니는 몸을 조금씩 움찔거렸다.

"약간 뜨끔하죠. 조금 참으세요. 처음에 뜸하면 그런 거예요."

나는 이씨 할머니를 다독거리며 다음 혈자리를 잡았다. 우선 요추 뼈의 이상은 신(腎)이 허해 생겼으니, 신(腎)을 보하기 위해 신(腎)의 정기(精氣)가 등허리에 모여 머무는 신유(腎兪)혈을 잡았다. 그리고 신(腎)과 표리(表裏)관계인 방광(膀胱)의 경락 중에서, 허리와 다리에 기를 보강해 주고 통증을 가라앉히는 혈인 엉덩이 부위의 포황(胞肓)혈, 넓적다리 뒤쪽의 은문(殷門)혈, 장딴지의 승근(承筋)혈을 잡아 침을 놓았다.

"잘 참으셨어요."

나는 이씨 할머니를 돌아눕게 했다. 그리고 다리의 삼리(三里), 팔의 곡지(曲池)혈, 배의 중완(中脘)혈에 침을 놓고 뜸을 떠, 몸 전체 기의 균형을 잡아 주었다.

"자, 치료가 끝났어요. 일어나세요."

눈을 감고 있던 이씨 할머니는 뜸이 따끔대는 걸 참느라 긴장했는지 숨을 크게 내쉬었다. 그리고 천천히 일어나 진료대에서 내려섰다. 몇 걸음 내딛다가 이씨 할머니는 눈을 껌벅거리며 허리를 틀어 보기도 하고 한쪽 다리를 바닥에 여러 번 구르기도 했다. 옆에서 부축하려는 딸의 손을 마다하면서 이씨 할머니는 딸에게 하는 말인지 혼잣말인지 모르게 중얼거렸다.

"으응 ……, 이상하네. 아픈 게 없어졌네. 이거 정말 안 아픈 거 맞나?"

옆에서 지켜보던 딸이 무슨 소리냐 하는 표정으로 이씨 할머니를 이리저리 살폈다. 이씨 할머니는 손으로 허리와 다리를 쓸어 문지르며 계속 중얼거렸다.

"정말 괜히 소문이 난 게 아닌가 보네. 어쩌면 침 한 번에 아픈 게 씻은 듯이 없어져 그래. 응?"

눈맵시 고운 딸이 눈웃음을 보냈다. 조글조글 주름진 이씨 할머니의 얼굴에도 웃음이 번졌다.

신기해할 만도 하다. 또 좋아할 만도 하다. 7년이나 신경통에 시달리다가 갑자기 통증이 느껴지지 않으니 마치 병이 다 나은 것 같은 생각이 들 만도 하다. 그러나 실은 이제부터 시작이다.

나는 이씨 할머니를 불러 다시 진료대에 앉혔다. 그리고는 "실제로 통증은 완전히 사라진 게 아니다, 통증이 크다가 갑자기 가라앉아 작아졌기 때문에 잠시 사라진 것처럼 여겨지는 것일 뿐이다, 적어도 6개월은 계속 치료를 해야 완치가 될 수 있다"고 설명했다. 이씨 할머니는 이해할 수 없다는 표정이었다. 그러더니 이내 걱정하는 낯빛이 되어버렸다.

"침술원에 오실 일이 걱정되세요? 괜찮아요, 좋은 방법이 있으니까. 그게 뭐냐 하면 집에서 뜸을 뜨는 겁니다. 오늘 뜸 뜬 자리 있죠? 그 자리에 날마다 뜸을 뜨세요. 그러면 침술원에 매일 와서 치료받는 것하고 조금도 다를 게 없어요. 뜸은 누구나 쉽게 할 수 있으니까, 집에서 가족이 뜸을 떠주면 되는 겁니다."

나는 뜸봉 만드는 요령을 가르쳐 주었다. 뜸쑥을 왼손 엄지손가락과 집게손가락으로 살살 비빈 뒤 오른손 엄지손가락과 검지손가락으로 원뿔 모양으로 쌀알만 하게 떼어내 뜸봉을 만들었다. 내가 뜸봉 만들기를 여러 번 보여주자 이씨 할머니는 아주 쉬워 보인다고 했다. 이씨 할머니는 "침술원에 안 오고 집에서 뜸만 떠도 된다면, 열심히 하고말고요"라며 다짐을 했다. 나는 진료실 문을 나서는 이씨 할머니에게 다시 한 번 강조했다.

"잊지 말고 꼭 날마다 뜸뜨세요. 꾸준히 하시면 분명히 낫습니다."

그 뒤, 이씨 할머니에게서 전화가 온 것은 다섯 달쯤 지나고서였다. 반가움이 가득 찬 목소리였다.

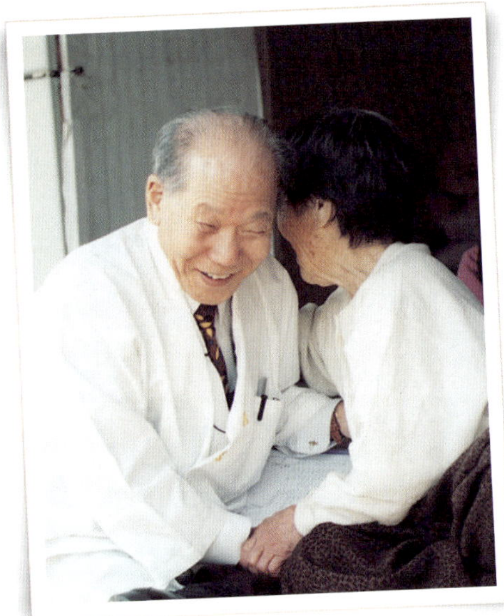

여러 해 동안 고통에 시달려 왔는데 침 한 번에 아픈 게 사라지니 참으로 놀랍고 신기하다. 그러나 통증이 잠시 가라앉은 것일 뿐, 지병을 완치하려면 꾸준한 치료가 필요한데 침술원에 내왕하는 것이 걱정인 분들에게는 뜸 뜨는 법을 알려드린다.

"침 한 번 집 선생님, 아니 뜸집 선생님, 너무 너무 고마워요. 선생님 말씀대로 매일매일 뜸떴더니 허리, 다리 아프던 건 벌써 싹 없어졌고요. 다른 잔병치레도 안 하고 피로한 것도 없고 몸이 거뜬해졌어요."

나는 고맙다고 자꾸 말하는 이씨 할머니에게 말했다.

"오히려 제가 고마워요. 저를 믿고 따라 주시고, 제가 바라는 대로 뜸으로 건강을 되찾아 주셔서 기쁘고 고맙습니다."

이씨 할머니는 진작에 인사를 못 드려 죄송하다며 전화를 마치면서, 이제는 뜸을 안 뜨면 잠이 오지 않을 정도로 뜸이 좋다고 덧붙였다.

나는 수화기를 내리면서 혼자 웃었다. 나도 모르게 쿡쿡, 웃음이 새어나왔다.

"내 말 듣고 뜸뜨는 사람들은 다 그런대요. 뜸을 안 뜨면 그날 잠이 안 온대요, 글쎄."

■ 침뜸만화

급성요통(허리삔것)

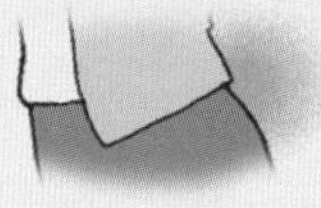

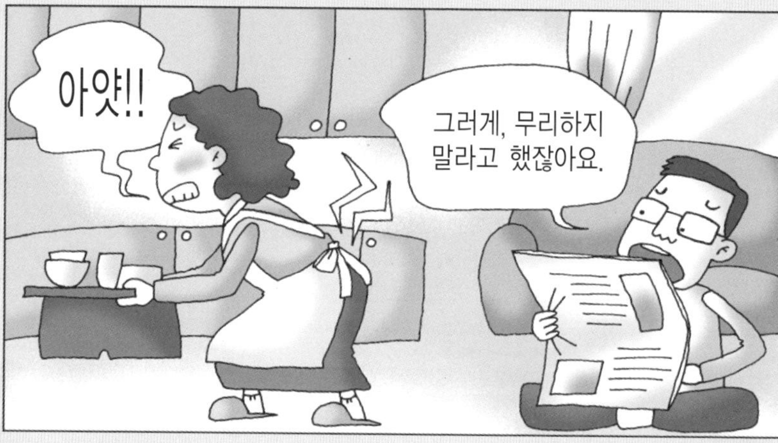

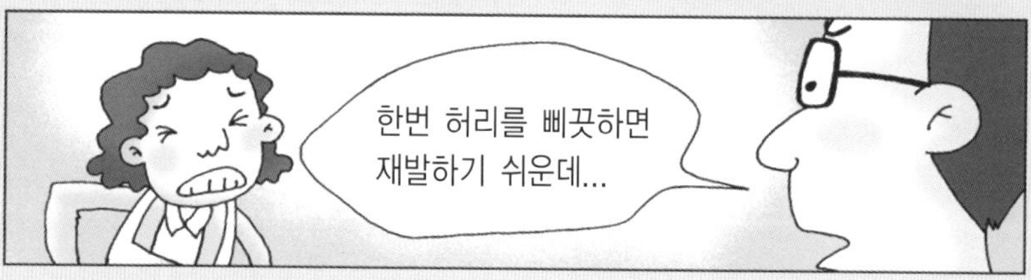

요통 (腰痛, lumbago)

허리가 아픈 증세를 통틀어 이르는 말이다. 요추(腰椎)나 천추(薦推) 등의 구조상이나 역학적 이상, 요부의 근육 · 근막(筋膜) · 건(腱), 신경의 장애(외과, 정형외과적 원인)를 비롯하여 내장장기의 질환(내과적 원인), 골반장기의 질환(산부인과, 비뇨기과적 원인) 등에 의하여 일어난다. 인간은 신체구조상 기립, 보행, 질주하게 되어 있기 때문에 요부에 역학적인 약점이 생겨 장애가 일어나기 쉽다.

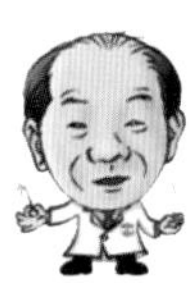

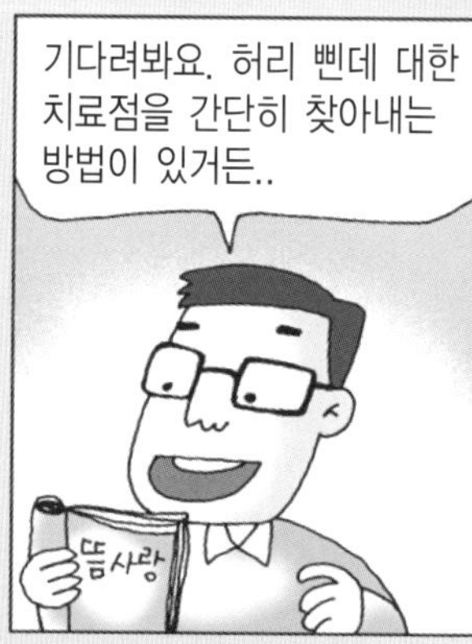

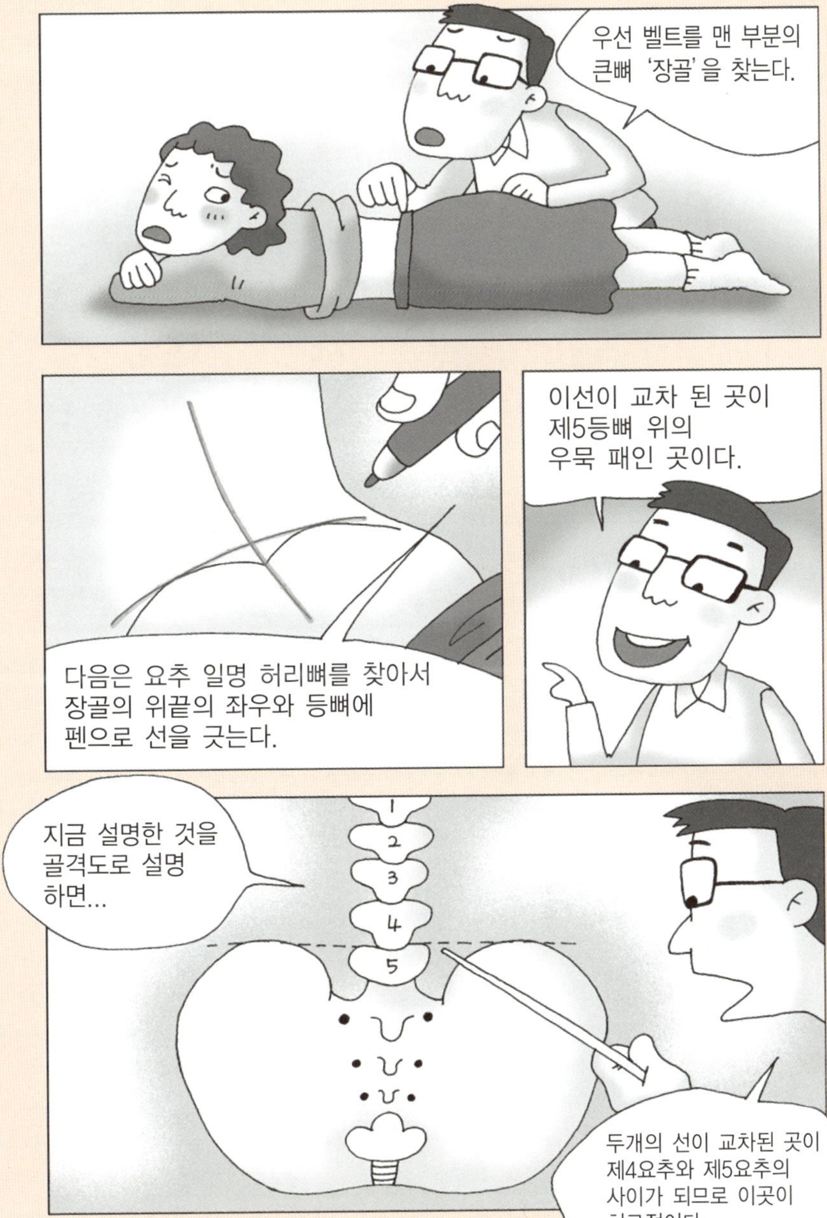
우선 벨트를 맨 부분의
큰뼈 '장골'을 찾는다.
다음은 요추 일명 허리뼈를 찾아서
장골의 위끝의 좌우와 등뼈에
펜으로 선을 긋는다.
이선이 교차 된 곳이
제5등뼈 위의
우묵 패인 곳이다.
지금 설명한 것을
골격도로 설명
하면...
1
2
3
4
5
두개의 선이 교차된 곳이
제4요추와 제5요추의
사이가 되므로 이곳이
치료점이다.

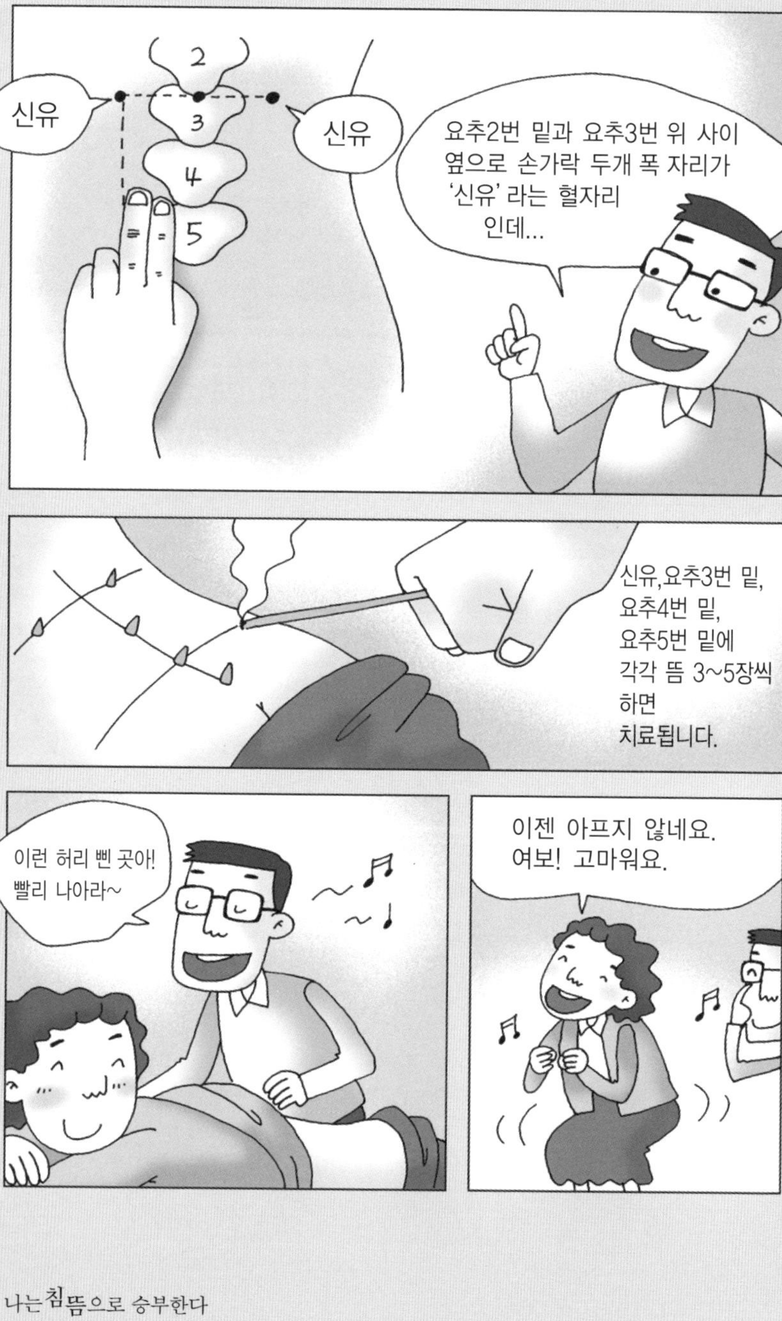
2
3
4
5
신유
신유
요추2번 밑과 요추3번 위 사이
옆으로 손가락 두개 폭 자리가
'신유' 라는 혈자리
인데...
신유,요추3번 밑,
요추4번 밑,
요추5번 밑에
각각 뜸 3~5장씩
하면
치료됩니다.
이런 허리 삔 곳아!
빨리 나아라~
이젠 아프지 않네요.
여보! 고마워요.

2. 디스크, 뜸만 한 게 없다

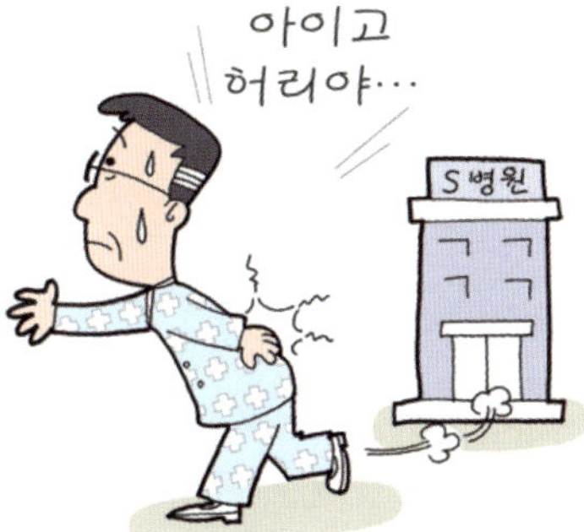

1985년 12월 31일, 침술원이 끝날 무렵이었다. 오십대 남자가 병원 환자복을 입은 채 들어섰다. 환자복에는 강남S병원이라는 글자가 선명하게 새겨져 있었다. 그는 자신을 J라고 하면서 지금 병원에서 도망쳐 나오는 길이라고 했다.

"그 병원 원장이 제 친구입니다. 그래서 친구 말대로 허리 디스크 수술을 세 번이나 받았습니다. 그런데도 못 고쳤어요. 게다가 이젠 더 이상 수술을 할 수도 없다고 하니……. 하도 암담해서 물어물어 무작정 찾아왔습니다."

"네, 잘 오셨어요."

나는 꾸부정하게 서 있는 그를 진료대에 앉혔다. 그는 걸터앉으면서 잔뜩 찡그렸다.

"정말 침을 맞으면 디스크가 낫습니까?"

느닷없는 질문에 나는 헛웃음을 했다. 침에 대한 소문은 모두 이렇게 의심투성이다. 침 치료로 디스크가 낫는다는 것은 세계침구학술대회에서도 인정한 사실인데 왜 아직도 뜬소문처럼 떠도는 것일까? 나는 그에게 분명하게 말해 줄 필요를 느꼈다.

"네, 낫습니다. 제가 신이 아닌 이상 정확하게 언제 낫는다고 대답할 수는 없지만 틀림없이 낫습니다."

디스크로 나를 찾는 환자들은 열이면 여덟이나 아홉은 이렇다. 허리 통증으로 오랫동안 고생하고 양방에서 권하는 치료는 다 받아 보고 수술까지 받은 뒤에 찾아온다. J씨는 그중에서도 심한 경우로 수술을 3번이나 받아서 더 이상 수술할 수 없는 지경에 이르러서야 침을 맞으러 왔다. 누구나 끔찍해하는 수술, 그 공포와 고통. 침을 제대로 알았더라면 겪지 않아도 될 고생을 하고서야 침을 찾았다.

삔 데에 침이 좋다는 사실을 모르는 사람은 없을 것이다. 그러나 디스크에도 침이 좋다는 사실을 아는 사람은 별로 없다. 그것은 침을 제대로 모르기 때문이기도 하지만 디스크라는 병을 제대로 알지 못하기 때문이기도 하다.

디스크라는 병은 무엇인가? 병원에서 의사들이 말하는 어려운 병명에 주눅들 것 하나도 없다. 쉽게 말해, 디스크는 삔 것을 말한다. 허리디스크는 허리를 삐었고 목디스크는 목을 삔 것이다. 뼈와 뼈가 갑자기 어긋나 삘 수도 있고 천천히 비틀어져서 삘 수도 있지만 여하튼 인체의 큰 뼈인 허리뼈와 목뼈를 삔 것이 디스크다. 그럼에도 불구하고 디스크가 일반 염좌와 달라 보이는 것은 뼈와 뼈 사이에 있는 추간판이 돌출되어 나오기 때문이다. 디스크로 인한 통증은 뼈와 뼈가 한 쪽은 붙어 있고 다른 한쪽은 벌어져 있으면서 그 사이에 있는 추간판이 빠져 나오거나 눌리면서 생긴다. 그러니 처음에 허리나 목을 삐었을 때, 침으로 치료하여 다시 삐지 않도록 뿌리를 치료한다면 큰 병이 될 이유가 없다.

내가 고칠 수 있다고 분명하게 대답을 하자 J씨는 걸걸한 목소리로 내게 물었다.

"여기 침술원에는 입원실이 없지요?"

그는 다시 확인하듯 눈을 둥그렇게 뜨고 나를 쳐다보았다. 그리고 곧 내 손을 잡아끌며 "잠깐 가시죠" 하면서 문을 열고 나섰다. 내가 뒤를 따라가며 "어디를 가려고 그러느냐" 고 물어도 "그는 잠깐이면 돼요" 하고 웃으며 앞서 걸었다. 그는 건물 입구를 나서더니 건너편 건물에 있는 여관을 가리키며 말했다.

"지금부터 저기를 입원실로 하겠습니다. 설마 병 고치는 의사선생님이 여관을 입원실로 정했다고 해서 환자를 나 몰라라 하지는 않으시겠죠?"

그렇게 해서 그는 그 해의 마지막 날인 그 날 저녁부터 여관방에 머무르면서 치료를 받았다. 3번이나 수술해 뼈를 떼어내 보기도하고 넓혀 보기도 했지만 다시 재발해 더 이상 어찌할 도리가 없는 지경이었던 J씨는 침 치료에 마지막 희망을 걸었다.

허리디스크의 시작은 대개 요통이며 그 가운데에서도 신(腎)이 허해서 오는 요통이다. 허리를 삐끗할 때, 왜 삐끗하게 될까? 외부에서 너무 강한 충격이 왔다면 어쩔 수 없는 일이지만 그게 아니라면 허리뼈가 실하지 못한 탓이다. 뼈는 신(腎)에 속하니 신(腎)이 허해지면 뼈가 튼실하지 못해 탈이 나고 만다.

삔 것이 오래 되거나 반복되어 병(디스크)이 되면, 허리나 목의 뼈 사이 중 한 쪽은 벌어지고 한쪽은 붙어있는 상태가 된다. 붙어있는 쪽은 건강하지만 벌어져 있는 쪽은 마비되고 힘이 없다. 이는 마치 입과 눈이 한쪽으로 비뚤어지는 안면신경마비와 같다. 마비되어 힘이 없는 쪽은 늘어지고 건강한 쪽은 상대적으로 당겨져 올라가면서 전체적으로는 비틀어지는 형국이 된다.

이럴 경우에는 힘이 없어진 쪽을 살려내는 것이 치료의 핵심이다. 입이 돌아간 것을 치료하는 이치와 똑같이 뼈 사이가 벌어진 쪽, 그 힘이 없어진 쪽을 되살리면 된다.

뼈가 제자리를 찾게 하기 위해서는 뼈를 튼튼하게 해야 한다. 뼈는 신(腎)과 신(腎)에서 저장된 정(精)과 관계가 깊다. 신(腎)이 저장하고 있는 정(精)은 골수(骨髓)를 생산하고 골수(骨髓)는 뼈의 조직을 보양(保養)한다. 따라서 신정(腎精)이 충족되어 골수(骨髓)가 충만해야 뼈가 충분한 영양을 받아 회복된다.

신(腎)을 도와 정(精)을 보태고 배꼽 아래 하초(下焦)를 따뜻하게 해서 허리와 등골뼈를 강하게 하는 자리로는 신유(腎兪)혈이 으뜸이다. 신(腎)의 기가 흘러들어 머무는 신유(腎兪)에 침을 놓고 뜸을 뜨는 것은 시들시들해지는 식물의 뿌리에 물을 주는 것과 같다.

또한 허리를 삐는 것은 허리뿐 아니라 몸 전체가 허하기 때문이니 몸 전체를 건강하게 하기 위해 무극보양뜸을 떠야 한다. 팔 양쪽의 곡지(曲池)혈과 다리 양쪽의 삼리(三里)혈에, 배 가운데 중완(中脘)혈을 더해 몸 전체 기혈(氣血)의 균형을 바로 잡는다. 배꼽 아래 기해(氣海)혈과 관원(關元)혈로 원기(原氣)를 더해 신정(腎精)을 촉진하면 전체와 뿌리의 치료가 동시에 이루어진다. 머리 정수리의 백회(百會)혈로 기혈(氣血)의 흐름을 원활하게 하고 등의 폐유(肺兪)혈과 고황(膏肓)혈로 맑은 기(氣)를 잘 흡수하여 순행시키도록 해 준다.

몸 전체를 다스리고 난 뒤에는 환부, 즉 아픈 부위를 다스리면 된다. 허리디스크는 대개 제 4요추와 제 5요추 사이, 좌골

무극보양뜸 자리

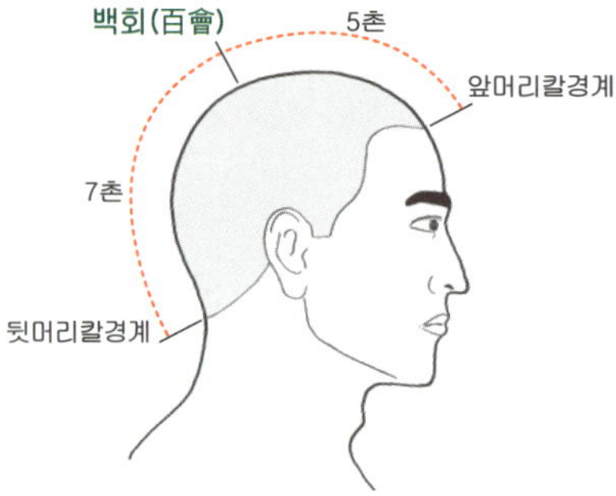

백회(百會)
5촌
앞머리칼경계
7촌
뒷머리칼경계

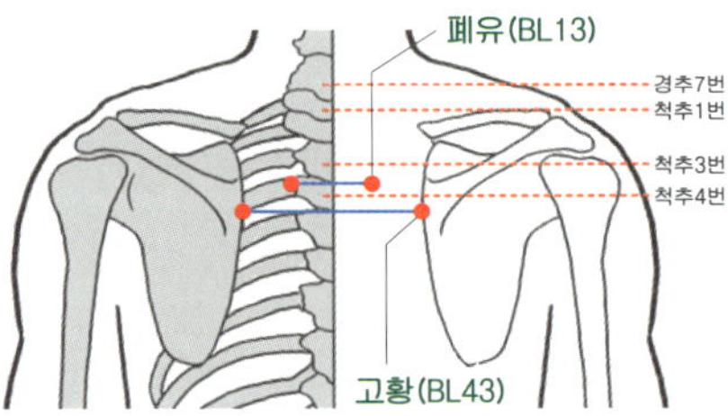

폐유(BL13)
경추7번
척추1번
척추3번
척추4번
고황(BL43)

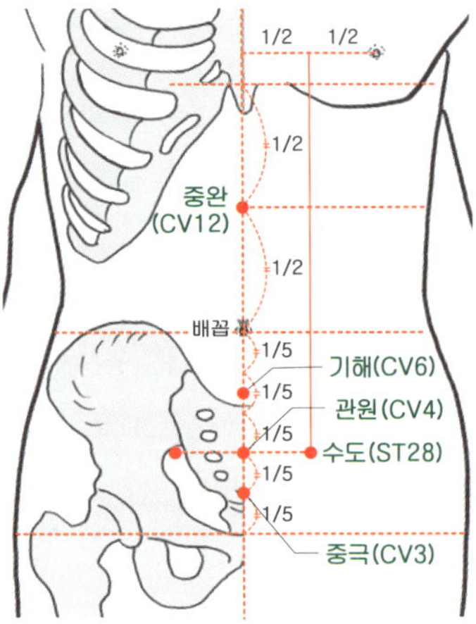

1/2
1/2
1/2
중완
(CV12)
1/2
배꼽
1/5
기해(CV6)
1/5
관원(CV4)
1/5
수도(ST28)
1/5
1/5
중극(CV3)

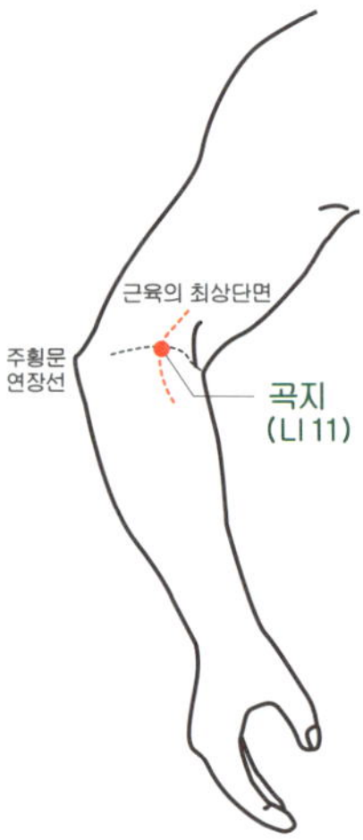

근육의 최상단면
주횡문
연장선
곡지
(LI 11)

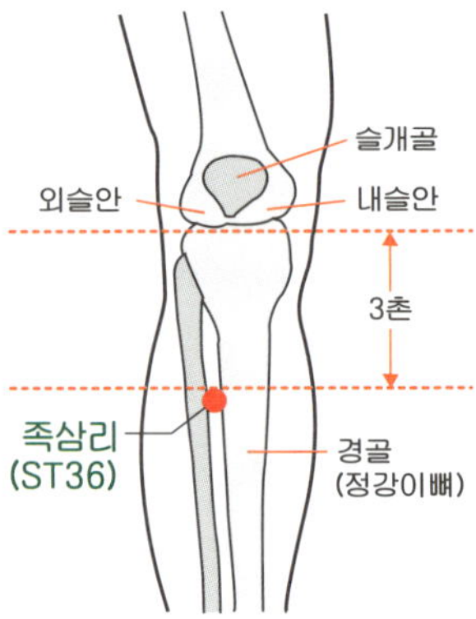

슬개골
외슬안
내슬안
3촌
족삼리
(ST36)
경골
(정강이뼈)

신경이 갈라지는 곳에 이상이 있는 경우가 많다. 그러므로 대개 그 부위를 누르면 매우 아파한다. 아픈 자리 양쪽을 다 눌러보면 바깥쪽, 아래쪽이 모두 아프다고 한다. 가장 아픈 자리인 양관(陽關)혈과 그 위아래 요추 사이(제 3요추와 제 4요추 사이, 제 5요추와 제 1선골 사이)에 혈자리를 하나씩 잡으면 총 3개의 자리가 나오는데 이 3개의 자리에 모두 침을 놓고 뜸을 뜬다. 발목 뒤쪽의 곤륜(崑崙)혈과 오금 가운데의 위중(委中)혈에 침을 놓으면 막혔던 경락(經絡)의 흐름이 소통되면서 혈(血)의 흐름이 활발해지고 통증도 서서히 가라앉는다.

그리고 허리 아래 양쪽에 눈자위처럼 움푹한 요안(腰眼) 부위를 만져 보면 아픈 쪽에 손가락만 하게 커진 상태로 왔다갔다하는 힘줄이 만져질 것이다. 그 힘줄이 가장 크게 만져지는 곳 한가운데가 대개 포황(胞肓)혈이나 외포황(外胞肓)혈 자리인데 포황(胞肓)이나 외포황(外胞肓)에서 조금 많이 벗어났을 때에는 아시혈(阿是穴)로 보고 그 자리에 뜸을 뜬다. 다시 엉덩이 꼬리뼈에서 옆으로 차근차근 눌러 가다 보면 소스라치게 놀랄 정도로 아픈 자리가 있다. 이 자리를 아시혈(阿是穴)로 삼아 침을 놓는데 살이 두툼한 엉덩이이니 장침(長鍼)을 깊숙히 놓아서 자극이 다리 아래까지 찌릿하게 가도록 찔러야 한다.

그리고 양릉천(陽陵泉)혈에 침과 뜸을 한다. 양릉천(陽陵

泉)은 뼈와 뼈 사이를 잇는 힘줄과 힘살에 기혈(氣血)을 북돋우며 근(筋)의 정기(正氣)가 모이는 자리이다. 허리 근육의 힘을 받쳐 주는 배의 복직근(腹直筋) 위, 배꼽 옆의 천추(天樞)혈과 그 아래의 대거(大巨)혈에 침을 놓는다. 천추(天樞)와 대거(大巨)는 디스크를 일으킨 요추(등쪽)와는 대칭이 되는 자리로 디스크 환자의 경우 이 부위를 만져 보면 근육이 뻣뻣하게 경직되어 있는데 침을 놓고 나면 말랑말랑해진다. 종아리까지 뻗치듯 아파할 때는 대퇴부 뒤쪽 가운데에 있는 은문(殷門)혈과 종아리에 있는 승근(承筋)혈에도 침을 놓는다.

침치료를 시작한 지 5일 뒤, J씨는 입원실로 정했던 여관에서 나왔다. 그리고 곧바로 병원도 퇴원했다. 그는 허리의 통증이 다 사라지자 이제 다 나은 것 같다며 아주 기뻐했다. 그러나 오래되고 깊었던 병인지라 그렇게 간단하게 나을 리가 없었다.

오래된 병에는 침보다 뜸이다. 그는 1년이 넘게 뜸치료를 받았다. 처음 두 달 동안은 침술원에 나와 침뜸 치료를 받았고 그 이후부터 거의 허리에 불편을 느끼지 않게 될 때까지는 집에서 가족들의 도움으로 날마다 뜸을 떴다. 그리고 한 달에 한두 번 정도만 침술원에 나와 침을 맞으며 비틀어진 허리를 바로잡았다.

1년 뒤 정상적인 사람과 다름없이 활동할 수 있게 되자 J씨

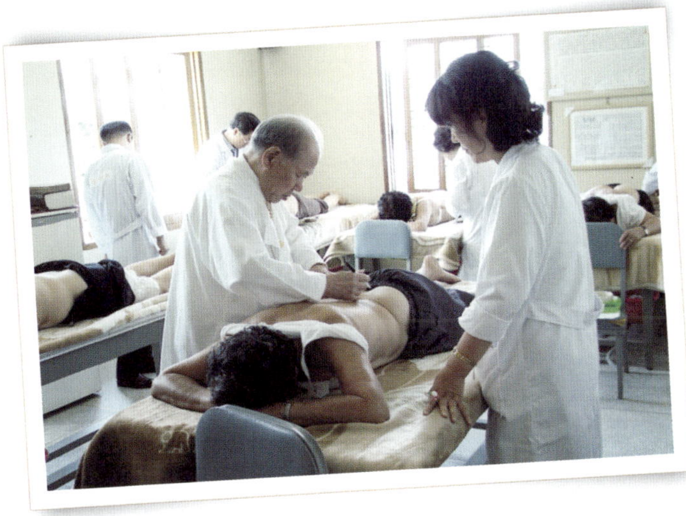

〈뜸사랑〉의 농촌 침뜸 봉사활동. 〈뜸사랑〉은 전국의 가난한 노인, 장애인, 외국인 근로자들을 상대로 무료 침뜸 봉사활동을 펼치고 있다.

는 주변에서 허리나 목에 이상이 있는 것 같다고 하거나 병원에서 디스크라는 진단을 받은 사람들에게 침과 뜸을 열성으로 권했고 꽤 많은 디스크 환자가 J씨의 극성스런 권유로 나를 찾았고, 완치되었다.

J씨의 권유에 따라 나를 찾아온 사람 중에는 K변호사도 있었다. K변호사 역시 수술을 받을 만큼 받은 상태였다. 미국에서 수술해 쇠로 된 인공 뼈를 끼워 넣었다며 X선 사진까지 가져와 보여 주었다. K변호사도 역시 침뜸 치료로 디스크에서 벗어났다. 나중에 다 낫고 나서 K변호사는 이렇게 회상했다.

"몇 번이나 수술하고 그것도 최첨단 의술을 자부하는 미국에서 인공 뼈까지 넣었으니 괜찮겠지 했습니다. 그런데 또 허리가 아파 오니까 이제는 죽는 수밖에 없구나 하는 생각이 절로 들더군요. 그 때는 정말 절망적이었습니다."

이후 J씨나 K변호사나 모두 주변에서 허리 아프다는 사람이 있으면 수술하지 말라고 당부하면서 어떻게든 나에게 보낸다. 그들이 경험하고 믿는 대로 디스크는 침과 뜸으로 틀림없이 낫는다. 그러나 어떤 병이든 병은 아무리 잘 고쳐도 흔적이 남는 법이다. 쇠가 부러졌을 때 용접을 해 감쪽같이 붙여 놓았다 해도 흔적이 남는 것과 같은 이치이다. 그래서 중요한 것은 예방이다.

디스크는 예방할 수 있다. 최우선이자 손쉬운 예방법은 자세를 바르게 하는 것이다. 그래야 허리뼈나 목뼈가 비틀어지지 않고 쉽게 삐끗하지도 않는다. 다음은 신(腎)이 허하지 않게 해야 한다. 뼈는 신(腎)에서 저장된 정(精)과 관계가 깊기 때문이다.

마지막으로 몸 전체가 균형을 이루고 늘 건강하도록 무극보양뜸을 한다. 곡지(曲池), 족삼리(足三里), 중완(中脘), 기해(氣海), 관원(關元), 백회(百會), 폐유(肺兪), 고황(膏肓)의 여덟 혈 열두 자리에 뜸을 해 몸의 저항력을 기른다. 뜸은 병을 치료하는 수단이지만 병에 걸리지 않았을 때에는 대단한 보혈강장법이다.

3. 목디스크와 손의 관계

"손이 저리시다고요?"

"어깨가 저릴 때도 있어요."

두꺼운 안경 너머로 나를 넌지시 쳐다보며 N선생이 대답했다. 교사로 정년퇴직 했다는 그는 손이 저리다고 한마디하고는 아무 말 없이 팔목만 내밀었다. 맥을 짚어보라는 것 같았다. 나는 하기 싫은 대답을 억지로 하는 듯한 그의 얼굴을 찬찬히 들여다보았다.

어디가 어떻게 아프다고 털어놓고 얘기하면 큰일 나는지. 참 이상하다. 병원에 가서는 의사가 묻지 않는 말도 속속들이 털어 놓고 보태기도 하면서 침구사에게 오면 꿀 먹은 벙어리다. 한의사한테도 그런 사람들이 많이 온다는데 맥만 탁 내놓고, 마치 점술가에게 점을 볼

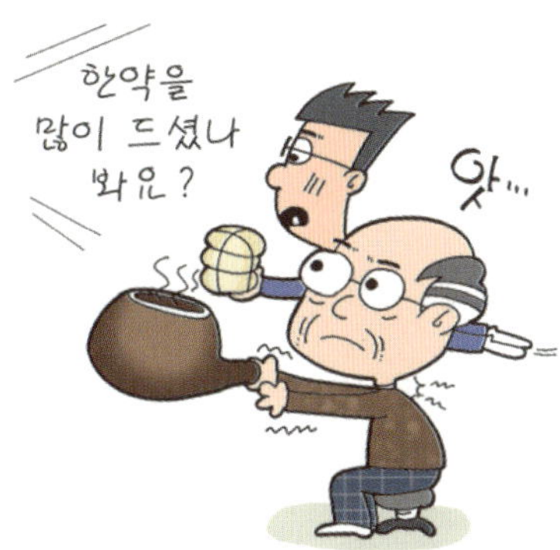

때처럼 알아맞히나 못 맞히나 하고 눈치만 살핀다.

현대의학에 비해 침뜸술을 포함한 전통의학이 진단을 위한 기구나 기기를 거의 사용하지 않는 것은 주지의 사실이다. 특히 침구사와 한의사는 사진(四診)을 매우 중요하게 여긴다. 사진(四診)이란 환자의 낯빛이나 용모를 살펴보는 망진(望診), 만져보고 맥을 짚는 절진(切診), 말소리나 숨소리 또는 분비물 등의 냄새를 맡는 문진(聞診), 증상이나 병의 진행 과정을 물어보는 문진(問診)을 말한다. 사진(四診)은 매우 중요해 어느 것 하나 빼먹거나 소홀히 해서는 안 된다. 그렇지만 조금만 더 주의를 기울이면 환자가 말해 주는 증상만으로도 의심되는 질환의 폭을 대폭 줄일 수 있다.

우선 N선생은 내가 물어 보기도 전에 손이 저리다고 하며 손목을 내놓았다. N선생 본인은, 용하다고 소문이 났으니 능력이 있으면 알아내 보라는 짓궂은 심사였을지 모르나, 이미 결정적인 단서를 넘겨 준 것이나 다름없었다. 나는 넌지시 물었다.

"한약을 많이 드셨나봐요?"

뭔가 감추려다 들켜버린 어린아이처럼 N선생의 얼굴이 붉어졌다.

"네, 뭐 그저 ……."

그는 속 시원하게 대답하지 않고 우물거렸다. 그리고 내가 마치 죄를 캐는 사람이라도 되는 듯 슬그머니 내 눈치를 살폈다. 사실 그의 용모만 보아서는 한약을 많이 먹었는지 아닌지 알 도리가 없다. 다만 맥을 짚으라고 손을 척 내미는 품새가 아주 익숙한데다, 손이 저려서 침구사에게 올 정도라면 이미 한의원을 여러 군데 돌며 약을 먹은 것이 분명하다고 판단했을 뿐이었다. 비싼 한약을 잔뜩 먹었지만 낫지 않으니 소문 따라 내게 한 번 와 본 것이고 내친 김에 내 실력을 떠보려 했던 것이다.

그의 말만으로 의심할 수 있는 질병은 목 디스크였다. 대개 손이 저리다고 하면 중풍의 전조 증상이니 어깨통증이니 하면서 약을 먹게 한다. 그러나 약을 먹었는데도 낫지 않는다면 중풍의 전조증상이나 견비통은 아니라는 이야기. 그렇다면 이제 남은 것은 목 디스크뿐이다.

나는 정말 목 디스크인지 확인하기 위해 질문을 했다.

"팔은 잘 돌아가지요?"

N선생은 팔을 앞뒤로 돌려 보더니 고개를 끄덕였다. 견비통이 오래 되어 어깨가 굳었다면 팔을 돌리지 못할 테니 견비통으로 손이 저린 건 분명 아니다. 나는 그에게 손가락이 저려오면 이야기하라고 이르고서 등의 천종(天宗)혈과 고황(膏肓)혈을 차례로 눌렀다. 여기를 눌러 손가락이 저리면 흉추에 이상이 생긴 상태이다. 제 3흉추에서 제 7흉추까지 눌러 자

지러질 정도로 아픈 곳을 찾으면 되는데 그는 반응을 보이지 않았다.

다시 한 번 눌러보았으나 N선생은 반응이 없었다. 그래서 이번에는 어깨마루 끝과 목뼈 사이의 중간인 견정(肩井)혈 조금 아래에 있는 천료(天髎)혈을 찾아 눌렀다. 그러자 그가 손가락이 저려온다고 했다. 천료(天髎)를 눌러 손가락이 저리다면 목뼈에 이상이 있다는 신호이다. 나는 왼쪽 천료(天髎)와 오른쪽 천료(天髎)를 번갈아 누르면서 말했다.

"오른손은 괜찮은데 왼손이 저리지요?"

"네, 왼손이 저려요."

양쪽 손이 똑같이 저린 법은 없다. 나는 그의 왼쪽에 서서 그의 이마를 잡고 목을 끌어당겨 왼쪽 뒤로 젖혀 보았다. 그는 손이 저리다고 했다. 이번에는 반대쪽인 오른쪽 앞으로 그의 목을 기울였더니 저린 게 없다고 했다. 그렇다면 틀림없이 목 디스크였다. 이제 목뼈를 눌러보면 탈이 난 곳이 어디인지 확실하게 찾을 수 있을 터였다. 나는 오른손 엄지손가락으로 그의 목뼈를 아래에서 위로 차례로 눌렀다.

"으아악!"

그는 목뒤가 터질 듯이 아프다며 소리를 질렀다. 더 저린 쪽이 왼쪽이니 굉장히 아파하는 목뼈의 왼쪽 옆을 눌러 더듬으면서 가장 아픈 곳을 찾았다.

"여깁니다. 탈이 난 곳이."

그는 내가 목 디스크 때문에 손이 저린 것이라 하자 믿을 수 없다는 투로 반문을 했다.

"그럼, 제가 다녔던 한의원에서는 그런 얘길 왜 안 한 거죠?"

"거기에서는 무엇 때문에 손이 저린 거라고 하던가요?"

그는 대답은 하지 않고 어색하게 웃기만 했다.

"중풍이 올 징조라거나 견비통이라고 했을 겁니다. 그렇죠?"

그는 대답 대신 긴 한 숨을 내쉬었다.

목디스크이건 허리디스크이건 탈이 난 곳, 즉 눌러서 가장 아픈 곳이 침뜸 치료의 중심점이다. 디스크는 대개 세 마디가 함께 탈이 나므로 중심점과 위아래, 옆을 치료해야 한다. 바로 이것이 디스크를 치료하는 침뜸 특효 처방의 핵심이다. 중심점만 치료해서는 쉽게 낫지 않고 나았다가도 쉽게 재발하는데 세 마디를 함께 치료하면 치료 경과가 탁월할뿐더러 재발율도 대단히 낮다.

더불어 저린 손의 손등에 있는 중저(中渚)혈, 손목 바깥의 양지(陽池)혈, 팔목 바깥의 외관(外關)혈을 배합하여 증상이 나타나는 부위를 치료한다. 이는 잎사귀가 마를 때 뿌리에 물을 주면서 잎사귀에도 물을 흠뻑 뿌려주는 것과 같은 이치이다. 병의 근본과 증상을 동시에 치료하면 치료 경과가 한결 높아진다. 여기에 어깨죽지 부위의 천료(天髎)혈, 천종(天宗),

고황(膏肓)혈을 함께 쓰면 탈이 난 뼈 부위의 통증이 가라앉고 손저림이 곧바로 사라진다.

나는 가장 근원적인 문제를 해결하는 처방도 함께 썼다. 흉추의 이상보다 더 근원적인 원인, 쉽게 말해 흉추에 이상을 일으키게 한 근원적인 원인이란 뼈(흉추)가 탈을 일으키게 한 원인을 말한다. 우리 전통의학에서는 뼈의 탈은 신(腎)이 허하거나 몸 전체가 허해서 일어나는 것으로 보고 있다. 그러므로 몸 전체를 보해 주는 무극보양뜸을 겸해 병의 깊숙한 뿌리까지 완전히 걷어낼 수 있게 했다.

N선생은 침과 뜸을 맞고 일어서서는 손 저린 게 없어졌다며 신기해했다. 그리고는 씁쓸한 표정을 짓고는 혼잣말처럼 말했다.

"지금까지 손 저린 것 때문에 먹은 약이 몇 제인데, 침뜸 한 번에 이렇게 시원하다니 ……."

4. 당뇨를 이기는 뜸

"이 배만, 좀, 꺼져도, 소원이 ……. 없겠어요."

중풍으로 반신불수가 된 노년의 부인이 내게 더듬거리며 말했다. 국무총리를 지낸 바 있는 S씨의 부인이었다. 남편 S씨는 옆에 서서 내게 그간의 사정을 전했다.

"서울에서 최고라는 대학병원에 50일이 넘게 입원해 있었습니다. 온갖 치료를 다 했는데도 산더미처럼 부어오른 배가 꺼지질 않는 겁니다. 사실 저희 집안에 의사가 한두 명이 아닙니다. 그런데도 손을 쓰질 못하니 ……. 이제 믿을 건 침밖에 없구나, 하는 심정으로 선생님을 찾았습니다. 많은 사람들이 중풍 치료에는 침이 최고라고 추천하기도 했고요. 집안 식구들을 모아 의논한 끝에 침 치료를 받아보기로 결정하고 병원에

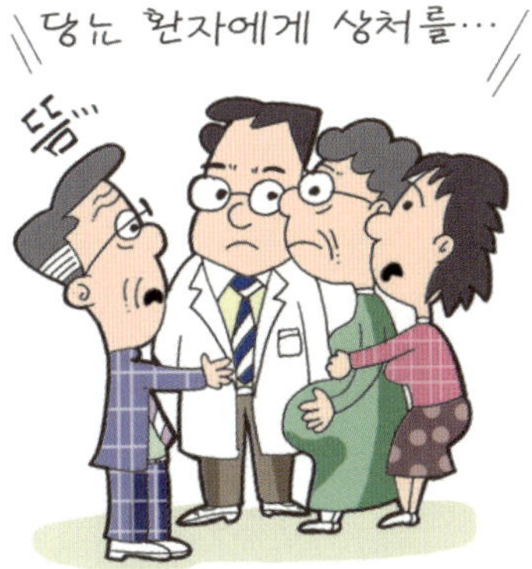

도 양해를 구했습니다."

나는 병상 주위에 지켜 서 있는 가족들을 둘러보았다.

"이왕에 치료를 받기로 결정했으니 침과 뜸을 믿으세요. 이삼 일 안에 부어오른 배가 싹 가라앉게 될 겁니다."

내 말을 듣고 가족들은 얼떨떨한 표정을 지었다. 두 달 가까이 병원에서 치료를 해도 전혀 빠지지 않는 배의 부기(浮氣)를 침과 뜸으로 이삼 일 안에 빼겠다고 하니 어이가 없는 모양이었다. 또 한편으로는 정말 그렇게 되면 얼마나 좋을까, 하는 표정도 엿보였다.

S씨 부인과 같이 배가 부어 올랐다면 배뇨에 장애가 생긴 것이다. 그래서 소변을 잘 통하게 하는 혈(穴)자리를 잡았다. 소변을 잘 통하게 하는 자리로는 배꼽 아래에 있는 중극(中極)혈과 수도(水道)혈을 꼽을 수 있다. 중극(中極)은 방광(膀胱)의 기가 모이는 혈(穴)로 방광(膀胱)의 기(氣)를 북돋아 주는 자리이다. 수도(水道)는 글자 그대로 물의 길이라, 신(腎)과 방광(膀胱)을 다스려 소변을 잘 통하게 한다.

사흘 뒤, S씨 부인의 배는 거짓말처럼 가라앉아 있었다. 얼마나 많이 부어 있었는지 부기가 빠지면서 배가 가라앉는 것이 눈에 보일 정도였다. 가족들은 기뻐하면서 한편 몹시 신기해했다. 그러나 기쁨도 잠시, 소변이 잘 통하게 되면서부터 당뇨가 심한 문제로 떠올랐다. S씨 부인은 이미 오래 전부터 당뇨로 고생해온 터였다.

당뇨 환자의 8할 이상이 종국에는 중풍을 겪는다. 이럴 때에는 당뇨병을 근본으로 치료해야 한다. 다시 말해, 당뇨병을 치료하는 것이 중풍을 치료하는 것이 된다.

S씨 부인은 움직일 수 있는 오른손과 오른발의 말단이 저리다고 했다. 어떨 때는 아프고 어떨 때는 시리고 하는 차이는 있지만 늘 저리다고 했다. 그런 증상은 당뇨가 심하다는 증거다. 당뇨가 심하면 손끝과 발끝이 저리고 아프고 시린 증상이 동시에 나타난다.

이 증상을 없애는 방법은 뜸밖에 없다. 발바닥에 있으면서 맥기(脈氣)가 샘물처럼 솟아오르는 용천(湧泉)혈에 뜸을 떠 경락(經絡)을 소통시켜 주면, 저리고 아프고 시린 증상이 싹 사라진다. 현대의 어떤 첨단 의술도 당뇨로 손끝 발끝이 아픈 증상을 고칠 방법이 없다. 그러니까 이 부분에서는 뜸이 최첨단 의술인 것이다.

내가 S씨 부인의 용천(湧泉)에 뜸을 뜨려고 할 때였다. 담당의사가 병실로 들어오면서 나에게 항의를 했다.

"당뇨환자에게 상처를 내면 어떡합니까? 당뇨환자 몸에 상처가 나면 아물지 않는다는 건 상식이에요. 그래서 당뇨환자는 외과수술은 말할 것도 없고 치과에서 이도 못 뽑는 것 아닙니까?"

의사는 부인의 몸에 남아 있는 뜸자리를 가리켰다. 뜸을 뜬 자리에 생긴 쌀알 만한 크기의 흔적이었다. 나는 의사에게 뜸자리는 탈이 나지 않으니 괜찮다고 설명하려 했다. 그러나 그는 당장 뜸을 그만 두라고 큰소리로 말했다. 병원에서 허락한 것은 침이지 뜸은 아니었으며 애초에 뜸 얘기는 꺼내지도 않았다는 것이 요지였다.

그는 내 설명을 들으려 하지 않았다. 나는 입을 다물었다. 병원에 입원한 환자이니 의사의 말이 우선일 터. 그러면 이제 환자의 가족이 선택할 수밖에 없다. 의사의 말대로 뜸뜨기를 중단하든지, 아니면 뜸을 뜨기 위해 퇴원하든지 선택해야만 했다. S씨가 확인하듯 내게 물었다.

"선생님. 뜸 정말 괜찮은 거지요?"

"그럼요, 아무 탈 없으니까 제가 지금 여기 서 있는 거죠."

나는 자신 있게 대답했다.

뜸자리는 탈이 나지 않는다. 이것은 내가 평생 동안 뜸을 떠 준 수십만 명의 사람들 중 단 한 명도 탈이 없었다는 사실로 증명된다. 또 단 한 명도 탈이 나지 않았음은 지금도 내가 뜸을 뜨고 있다는 사실로 증명된다. 탈이 나는 것을 뻔히 알면서 뜸을 뜰 바보는 없다. 게다가 상처가 나면 아물지 않는다는 당뇨 환자에게 아무런 확신 없이 일부러 상처를 낼 바보가 어디 있겠는가.

나는 평생 뜸을 떠 왔다. 그래서 나는 침만 쓰는 침사(鍼師)가 아니라 침과 뜸을 함께 쓰는 침구사(鍼灸師)이다.

"뜸은 최고의 의술이에요. 보셨잖아요. 산더미처럼 부었던 배를 사흘만에 가라앉게 만든 건 뜸의 힘이었습니다. 뜸을 뜨면 작은 상처가 나지만 오히려 그 상처 덕분에 몸의 자연치유 능력이 커집니다. 몸에 병균을 살짝 감염시켜 면역력을 기르는 예방주사와 같은 이치예요. 사실, 예방주사는 뜸에 비하면 아주 초보지요. 병에 대한 저항 능력으로 말하자면 뜸은 예방주사와 비교할 수도 없는 경지에 있는 겁니다. 예방주사는 한 가지 병균을 상대하지만 뜸은 모든 병과 상대하거든요.

뜸은 몸의 전쟁능력을 키우는 의술이에요. 그래서 뜸을 뜨면 평상시에는 병이 감히 넘보지 못하니 병의 발생이 억제되고, 어쩌다 병이 나면 병과 싸워 이길 수 있습니다."

내 말을 들으며 S씨는 고개를 끄덕였다. 병상 옆에 서 있던 의사가 무슨 말인가 하려다 그만두었다. 나는 누구라고 할 것도 없이 병실에 있는 사람 전체에게 말했다.

"여기는 병원이니까 뜸을 뜨지 말라고 하면 그만두겠습니다. 하지만 저도 침과 뜸을 다루는 의술자예요. 의술자의 목적은 환자의 고통을 덜어 주는 겁니다. 손끝, 발끝이 저리고 시린 증상을 없애는 방법은 간단합니다. 발바닥에 한 자리만 뜸을 뜨면 통증이 금방 사라집니다. 다른 의술로는 뜸처럼 부작용 없이 해 낼 수 있는 방법이 없어요. 어떻게 할까요? 뜸을 뜰까요, 아니면 그냥 갈까요?"

병실에 있는 가족들은 서로 얼굴을 쳐다보았다. 그러다 이내 가족 전원의 시선이 의사에게 쏠렸다. 가족 중 누군가 의사에게 "어떻게 해야죠?" 하고 물었다. 바로 잇달아 누군가 다른 사람이 의견을 내놓았다.

"뜸을 떠서 효과를 봤고 또 한 군데만 뜸을 뜨면 된다고 하니 한 번만 더 뜸을 떠보죠?"

가족 모두 같은 의견인 듯 반대가 없었다. 의사도 인정할 수밖에 없는지 잠자코 있었다. 나는 S씨 부인의 발바닥 가운데 용천(湧泉)혈에 뜸을 떠 주고 병실을 나왔다. 뜸 치료를 계속 받을 것인지 아닌지는 가족들이 결정할 일이었다.

뜸의 효과를 직접 눈으로 보고 경험하고서도 뜸을 떠야 하느냐 말아야 하느냐를 고민해야 할 만큼 우리의 의료체계는 불합리하다. 현대의학을 선택하면 죽으나 사나 병원에 매달려야 하고 아니면 현대의학의 혜택을 포기해야 한다. 그래서 사람들은 병원에 갔다, 한의원에 갔다, 침술원에 갔다 하면서 떠돌아다니지 않을 수 없다.

그렇다면 당뇨병일 때 어떻게 하는 것이 현명한 방법일까? 현대의학인가, 첩약술인가, 침뜸술인가. 그것도 아니면 민간요법인가?

단언컨대 당뇨 치료에는 침뜸이 최고의 효과를 낸다.

현대의학에서 하는 당뇨 치료는 적게 먹게 하고 운동을 많이 하게 하는 것이 고작이다. 그리고 병이 심해 인슐린이 부족해지면 인슐린을 투여할 뿐이다. 한약은 나름대로 효과가 있지만 비용이 높다는 단점이 있다. 그러나 침뜸은 값싸고 편리하면서 부작용 없이 확실한 효과를 볼 수 있다. 특히 뜸은 누구나 할 수 있고 언제 어디서나 할 수 있으며 치료 효과를 크게 얻을 수 있는 것이다.

당뇨 발생의 뿌리는 신(腎)이다. 당뇨는 비장(脾臟)에서 탈이 나 발생하지만 더 근본은 신장(腎臟)의 탈이기 때문이다. 여기에서 비(脾)의 탈이란 비장(脾臟)의 이상을 말한다. 혈액 속 당분의 농도를 조절하는 부위는 비장(脾臟)에 있는 랑게르한스섬이다. 그래서 랑게르한스섬에 문제가 생기면 인슐린 분비에도 이상이 발생한다. 이렇게 되면 혈액 속의 당분이 정상적으로 조절되지 못하고 급기야 당뇨로 이어지게 된다.

소갈병이라고도 불리는 당뇨는 침뜸의학에서는 삼소로 나뉜다. 상소 · 중소 · 하소로 나뉜다. 상소는 심장을 의미하고, 중소는 비장을 말하고, 하소는 신장을 의미한다. 심장에서 생기는 소갈병은 요즈음 말로 스트레스 같은 것이 원인이 된다. 현대의학에서는 주로 비장의 인슐린 분비 문제로 생긴 것과 인슐린 수용체의 문제로 생긴 것을 당뇨라 한다.

침뜸 의학에서는 당뇨에 있어서 특히 신(腎)이 중요하다고 보는 것은 신(腎)의 양기(陽氣)로부터 따뜻한 기운을 받아야 비(脾)가 정상적으로 기능을 할 수 있으며 신(腎)의 음액(陰液)이 충실해야 폐(肺)가 마르지 않고 부드럽게 활동할 수 있기 때문이다. 더불어 신장(腎臟)의 배설 기능은 진액(津液)을 폐(肺)로 보내는 비(脾)의 기능과, 비(脾)가 보낸 진액(津液)을 온몸으로 퍼뜨리는 폐(肺)의 기능을 이끌고 있기 때문이다.

따라서 당뇨 치료의 제 1혈은 신유(腎兪)혈이다. 등허리에 있는 신유(腎兪)는 신장(腎臟)의 기가 흘러드는 자리다. 신(腎)은 간(肝)에 이상이 오면 탈이 나므로 간(肝)의 기(氣)가 흘러드는 간유(肝兪)혈에도 침을 놓고 뜸을 떠 간(肝)의 기능을 다스린다. 그 다음, 폐(肺)와 비(脾)를 위해 등에서 폐(肺)의 기(氣)가 흘러드는 폐유(肺兪)혈과, 비(脾)의 기(氣)가 흘러드는 비유(脾兪)혈에 침을 놓고 뜸을 뜬다. 윗배에 심(心)의 기가 모이는 거궐(巨闕)혈로 심(心)을 도와주면 오장(五臟)을 모두 다스린 것이 되므로 치료와 합병증 예방이 일시에 해결된다.

단, 간유(肝兪)와 비유(脾兪)는 한쪽 혈씩 어긋나게 잡아 음양(陰陽)의 균형을 맞추어야 한다. 남자는 왼쪽의 음(陰)이, 여자는 오른쪽의 양(陽)이 허해지기 쉽다. 그러므로 남자는 왼쪽 간유(肝兪), 여자는 오른쪽 간유(肝兪)에 뜸을 뜬다. 비유(脾兪)는 간유(肝兪)와 어긋나게, 즉 남자는 오른쪽 비유(脾兪)에 여자는 왼쪽 비유(脾兪)에 뜸을 뜬다. 그리고 뜸을 뜬 자리와 반대되는 간유(肝兪)와 비유(脾兪)에는 침을 놓아 균형을 맞추도록 한다.

또한 좌기문(左期門)혈과, 그 아래 안쪽에 있는 좌양문(左梁門)혈로 비장을 다스린다. 양쪽 다리의 삼리(三里)혈, 양쪽 팔의 곡지(曲池)혈, 배의 중완(中脘)혈에 뜸을 떠 몸 전체 기혈(氣血)의 균형을 잡고 배꼽 아래에 있는 기(氣)의 바다인 기해(氣海)혈과, 원기가 모이는 관원(關元)혈에 뜸을 떠 몸의 원기를 북돋운다. 그리고 중완(中脘)에 침을 놓는다.

당뇨는 삼다병(三多病)이라고도 한다. 많이 먹고, 많이 마시고, 많이 배설한다는 뜻이다. 당뇨가 생기면 특히 갈증이 많이 나는데 그럴 때에는 뜸이나 침으로 간단하게 갈증을 없앨 수 있다. 발 안쪽 복사뼈 뒤에 있는 태계(太谿)혈이나 태계(太谿) 바로 아래 수천(水泉)혈에 뜸을 뜨면 갈증이 금새 사라진다. 수천(水泉)은 신(腎)의 기가 모이고 물이 깊은 샘이니 갈증이 멈추게 되는 것이다.

당뇨로 음부에 소양증이 생겨 가렵거나 퉁퉁 부으면 그 때에는 침이나 뜸보다 물이 빠르다. 가렵고 퉁퉁 부은 부위를 찬물로 씻어내면 증상이 간단하게 해결된다.

당뇨를 두려워하는 것은 당뇨 그 자체 때문이 아니라 당뇨의 합병증 때문이다. 열량을 생산하는 3대 영양소인 지방, 단백질, 탄수화물 중 탄수화물에 해당하는 당이 빠져버리면 인체는 저항력이 뚝 떨어지게 되고 그로 인해 병이 침범하면 물리치지 못한다. 간(肝)이 나빠져 단백질이 부족해져도 마찬가지이다. 병원균이나 질병 그 자체가 문제가 아니라 저항력이 없음이 문제이다. 저항력이 없으면 병이 생겨도 이길 수 없으니 그래서 당뇨가 무섭다.

저항력 기르는 데에는 뜸이 으뜸이다. 어떤 의사도, 어떤 보약으로도 할 수 없고 뜸이 아니면 안 되는 방법이다. 피부에 약한 화상을 입혔을 때 생기는 물질을 좀 더 전문적인 단어로는 이종단백질(異種蛋白質)이라고 한다.

원래 이종단백질이란 내 몸 속에 있는 정상적인 단백질이 아닌 단백질을 말한다. 이종단백질이 일시에 과도하게 인체에 유입되거나, 소량이라도 특정한 이종단백질에 인체가 지나치게 예민하게 반응하면 알레르기 반응이 나타나거나 병에 걸린다. 그러나 소량의 이종단백질 또는 특정한 몇몇 이종단백질은 인체 내에서 항체의 역할을 한다. 장티푸스나 천연두와 같은 전염병은 한 번 앓고 나면 평생 다시 걸리지 않는데 이것이 바로 이종단백질(항체)이 체내에 생겼기 때문이다.

뜸에 의한 이종단백질은 약한 화상으로 생긴다. 뜸봉을 살

갖 위에 태워 60℃ 정도의 온도로 약한 화상을 입히면 화상을 입은 세포들이 분해되면서 체내에 특수한 이종단백질이 만들어진다. 이 이종단백질은 혈액에 흡수되어 몸 전체를 순환하면서 약해진 세포에 힘을 주고 세포를 되살려 인체의 저항력을 높인다.

며칠이 지난 뒤 나는 S씨로부터 전화를 받았다. 그는 부인을 일단 병원에서 할 수 있는 데까지 치료해 보기로 했다고 전했다. 그는 병원을 등지고 침뜸에 전적으로 의지하기에는 왠지 마음이 편치 않아서 그렇게 결정할 수밖에 없었다고 덧붙였다. 그리고 며칠 동안이었지만 치료해 주어서 고맙다는 말을 되풀이했다. 나는 아쉽다는 말을 여러 번 했다.

내가 전화를 받고 있을 때 마침 P그룹의 Y회장이 진료실에 들어왔다. S씨와 친분이 두터운 Y회장은 S씨 부인의 치료를 부탁한 장본인이었다. Y회장은 내가 전화에 대고 아쉽다는 말을 여러 차례 하는 소리를 듣고서 궁금했던지 수화기를 내려놓자마자 물었다. 내가 자초지종을 전해주자 Y회장은 혀를 찼다.

Y회장도 당뇨로 고생을 많이 했다. 세계에서 유명하다는 병원은 안 가본 곳이 없을 정도로 당뇨를 치료하기 위해 애를 썼었다. 그러다가 한 병원에서 주사를 맞고 쇼크로 죽을 뻔한 적도 있었다. 그는 죽을 고비를 넘긴 뒤 병원에 다니기를 그

만 두고 나에게 치료를 받기 시작했다. Y회장은 뜸으로 여섯 달 만에 당뇨가 완치되었다.

그는 "뜸이 최고"라고 믿는 사람이다. 그래서 종기가 나도 뜸을 뜨러 오고 감기 기운이 돌아도 숙취가 있어도 뜸을 뜨러 온다. 어떨 때는 주위 사람들을 끌고 올 정도로 그는 뜸의 매력에 푹 빠져있다.

잘 알고 지내는 S씨의 부인의 병 소식을 듣게 된 Y회장은 당연히 침뜸 치료를 권했을 것이다. 그리고 사흘 만에 뜸 효과가 나타나 부었던 배가 가라앉자 그것 보라며 함께 좋아했을 터였다. 그런데 S씨가 뜸 치료를 미루겠다고 했으니 Y회장은 안타까운 심정이었을 것이다.

"그 양반, 그 나이에 새장가 들고 싶어서 그런 건 아닐 테고 ……."

Y회장은 답답해서인지 한숨을 내쉬었다. 그리고 입 속으로 중얼거렸다.

"모르면 고생이지, 고생이야. 뜸이면 되는데, 뜸으로 고칠 수 있는 것을 ……. 그것, 참! 허허!"

5. 중풍, 모르면 당한다

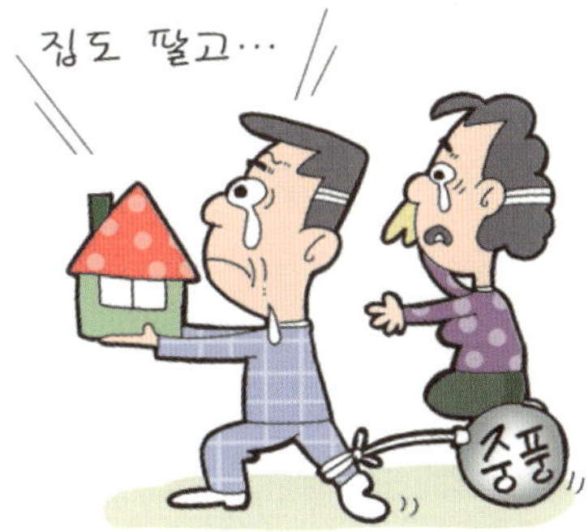

중풍을 맞으면 차라리 죽는 게 낫다고 입버릇처럼 말하던 사람이 있었다. 손은 구부러져 꺾어지고 발은 질질 끌고 다니며 거기에 대소변까지 못 가리게 된다면 살아서 무엇하냐고 그는 늘 말했다. 그러던 그가 약 10년 뒤 중풍에 걸려 발을 질질 끌면서 나를 찾아왔다.

"돈은 얼마가 들어도 좋으니 꼭 고쳐주시오."

앓느니 죽겠다며 중풍 환자를 안쓰러워 하더니 막상 자신의 일이 되고 보니 마음이 달라졌던가 보다. 중풍은 고약스러워 얼른 죽지도 않고 쉽게 낫지도 않는다. 그래서 중풍은 가족보다 환자 본인이 집을 팔아서라도 고쳐보겠다고 애를 쓰게 만드는 병이다.

"중풍으로 반신불수가 되면 완전히 고칠 수 없는 거 몰랐어요?"

"그래도 이번이 처음이니까 두 번, 세 번 맞은 것보다야 훨씬 낫지 않겠습니까?"

"처음이라니요? 손발을 못 쓰게 되면 최소한 두 번 이상은 풍(風)을 맞은 겁니다."

처음에 중풍은 가볍게 온다. 그래서 자신도 모르게 지나는 수가 많다. 또 이상을 느낀다해도, 치료를 받지 않아도 될 만큼 가벼워 지나치고 만다. 처음에는 정신을 잃고 갑자기 쓰러지는 일이 없이 서서히 오는 것이 보통이고 증상이 다소 심해도 대개 일주일 이내 회복이 된다.

그러나 두 번째 중풍을 맞으면 갑자기 쓰러져 혼수상태가 된다. 깨어나도 팔을 못 쓰고 다리를 질질 끄는 반신불수가 된다. 진짜 큰 문제는 세 번째 중풍이다. 중풍에 두 번 적중되면 불편하지만 걸을 수도 있고 말도 할 수 있지만, 중풍에 세 번 적중되면 그야말로 살아도 산목숨이 아니다. 누워서 꼼짝 못하고 대소변도 가리지 못하게 된다.

내가 두 번째 중풍이라고 해도 그는 아니라고, 분명히 처음이라고 우겼다. 사람들은 자기 몸 귀하다고 말을 하지만 정작 몸이 보내는 신호에는 주의를 기울이지 않는다.

"잘 생각해 보세요. 훨씬 전에 머리가 아프고 어지럽고 속이 메스꺼운 적이 있었을 겁니다."

그는 놀란 듯이 눈을 둥그렇게 떴다.

중풍(中風)이란 말 그대로 바람(風)에 적중(的中)되었다는 뜻이다. 병을 일으키는 요인이며 몸을 상하게 하는 사기(邪氣)인 풍(風)에 맞았다는 말이다. 바람은 보이지 않는다. 그러나 보이지 않는다고 해서 기척도 없지는 않은 법. 슬그머니 지나가는 바람이라도 티가 나지 않을 수 없듯이 중풍이 다가올 때도 징조가 있게 마련이다.

우선 머리가 아프다. 두통이 더 심해지면서 어지럼증까지 동반된다. 그 다음에는 속이 메스꺼워진다. 마침내 토하게 되는데 토하면 끝이다. 토했다 하면 뇌의 혈관이 터졌거나 막힌 것이고 그렇게 되면 몸의 절반을 못 쓰게 된다.

"머리가 아팠을 때, 아니 어지러웠을 때, 그것도 아니면 메스꺼웠을 때 왔으면 ……. 늦어도 토하기 전에라도 막았으면 이렇게 되지는 않았을 것을 ……."

나는 안타까웠다. 토하기 전에, 메스껍기 전에, 어지러워지기 전에, 머리가 심하게 아팠을 때 침을 맞았다면 이렇게 암담한 일이 일어나지 않았을 것이다. 또 평소에 뜸을 떴다면 중풍 최초의 증상인 두통도 생기지 않았을 것이다. 이렇듯 모르면 당한다. 병은 치료보다 예방이 쉽고 효과적인데 그러려면 제 몸에 대해, 병에 대해 잘 알아야 한다.

그는 고쳐 달라고 사정을 했다. 시키는 대로 할 테니 낫게 해 달라고 애원을 했다. 하지만 애원한다고 해서 될 일이 아니었다.

"중풍에는 완치가 없습니다. 더 나빠지지 않게, 세 번째 재발하지 않게 할 수 있을 뿐이에요."

세 번째 중풍을 맞으면 죽거나, 살아난다고 해도 전신마비가 되고 그 상태로 대개 3년을 넘기지 못한다. 자리에 누워 10년을 살았네, 15년을 살았네, 하지만 두 번째 중풍으로 3~5년, 세 번째 중풍으로 3년 정도 해서 보통 5~6년이다.

나는 매달리는 그가 측은했지만 헛된 희망을 주기보다 현실을 인식시키는 편이 옳다고 판단했다.

"아주 오랫동안 치료하면 완치에 가까워질 수는 있습니다. 전에 8년을 치료해서 정상인과 거의 다름없이 돌아간 사람도 있기는 합니다. 하지만 누구나 그렇게 될 수 있다고 말할 수는 없어요.

우선 재발하지 않게 하는 게 중요합니다. 다시 재발해 한 번 더 쓰러지면 끝입니다. 차라리 끝이라면 깨끗하기나 하죠. 누워서 대소변 못 가리면 그 고생은 식구들 차지예요. 중풍을 병 중의 왕이라고 하는 건, 얼른 죽지도 않고 빨리 낫지도 않기 때문이기도 하지만 남의 손을 빌려야 하기 때문이에요. 긴 병에 효자 없다고, 식구가 열이면 열 명 모두 등 돌리고 싶게 만드는 병이 중풍입니다. 그러니까 조급하게 완치에 매달리지 말고, 재발되지 않는 쪽으로 치료를 하세요. 그게 자기도 위하고 식구도 위하는 길입니다."

그는 길게 한숨을 내쉬었다. 완치만을 기대했던 자신이 원망스럽고 세상이 허망하게 느껴진다고 했다. 허망하긴 나도 마찬가지였다. 의술자에게 방법이 없다는 말 한 마디는 세월이 아무리 흘러도 쉽지 않은 말이다.

중풍은 뇌(腦)에 이상이 생긴 병이라 고치기 어렵다. 뇌(腦)는 오장육부(五臟六腑)와 달라, 탈이 났을 때 다른 사람의 장부(臟腑)로 바꾸거나 인공장치로 대체하기가 불가능하다. 그래서 뇌 기능이 정지하면 죽은 것과 다름없다고 하며 뇌사(腦死)라고 부르고 장기이식을 하기도 하지 않는가.

중풍은 크게 두 가지이다. 터진 것과 막힌 것. 뇌의 혈관이 터져서 뇌 속에 출혈이 되는 경우와, 뇌의 동맥 중 일부분이 막혀서 그 부위의 뇌 세포가 죽어버리는 경우이다. 몸의 절반을 움직이지 못한다는 점에서 같아 보이지만 그 속은 완전히 다르다.

뇌혈관이 터지는 뇌출혈은 뇌혈관이 막히는 뇌경색에 비해 갑자기 발생하고 빠르게 진행된다. 뇌출혈은, 그 출혈 부위에 따라 증상이 다르지만, 대개 의식 장애가 생기고 가슴속이 불편하며 토하거나 경련을 한다. 뇌출혈이 일어나는 부위는 대부분 대뇌와 소뇌, 대뇌와 척수를 연결하는 뇌간(腦幹) 한가운데에 있는 교(橋)이다.

대뇌에서 발생한 출혈에는 외측형과 내측형이 있다. 외측형 출혈은 대뇌피질에서 운동신경 섬유가 모여 아래로 내려가는 내포(內包)라는 부위보다 바깥쪽에서 출혈이 발생한 것이다. 이 내포보다 안쪽에 출혈이 일어나면 내측형 출혈이다.

외측형 출혈이 발생하면 출혈된 반대쪽 팔다리가 마비되고 극심한 두통이 생기며 가슴속이 불편하고 답답해지며 토한다. 곧이어 의식이 희미해지는데 출혈된 양이 많으면 혼수상태에 빠지기도 한다. 또한 눈이 좌우 어느 한쪽만 뚫어지게 쳐다보는 모양으로 고정되기도 한다. 출혈된 부위와 반대쪽 팔다리가 마비되는 것은 운동을 주관하는 선유(線維)가 대뇌에서 나와 척수로 내려가는 도중에 뇌와 척수의 경계인 연수(延髓)라는 곳에서 교차되기 때문이다.

출혈의 양이 적으면 의식이 비교적 쉽게 회복되고 마비도 비교적 수월하게 풀린다. 그러나 출혈된 혈액의 양이 많거나 파열된 부위가 뇌실(腦室)이면 생명을 잃는 수가 많다. 또한 목숨을 건진다 해도 마비된 쪽 반신에 지각 이상이 생긴다. 간혹 두 눈이 좌우 어느 한쪽으로 절반씩 보이지 않는 증상이 나타나기도 하는데, 마비된 반신이 오른쪽이면 두 눈 모두 시야의 왼쪽 반이 보이지 않는 식이다. 또한 왼쪽 대뇌에 출혈이 생겨 왼쪽 반신을 못쓰게 되는 경우에는 말을 하지 못하는 실어증이 생기고 말을 한다해도 알아들을 수 없게 된다.

내측형 뇌출혈은 뇌의 깊숙한 부위인 시상(視床)에서 출혈이 발생한 것이다. 외측형 출혈과 대체로 비슷한 증세를 보이지만 초기에 구토를 많이 하고 의식장애가 더 심하며 간혹 고열이 발생한다. 눈은 코끝을 보는 것처럼 가운데 아래쪽을 향해 고정되고 위쪽을 보지 못하며 눈에 빛을 비추어도 동공이 수축되지 않는다. 그리고 출혈이 뇌실로 터져 나올 확률이 높아 외측형보다 훨씬 위험하다.

소뇌 출혈은 의식을 쉽게 잃지 않는다는 특징이 있다. 의식이 있는 상태에서 혈압이 높아지고 머리가 몹시 아프며 어지럽고 구토를 한다. 누워있는 상태로 손발을 움직여보면 움직이지만 일어서거나 걸으려고 하면 마음먹은 대로 몸이 움직이질 않는다. 수십 분에서 수 시간이 지나는 동안 양쪽 손발이 마비되고 의식장애가 발생한다. 눈은 어느 한 방향(마비가 일어난 반대쪽)을 응시하고 한쪽 눈시울이 굳어지며 두 눈의 동공의 크기가 달라지는 등의 증상이 나타나다 사망한다.

뇌출혈이 일어났을 때 가장 위험한 부위는 교(橋)이다. 대뇌와 척수를 연결하는 뇌간의 한가운데 있는 교(橋)는 위아래로 이어진 신경섬유가 밀집해 있고 뇌신경 세포와 소뇌를 연결하는 길이며 의식을 주관하는 부위의 하나이다. 교(橋)에서 출혈이 발생하면 즉시 혼수상태에 빠지고 사지가 모두 마비되고 높은 열이 나는 수가 많다. 동공이 심하게 수축되고 쓰러진 직후 혈압이 급격하게 상승되다 이내 떨어지지만 호흡에 이상이 발생한다. 교(橋)에서 출혈이 발생한 환자는 출혈이 발생하고 2~3일 이내에 거의 숨을 거두며 사망률이 매우 높다.

그밖에 뇌를 싸고 있는 세 겹의 막 중 가운데 막인 지주막(蜘蛛膜) 아래에서 출혈이 일어나는 경우가 있다. 선천적으로 동맥의 혈관 벽에 생긴 거친 부분이 혈압이나 노화 등으로 더 거칠어져서 불룩하게 주머니 모양이 되었다가 심해지면 파열되는 것이 지주막하 출혈의 일반적인 과정이다. 지주막하 출혈은 갑작스러우면서 극심한 두통이 특징인데 두통이 어찌나 심한지 환자들은 도끼로 머리를 내리치는 것과 같다는 표현을 쓴다. 혈관이 터지기 며칠 전부터 머리가 아프기도 하고 얼굴이 붉어지며 경련이 일어나는 수도 있다.

지주막하 출혈은 뇌 표면에 일어난 출혈이므로 신경 마비 등의 증상은 적은 편이다. 그러나 출혈된 혈액이 몰려 혈관이 주머니처럼 불룩해진 혈종(血腫)이 뇌를 압박하거나 뇌혈관이 오그라들었다 늘어지면서 뇌의 혈액이 원활하게 순환되지 못하면, 반신이 마비되거나 실어증이 생기기도 한다. 또한 혈관이 불룩해져 신경을 압박하면 출혈이 되기 전부터 마비가 올 수도 있다. 지주막하 출혈은 의식장애가 적은 편이지만 혼수상태가 되었다가 깨어나지 못하고 그대로 사망할 수도 있다.

한편, 뇌혈관이 막히는 뇌경색은 혈관이 터진 뇌출혈과는 진행과정이 아주 다르다. 동맥이 막히는 뇌경색은 크게 두 가지이다. 혈전(血栓)과 색전(塞栓)인데, 혈전(血栓)은 동맥 자체에 병이 생겨 동맥이 막히는 것이고 색전(塞栓)은 동맥 자체에는 이상이 없으나 심장 이상으로 생긴 핏덩어리(혈전)나 동맥경화로 생긴 혈전, 동맥 속으로 잘못 들어온 공기 방울, 지방 등이 뇌동맥으로 흘러 들어와 혈관을 막아버린 것이다.

뇌혈전은 전날 잠자리에 들 때까지는 아무 이상이 없었으나 날이 밝아 일어나려고 할 때, 한쪽 손이 마비되어 움직일 수 없는 증상으로 시작된다. 갑자기 마비가 일어나기도 하지만 대개 몇 분 또는 몇 시간에 걸쳐서 단계적으로 진행되는 것이 일반적이다. 뇌출혈과는 달라서 의식장애가 없거나, 있어도 가벼운 경우가 많다. 두통과 구토 증상 역시 있어도 약한 편, 경우에 따라 경련을 일으킬 수도 있다. 뇌경색은 뇌출혈에 비해서는 덜 위험하지만 큰 뇌동맥이 막히면 혼수에 이르기도 한다.

반면에 뇌색전증은 아주 갑작스럽게 몇 초에서 몇 분 사이에 증상이 끝나고 만다. 의식이 흐려지고 경련도 뇌혈전증보다 자주 일어난다.

뇌혈전증이나 뇌색전증이나, 동맥이 막혀 혈액이 공급되지 않는 뇌 부분이 괴사했기 때문에 나타나는 것이다. 그러므로 어떤 동맥이 막혔느냐에 따라 증상이 여러 가지이나 한쪽 마비를 나타내는 경우가 가장 많다. 역시 혈액이 가장 많이 흐르는 가운데 대뇌동맥에 탈이 나기 쉽기 때문에 반신불수 증상이 많이 나타난다.

중풍은 일단 터졌거나 막히면 어려워진다. 병원에 입원했어도 억지로 퇴원 당할 수밖에 없고 다시 입원하고 싶어도 받아주지 않는 병이 중풍이다. 어떤 의사도 어떤 한의사도 중풍 환자에게 해 줄 수 있는 일은 그저 더 나빠지지 않기를 바라는 것뿐이다.

그러나 침과 뜸은 다르다. 완치는 할 수 없다 해도 꼼짝 못하고 누워서 대소변도 못 가리는 환자를 일으켜 세운다. 혼자서 화장실을 다닐 정도로는 움직일 수 있게 한다. 그 정도가 한계라 할지라도 침과 뜸을 포기하지 않으면 적어도 살아 있는 동안 식구들 고생은 덜 시킬 수 있다.

중풍은 몸에 기(氣)가 부족해서 허할 때 온다. 기운이 왕성하면 혈압이 높아도 혈관이 터지거나 막히지 않는다. 그러니 중풍 치료는 기운을 북돋아 주면 된다. 혈(血)을 조절해 기운이 나게 하고 만성병을 치료하는 데에는 역시 뜸이 최고다.

중풍을 치료하는 혈(穴)로는 우선 백회(百會)혈을 들 수 있다. 머리 위에, 양(陽)의 기운이 만나는 백회(百會)혈은 아래로 가라앉는 양기(陽氣)를 올리는 역할을 한다. 두 번째는 귀 앞쪽에 있는 곡빈(曲鬢)혈이다. 곡빈(曲鬢)은 머리부터 발끝까지 몸 옆면으로 흐르는 담(膽)의 경락(經絡)인 족소양담경(足小陽膽經)을 소통시켜 주고 기운을 북돋운다. 어깨 한가운데에 있는 견정(肩井)혈은 치밀어 오르는 기운을 내리고, 넓적다리 바깥쪽 가운데 풍시(風市)혈과 바깥쪽 복사뼈 위에 현종(懸鐘)혈은 힘줄과 뼈를 강하게 한다. 무릎 바깥쪽 아래에 삼리(三里)혈은 맑은 기(氣)는 올리고 탁한 기(氣)는 내리게 하여 소화(消化)를 돕고 다리의 힘을 강하게 한다. 팔오금 주름살 끝에 곡지(曲池)혈은 기(氣)가 잘 통하고 혈(血)이 잘 흐르게 도와 관절을 부드럽게 한다.

이들 백회(百會), 곡빈(曲鬢), 견정(肩井), 풍시(風市), 현종(懸鐘), 삼리(三里), 곡지(曲池)는 중풍의 7대 요혈(要穴)이라 부르는 혈(穴)로 중풍 치료에 있어 매우 중요한 자리이다.

한편, 혈관이 막힌 뇌경색일 때는 곡빈(曲鬢), 풍시(風市), 현종(懸鐘) 대신 뒷머리뼈 아래에 풍지(風池)혈로 머리에 몰린 사기(邪氣)를 없애고 일곱 번째 목뼈 아래 대추(大椎)혈을 써서 몸 전체의 양기(陽氣)를 소통시키고, 팔목 안쪽에 있는 간사(間使)혈로 뭉친 혈을 풀어낸다.

여기에 절대 빠뜨려서는 안 되는 치료점이 있다. 중풍으로

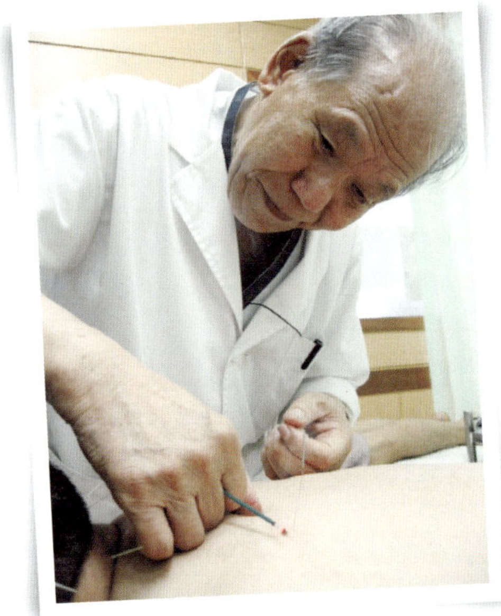

침뜸 동시 시술

마비가 온 반대쪽 머리를 더듬어 만져 보면 말랑말랑하거나 튀어나온 곳이 있는데 바로 그 자리가 아시혈(阿是穴)이다. 그 자리에 반드시 뜸을 떠야 한다. 뜸을 뜨고 나면 머리 아픈 것이 가라앉는다.

반신불수가 되어 팔이나 다리가 오그라든 경우에도 방법이 있다. 팔꿈치가 오그라들면 팔 오금 안쪽 한가운데에 있는 곡택(曲澤)혈로 풀 수 있고, 팔목이 오그라들었으면 손목 안쪽 주름살 한가운데에 있는 대릉(大陵)혈로 풀 수 있다. 오금이 오그라들었으면 무릎 안쪽에 있는 곡천(曲泉)혈로 풀 수 있고, 발목이 오그라들었으면 안쪽 복사뼈 뒤에 태계(太谿)혈로 풀 수 있다. 손가락이 오그라들었으면 손가락 사이사이에 침을 놓는 팔사(八邪)혈로 풀고 발가락이 오그라들면 발가락 사이사이에 침을 놓는 팔풍(八風)혈로 푼다. 언어장애가 있으면 턱 아래에 있는 염천(廉泉)혈과 손목 안쪽에 있는 통리(通里)혈을 쓰며 피부가 둔하면 둔한 곳에 침을 놓아 마비를 풀어준다.

어떤 병이든 가장 중요한 치료는 잘 먹게 해 주는 것이다. 잘 먹고 힘이 생기면 병은 낫는다. 그러니 배에 위(胃)의 기(氣)가 모여드는 자리이고 위(胃)의 기능을 높이는데 중요한 중완(中脘)혈에 뜸을 떠 잘 먹고 잘 소화하게 해 준다. 먹었으면 잘 내보내야 하니 배꼽 아래 기의 바다인 기해(氣海)혈과 원기(原氣)가 모이는 관원(關元)혈에 뜸을 떠서 맑은 기(氣)는 모으고 탁한 기(氣)는 내보내게 한다. 그리고 등에 있으면서 폐(肺)의 기(氣)가 흘러드는 폐유(肺兪)혈, 간(肝)의 기(氣)가 흘러드는 간유(肝兪)혈, 신(腎)의 기(氣)가 흘러드는 신유(腎兪)혈에 뜸을 떠서 폐(肺)와 간(肝)과 신(腎)의 기능을 높여주면 혈압이 조절되고 몸에 힘이 생겨 재발을 막을 수 있으며 병도 회복된다.

그는 묵묵히 치료를 받았다. 그러나 얼굴에는 크게 낙담한 표정이 가시지 않았다. 나에게 잔뜩 기대를 걸고 찾아와 완치될 가능성이 있다는 대답을 듣고 싶었는데, 완전히 고칠 수는 없다는 내 말에 맥이 빠진 모양이었다.

나는 낙담해 있는 그를 위로해 줄 겸해서 뜸자리를 하나 더 잡았다. 무릎 바깥쪽에 있는 양릉천(陽陵泉)혈에 뜸을 떠 금방 근육에 힘이 생기게 해 주었다.

"자, 뜸을 떴으니 바로 힘이 나실 거예요. 한 번 일어나 걸어보세요."

시큰둥하게 일어선 그는 마비된 오른쪽 다리를 앞으로 내딛었다. 걸음이 아주 가벼워져 있었다. 그는 금방 표정이 밝아졌다.

"아니, 이것 좀 보세요. 당장 이렇게 손발이 부드러워지고 가벼워졌어요."

그는 손발을 자꾸 움직여보며 나를 쳐다보았다. 치료를 받자마자 이렇게 큰 효과를 보았으니 완치도 가능한 것이 아니냐, 그렇게 묻고 싶은 눈치였다.

침과 뜸은 한 번만으로도 금방 효과가 나타난다. 치료받기 전에 비하면 마치 병이 다 나은 것 같은 생각이 들 정도이다. 그러나 효과와 완치는 다르다. 만성병, 오래 앓아 온 병은 오래 치료해야 낫는다. 일례로 한 달을 치료해야 완치되는 병이 있다고 치자. 이런 병은 2~3일 만에 병의 70%의 효과가 나타나기도 하지만 문제는 남은 30%이다. 남은 30%를 치료해야 완치인데 30%를 치료하려면 한 달 중 27일은 족히 걸린다. 이렇듯 만성병을 완치하는 일은 그렇게 쉬운 일이 아니다.

그는 며칠 동안 혼자 속으로 기뻐하면서 치료를 받았다. 그러더니 정확히 5일째 되는 날, 왜 더 낫지 않느냐면서 불만을 터뜨렸다. 중풍은 뇌의 탈이라 중풍 환자는 어린애처럼 참을성이 없어지고 툭 하면 투정을 부린다. 병을 얼른 내던지고 싶은 마음이야 나도 마찬가지이다.

"여기 다니기 전보다 팔다리가 훨씬 가벼워지고 힘도 생겼잖아요. 중풍은 쉽게 낫지 않으니 너무 조급하게 생각하지 마세요."

다음 날 그는 오지 않았다, 그리고 한동안 소식이 없었다. 아마 어디에 누가 용하다는 소문을 듣고 그 곳에 좇아갔을 것이다.

약 석 달 뒤, 그가 다시 나타났다. 그는 그 동안 병원에도 다시 가 보고, 한의원에도 가 보고, 특효약이라는 것도 먹어 보았다고 했다. 그러다 침으로 3일 만에 완치시켜 준다는 곳을 소문으로 듣고 찾아갔는데 침을 얼마나 아프게 놓는지 죽을 뻔했다고 넋두리했다.

"제가요, 침 맞을 때 너무 아파서 침 놓는 사람한테 뭐라고 소리질렀는지 아세요?"

"뭐라고 하셨게요?"

"너, 이렇게 아프게 침 놓고도 내 병 못 고치면 죽을 줄 알아, 그랬어요."

나는 크게 웃었다. 얼마나 아프면 그랬을까? 그러나 한편으로는 마음이 착잡하기도 했다. 모르면 당한다. 침의 기본을 모르면 아픈 침을 만나도 아무 소리 못하고 당한다. 중풍이 오는 징조를 모르면 그대로 당하고 중풍을 예방하는 뜸을 몰라도 당한다. 중풍이 왔다 갔는지는 혀를 입 밖으로 내밀어보면 한 번에 알 수 있다. 풍을 맞은 사람은 혀가 한쪽으로, 즉 힘이 있는 쪽으로 쏠리게 되어있다. 어지럽고 메스꺼웠는데 중풍이 아닌지 궁금하다면 혀를 내밀어 볼 일이다.

6. 의사와 침구사

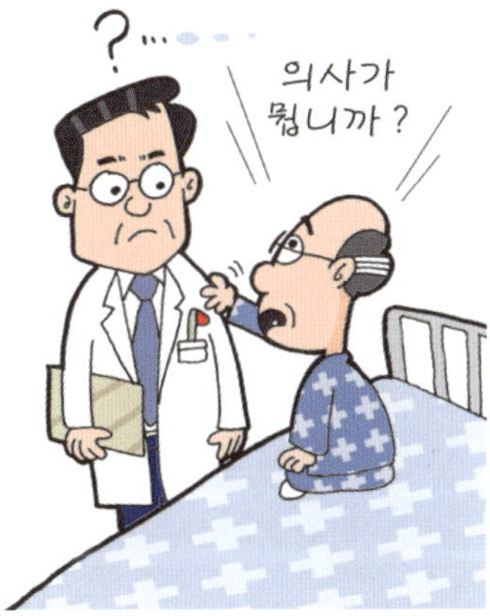

M병원의 특실 문을 열던 나는 병실 안에서 터져 나오는 소리에 잠시 멈칫했다.

"내 병 하나 못 고치는 너희가 무슨 의사냐!"

S식품 박 회장이 이 병원의 부원장인 아들에게 소리치는 순간에 내가 나타난 것이었다. 더 듣지 않아도 무슨 연유인지 충분히 짐작할 수 있었다. 나와 침뜸 때문에 아들과 아버지가, 아니 의사와 환자가 다투고 있음이 분명했다.

병실에 들어서는 나를 본 박 회장과 부인이 반색을 하자, 힐끗 곁눈질로 나를 확인한 부원장은 아무 말 없이 병실을 빠져나갔다. 박 회장은 나를 보자마자 하소연을 늘어놓았다.

"의사가 뭡니까?" 병 고치는 사람이 의사 아닙니까? 그런데 어떻게 서울에 있는 종합병원의 과장급 이상 의사를 다 동원

해도 열 하나 떨어뜨리지 못하는 겁니까?"

숨이 찬 모양인지 박 회장은 잠시 기다리라는 손짓을 했다. 박 회장은 숨을 가다듬고 다시 말을 이었다.

"환자가 바라는 건 병 낫는 것이지, 박사 학위 가진 의사 만나 보자는 것 아니지 않습니까? 그래서 나 너희들한테 치료 안 받는다, 이제 침 치료 받겠다고 선언했습니다."

숨을 몰아쉬는 박 회장의 손을 살며시 잡고 나는 이제 됐다고, 알았다고 고개를 끄떡이며 흥분이 가라앉도록 가슴을 쓸어 주었다.

이제 칠순을 바라보는 박 회장은 유난히 감기에 잘 걸렸다. 그리고 걸렸다 하면 아주 심하게 앓았다. 그래서 가족들은 항상 그가 감기에 걸리지 않을까 전전긍긍했고, 박 회장 자신도 감기를 무서워하고 조심했다. 그런데 이번에도 병원에 입원해야 하는 지경에 이르고 만 것이었다.

박 회장은 전에도 가끔 나에게 치료를 받았는데, 그때마다 한바탕 소동을 벌이곤 했었다. 방안에서 침을 놓고 뜸을 떠주고 나면, 뜸쑥 탄 냄새와 뜸에 불을 붙이는 향내가 방안에 남아있다. 그러면 박 회장 부인은 창문을 있는 대로 다 열어놓고 선풍기까지 동원해 냄새를 없애려고 난리를 쳤다. 쑥내와 향내 때문에 침뜸치료를 받은 사실을 의사인 아들이 알게 되면 이러쿵저러쿵 싫은 말을 할 테고, 그래서 본의 아니게 말다툼을 하게 되니 그걸 피하고 싶었던 것이다. 그렇게 아들이 눈치 채지 못하도록 조심하던 박 회장이 아들이 근무하는 병원에 누워서 대 놓고 침 치료를 받겠다고 했으니 아들이 곤혹스럽지 않을 수 없었을 것이다.

벌겋게 얼굴이 달아오른 박 회장이 내가 잡은 손에 힘을 주며 말했다.

"최신(最新) 의술로 못 고치고 있으니 이젠 최고(最古) 침술에 기대를 거는 수밖에 없습니다."

옆에 서 있는 부인도 그렇다며 고개를 끄덕였다. 나는 두 사람을 번갈아 보며 말했다.

"네, 낫게 해 드릴게요."

안타까운 일임에 틀림없지만 한편으로는 침뜸하는 침구사 노릇하기가 참 편해졌다. 내가 70여 년 전 개업을 했을 무렵만 해도 침구사는 밤낮을 가리지 않고 환자가 있는 곳으로 끌려 다녀야 했다. 특히 급작스런 위경련이나 뉵혈(衄血) 같은 경우는 꼭 새벽녘에 증상이 나타나기 때문에 잠을 자다가도 느닷없이 불려 다녀야 했다. 그러나 이제는 그렇게 위급하고 위독한 응급환자는 병원 응급실로 가지 나에게 오지 않는다.

나에게 오는 환자는 대부분 처음에는 약국에서 약 사먹다가 얼마 지나 병원에 가고 안 나으니 한약을 먹어 보다가, 다시 병원에 갔다가 그래도 안 되니까 할 수 없어 실낱같은 희망을 걸고 침 치료나 한 번 받아 보자고 온다. 그러니 설사 내가 그들의 병을 못 고쳐 준다 해도 나를 원망할 환자는 없다고 해도 지나친 말이 아니다.

잠시, 박 회장이 안정되기를 기다린 나는 기구맥(氣口脈)을 보기 위해 양 손목의 촌구(寸口)를 짚었다. 왼쪽 손목의 촌(寸)에서 심(心), 관(關)에서 간(肝), 척(尺)에서 신(腎)의 상태를 살폈다. 그리고 오른쪽 손목의 촌(寸)에서 폐(肺), 관(關)에서 비(脾), 척(尺)에서 명문(命門)의 상태를 살폈다. 박 회장은 오른쪽 촌(寸)에서 폐(肺)의 맥이 강하게 뜨고 양쪽 척(尺)의 맥은 약하게 잠겨 있었다.

"요사이 맘에 차지 않는 일이 있으신가 봐요?"

맥 잡은 손을 놓으면서 내가 묻자 박 회장은 얼떨떨한 표정으로 되물었다.

"아니, 맥을 짚으면 그런 것까지 나옵니까?"

"하하! 다리에 힘도 빠지셨지요?"

내 물음에 대답은 않고 박 회장과 부인은 서로 마주 바라볼 뿐이었다.

"욕구 불만 같은 걸로 기(氣)가 발산될 수 없으면 가슴에 열기가 꽉 차 오르고 그러면 폐열(肺熱)이 되지요. 가뜩이나 감기로 폐(肺)에 열이 몰려 있던 참이었으니 열(熱)에 열(熱)을 더한 격이 되고 만 겁니다. 그러니 약이나 주사로 열을 아무리 내리려 해도 쉽게 열이 내리지 않는 거예요. 또 그 폐열(肺熱) 때문에 신수(腎水)가 건조해져 다리에 힘이 빠지는 것이고요."

그 동안 입원해서 치료를 받아도 열이 내리지 않았던 이유가 마음속 응어리 때문이라고 진단하자, 박 회장은 사실 답답한 일이 있었다며 속내를 털어놓았다. 그리고는 입원해 있는 동안 혹시 병원에서 발견하지 못하는 몹쓸 병에 걸린 건 아닌가 하고 속으로 걱정을 많이 했다고 말했다.

박회장의 병은 마음이 상해서 오는 병, 이른바 내상병(內傷病)이었다. 내상(內傷)은 마음 속 에너지의 통로인 경락(經絡)을 조절해 다스려야 한다. 내상(內傷)으로 온 폐열(肺熱)이므로, 가장 먼저 폐(肺)의 경락(經絡) 수태음폐경(手太陰肺經)의 화혈(火穴)인 어제(漁際)혈을 잡았다. 심(心)이 지나치게 활동하면 폐(肺)가 피로하고 약해지므로 심(心)의 경락(經絡)인 수소음심경(手少陰心經)의 통리(通里)혈에 침을 놓아 마음의 분란으로 지나치게 활동하는 심장이 안정되도록 했다. 이어서 감기로 온 열을 다스리는 풍문(風門)혈과 폐유(肺兪)혈에 뜸을 떴다. 수태음폐경(手太陰肺經)의 출발점이면서 위(胃)의 중앙인 중완(中脘)혈에 뜸을 떠 폐를 보(補)하면서 동시에 소화를 돕게 했다. 그리고 팔의 곡지(曲池)혈과 다리의 삼리(三里)혈에 뜸을 떠 상반신과 하반신의 균형을 잡아주니 곧 열이 내리기 시작했다.

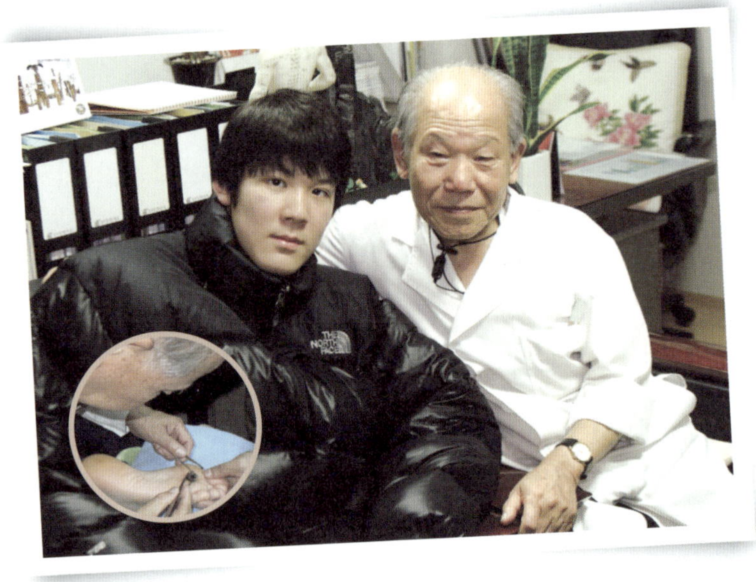

수영 스타 박태환 선수가 티눈 때문에 찾아왔다. 티눈은 뜸으로 후유증 없이 간단히 고칠 수 있다.

옆에서 지켜보던 부인은 "참 신기하다"며 계속 중얼거렸다.

"이렇게 열이 금방 내리는 것을 ……. 의사 아들이 다른 병원 의사들을 불러들이면서까지 애를 써도 내리지 않던 열이었는데 ……."

박 회장이 편안히 잠든 모습을 보고 병실을 나서면서 나는 병실 문 앞까지 따라나온 부인에게 뜸을 권했다.

"집에서 날마다 쌀알 반만 한 크기로 몇 군데 뜸만 뜨면 감기도 잘 안 걸리고 건강하게 생활 할 수 있습니다. 꼭 해보세요."

며칠 뒤 퇴원한 박 회장은 집으로 나를 불렀다. 집에서 뜸을 계속 해보겠으니 와서 방법을 알려 달라는 것이었다. 나는 박 회장에게 뜸자리를 잡아 주었다. 먼저 누구에게나 기본이 되는 보양 뜸으로 무극보양뜸을 권했다. 그리고 갑작스럽게 감기 기운이 느껴지면 몸에서 사기(邪氣)가 드나드는 문(門)인 풍문(風門)혈에 뜸뜨면 된다고 알려 주었다.

"감기가 들면 등이 오싹오싹하죠? 오싹거리는 그 자리가 풍문(風門)혈이거든요. 매일 뜸을 뜨면 감기에 잘 안 걸리겠지만, 어쩌다 감기에 걸린다 해도 풍문(風門)에 뜸을 뜨면 열도 내리고 몸살도 가라앉게 될 겁니다. 뜸 열심히 떠보세요."

그 뒤 몇 달이 지나 박 회장은 부인이 열심히 뜸해 주는 덕분으로 감기에도 안 걸리고 잘 지낸다며 나에게 고맙다고 전화를 했다. 나는 내 말을 믿고 따라주어 효과를 보고 있으니 오히려 내가 고맙다고 인사하고 나서 나는 그에게 물어보았다.

"아직도 뜸뜨고 나면 창문 열고 선풍기 트세요?"

박 회장은 자신이 감기를 앓지 않으니까 의사인 아들도 좋은지 별 말이 없어 맘놓고 뜸뜬다며 크게 웃었다.

바로 이 의사는 우리나라에서 세균학자로서 제1인자였으며 중앙의료원 원장과 보사부 차관까지 지냈고 암에 대한 연구를 하면서 침뜸을 이용한 치료법을 연구할 정도로 진정한 의사였기 때문에, 조심하여 뜸뜬 후 뜸 냄새를 부채로 날려 보내던 부모님도 훌륭한 분들이셨음을 생각하여 본다.

■ 침뜸만화

티눈

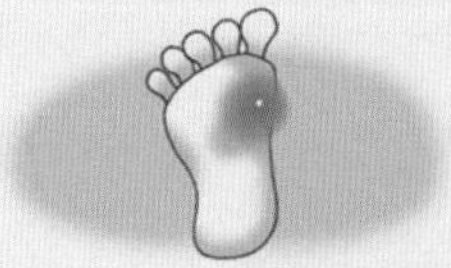

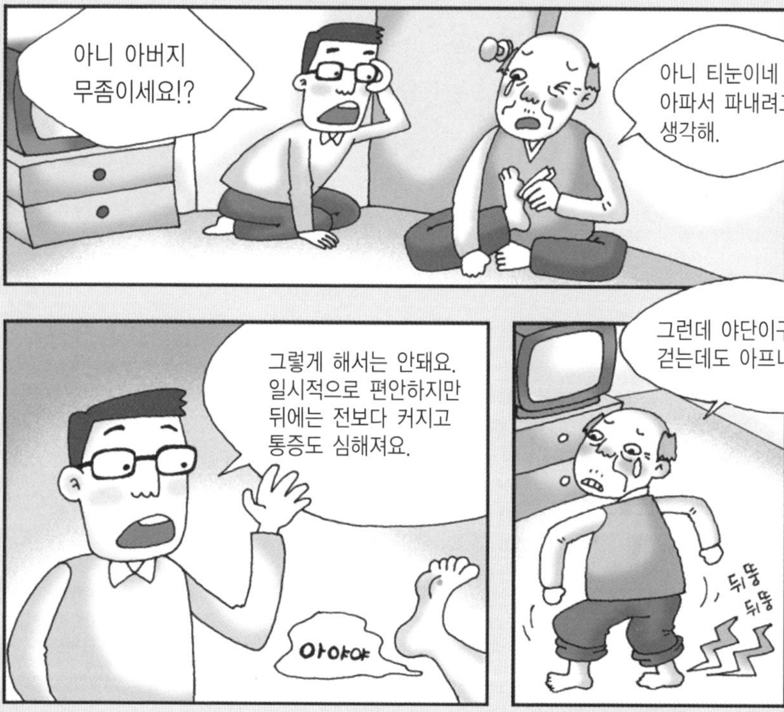

티눈 (corn)

손바닥, 손가락 안쪽, 발바닥, 발가락 안쪽 등의
피부가 기계적인 자극을 지속적으로 받아 작은 범위에
걸쳐 각질이 증식되어 피내(皮內)에 쐐기꼴로 박힌 것이다.
누르면 아프며 실같은 줄기가 딱딱해지면 통증 때문에
걸을 수가 없을 때도 있다.
신발이 원인인 경우가 많으므로 발에 맞는 신,
특히 티눈이 생기기 쉬운 곳이 압박되지 않는 것이 좋다.

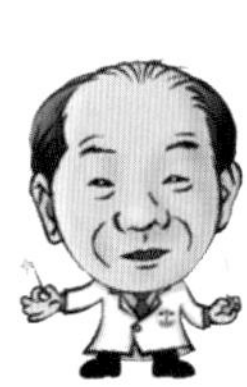

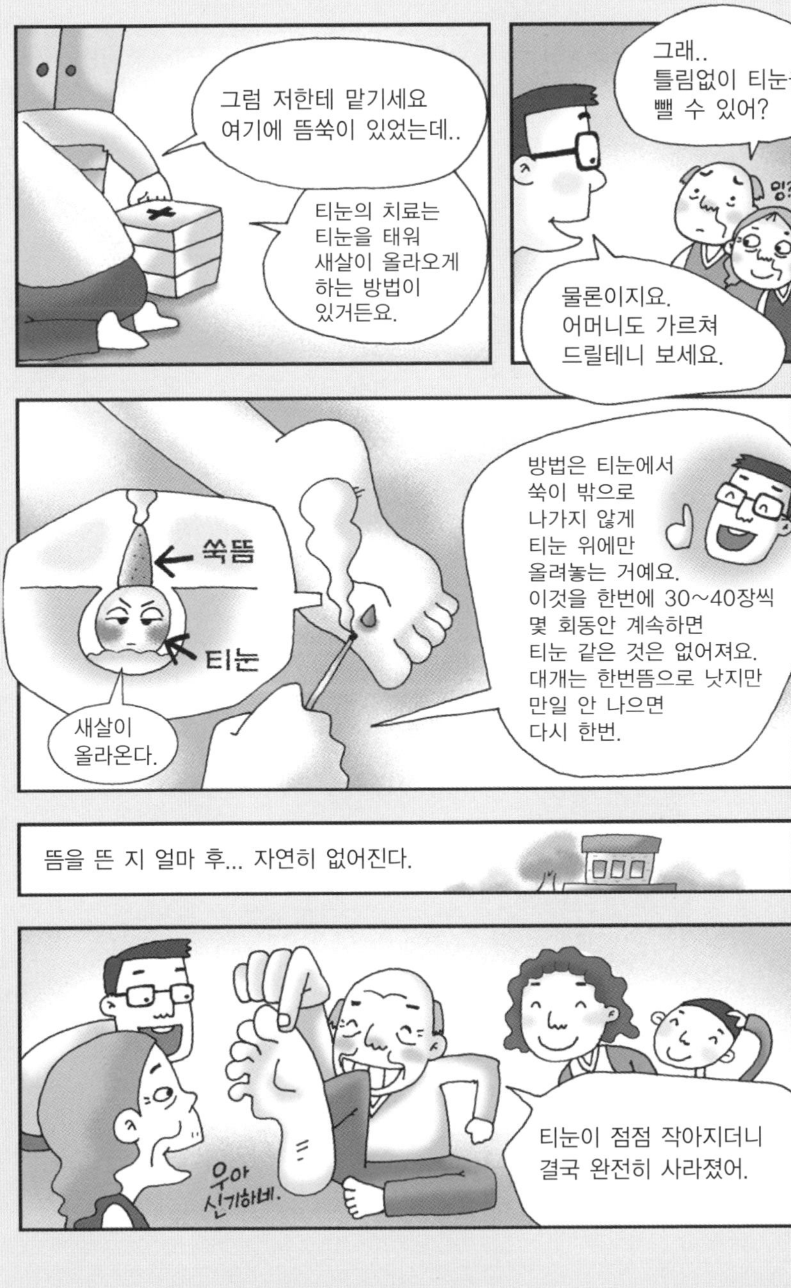
그럼 저한테 맡기세요
여기에 뜸쑥이 있었는데..
티눈의 치료는
티눈을 태워
새살이 올라오게
하는 방법이
있거든요.
그래..
틀림없이 티눈을
뺄 수 있어?
잉?
물론이지요.
어머니도 가르쳐
드릴테니 보세요.
쑥뜸
티눈
새살이
올라온다.
방법은 티눈에서
쑥이 밖으로
나가지 않게
티눈 위에만
올려놓는 거예요.
이것을 한번에 30~40장씩
몇 회동안 계속하면
티눈 같은 것은 없어져요.
대개는 한번뜸으로 낫지만
만일 안 나으면
다시 한번.
뜸을 뜬 지 얼마 후... 자연히 없어진다.
우아
신기하네.
티눈이 점점 작아지더니
결국 완전히 사라졌어.

7. 병의 뿌리를 찾아라

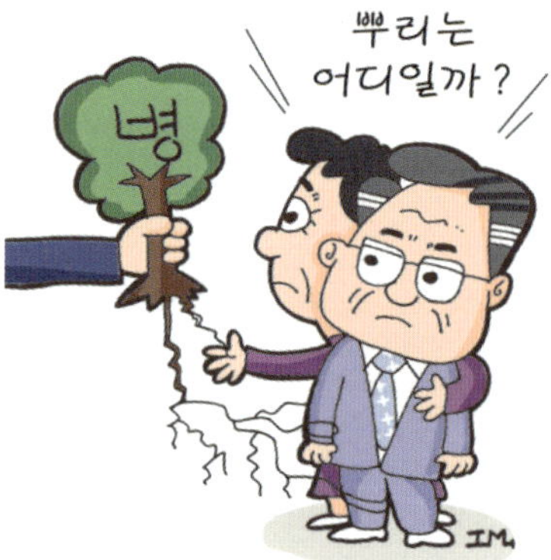

1985년 여름, 서울 동대문. 운동용구 제조업체의 사장인 L씨가 얼굴을 일그러뜨리고 침술원 안에 들어섰다. 뼈대는 큰 편이나 살이 없는 그는 육십대 중반인데 나이보다 훨씬 늙어 보였다. 함께 온 부인이 부축하여 진료대에 앉히자마자 그는 머리가 아프다며 하소연을 했다.

"우리 나라에서 제일이라는 대학병원에 2주일이나 입원해서 진찰을 받았는데 모르겠다고 하더군요. 그 좋다는 장비로 머리를 샅샅이 검진했지만 두통을 일으킬만한 원인을 찾을 수가 없다는 겁니다. 이제는 진통제를 먹어도 머리 아픈 게 낫지 않습니다."

나는 씁쓸한 기분으로 그에게 물었다.

"그럼, 결국 병원에서 쫓겨나신 거군요?"

"그런 셈이지요. 의사들은 알 수 없는 일이라고 고개만 갸우뚱거리고. 머리가 아프다고 하면 진통제를 줄 뿐이니 병원에 더 있을 이유가 없었지요."

나는 환자를 진료대에 눕히고 얼굴과 손발을 차근차근 살펴보았다.

'머리를 아프게 하는 뿌리는 어디일까? 병원에서 검사를 받았으니 머리 쪽은 아닐 테고 ……. 어느 장부(臟腑)에서 온 증상일까?'

피부를 살펴보니 마르고 거칠거칠 윤기가 없다. 폐주피모(肺主皮毛)라 하여 피부는 폐가 주관한다 하였으니, 폐에 이상이 있어 살갗이 거칠어진 것은 아닐까? 확인하기 위해 폐가 있는 가슴에 양손을 대어보았다. 양쪽 가슴이 균형을 이루지 못하고 한쪽이 푹 꺼진 느낌이 왔다. 확진을 하기 위해 맥을 잡았다. 맥(脈)을 잡아보니 맥이 얕고 떴다. 부맥(浮脈)이었다. 오른쪽 손목의 촌(寸)에서는 튕겨 나갈 듯한 현맥(弦脈)이 잡혔다. 폐에 이상이 있음이 분명했다.

"폐를 앓은 적이 있으시죠?"

가슴에서 손을 떼며 그에게 물었다. 그는 잠시 눈을 껌벅이더니 아주 오래 전 일인데 어떻게 그걸 알았느냐며 반문했다. 나는 내가 누구냐, 침구사가 그것도 모르면서 침통을 들고 있겠느냐며 우스갯 소리를 하면서 침을 꺼냈다.

우선 몸 전체 기운의 균형을 위해서 양다리의 삼리(三里)혈, 양팔의 곡지(曲池)혈, 가슴과 배 사이의 중앙인 중완(中脘)혈에 먼저 침을 놓았다. 그리고 폐의 병을 다스리는 혈자리를 잡기 시작했다. 폐(肺)를 억제하는 심(心)의 기운을 다스리기 위해 가슴의 거궐(巨闕)혈에 침을 놓았다. 아울러 아랫배의 기해(氣海)혈과 관원(關元)혈에 뜸을 떠 원기를 든든하게 해 주었다. 잠시 후 침을 뽑고 뒤로 엎드리게 해 폐(肺)에 기운을 공급하는 폐유(肺兪)혈과 신의 기운이 흐르는 신유(腎兪)혈에 침을 놓고 뜸을 떴다. 신유(腎兪)에 침뜸을 한 것은 폐(肺)와 신(腎)이 서로 돕는 관계이기 때문이다.

등에 유침을 해 둔 동안 L씨는 엎드려서 잠이 들었다. 침을 빼면서 내가 "아직도 머리가 아픕니까"고 물으니 그는 그제야 "어, 머리 아픈 게 싹 없어졌네"하면서 고개를 갸웃거렸다. 이렇게 폐에 영향을 주는 혈을 다스려 두통이 사라졌다면 두통을 일으킨 뿌리는 두말할 필요도 없이 폐였다.

"내일이라도 당장 병원에 가서 폐를 진찰 받아 보세요."

내 말에 그는 병원에 가봐야 그 타령인 것이 뻔하니 싫다고 했다. 그러나 그의 병이 결코 가볍지 않다고 판단했기 때문에 나는 그를 설득해 일단 병원에 가서 검진을 받도록 했다.

그로부터 일주일이 지나도록 그는 아무 소식이 없었다. 그리고 또 일주일이 지났건만 무소식이었다. 나는 무소식이 희소식이기를 바랐다.

그렇게 한 달쯤 지났을 때, L씨의 부인이 혼자 침술원을 찾아왔다. 나는 좋은 소식이기를 빌면서 부인의 말을 기다렸다.

"그 양반 병원에서 폐암인 게 밝혀지고 일 주일 만에 돌아가셨어요."

한숨을 크게 내쉰 부인이 말을 이었다.

"선생님한테 감사드리려고 왔어요. 하마터면 그 양반, 병명도 모르고 죽을 뻔했는데 ……."

더 말을 잇지 못하고 눈물을 닦아내던 부인은 병원보다 침술원에서 병을 더 잘 보는 줄 알았으면 진작에 고쳐 죽지는 않았을 것 아니냐면서 아쉬운 발걸음을 옮겼다.

8. 진통에도 침뜸이 으뜸

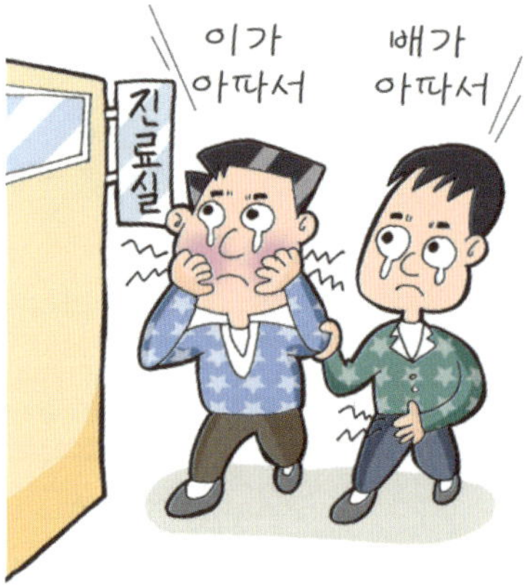

아픈 사람은 아픈 티를 내게 마련이다. 손으로 턱을 감싸 쥐고 진료실에 들어서는 사람에게 "이가 아파서 오셨군요?" 하고 물으면 "그걸 어떻게 아세요?" 하고 궁금해하는 경우가 있다. 얼마나 아프면 자신이 아픈 이를 손으로 싸쥐고 온 줄도 모를까.

누구나 몸에 통증이 오면 아픈 곳으로 손이 먼저 간다. 배가 아프면 배로 손이 가고 머리가 아프면 머리로 손이 간다. 인간의 몸은 완벽하게 전자동이다. 우리 몸속에는 어떤 첨단 기술로도 만들 수 없는 오토매틱 장치가 되어 있다. 통증이 있는 부위로 손이 가는 것도 자동 장치의 기능이다. 왜 아픈 곳으로 손이 갈까? 분명 통증과 손에 어떤 관계가 있기 때문일 터이다.

침뜸의학에서 보는 통증의 원인(상처가 원인이 아닌 경우)은 크게 두 가지로, 하나는 열기(熱氣)이고 다른 하나는 한기(寒氣)이다. 기(氣)와 혈(血)이 흐르는 경맥(經脈)과 낙맥(絡脈)에 생긴 더운 열기(熱氣)가 다른 곳으로 흐르지 못하고 뭉치면 통증이 되고, 차가운 한기(寒氣) 때문에 경맥(經脈)과 낙맥(絡脈)이 수축되어 기(氣)와 혈(血)이 흐르지 못해도 통증이 생긴다. 그래서 인체의 자동장치는 더운 열기(熱氣)로 생긴 통증에는 손을 보내지 않지만, 차가운 한기(寒氣) 때문에 통증이 생기면 손을 보내 감싸거나 쓰다듬고 주물러 아픈 부위를 따뜻하게 해서 아픔을 줄이려 한다.

관절염과 같이 열기(熱氣)로 생긴 통증은 차갑게 해 주면 기분이 한결 좋아지고, 신경통이나 치통과 같이 한기(寒氣) 때문에 생긴 통증은 따뜻하게 하면 편안해진다. 흔히 배가 아플 때 뜨거운 온돌에 배를 대거나 다리미를 달구어 배를 따뜻하게 해 주면 통증이 사라지고, 열기(熱氣)가 모여 머리가 아플 때 찬 물수건이나 얼음주머니로 이마를 차갑게 해주면 열이 내리면서 두통이 가라앉는데 그 모든 것이 한 이치이다.

열기(熱氣)나 한기(寒氣) 때문에 기(氣)와 혈(血)이 흐르지 못해 통증이 생기는 것이라면 침과 뜸은 통증을 없애는 최고의 수단이다. 한기(寒氣) 때문에 혈(血)이 순환되지 않아 아플 때에는 손으로 주물러 안마를 해 주기만 해도 혈이 잘 순환되어 고쳐진다. 그러하니 기혈(氣血)의 흐름을 조절하며 병을 다스리는 침과 뜸은 더 말할 나위 없지 않은가. 한기(寒氣)가 원인인 통증은 침으로 혈(血)의 소통을 원활하게 하거나 뜸으로 기혈(氣血)이 흐르는 통로를 따뜻하게 함으로써 완화되고, 열기(熱氣)가 원인인 통증은 침으로 열기(熱氣)를 풀어주거나 뜸의 열로 열기를 다스림으로써 완화된다.

"두통, 치통, 생리통엔 ◎◎◎."

대기실 한 쪽에 켜져 있는 텔레비전에서 진통제 광고를 보며 차례를 기다리던 K씨가 대거리하듯 말했다.

"저 광고 말씀대로 되면 내가 왜 여기 와 있누?"

50대 회사원인 K씨는 머리가 쪼개질 듯 아파 나를 찾았다고 했다. 아침부터 머리가 아파서 진통제를 먹고 집에서 나왔는데 약 기운이 있을 때만 잠시 괜찮을 뿐 두통이 가시지 않는다고 했다.

"두통도 종류가 많은데 어느 부위 머리가 아픈가요?"

"여기 이쪽이 ……."

K씨는 오른쪽 옆머리를 손으로 짚었다. 옆머리 편두통이라면 혹시 담석 때문이 아닐까? 옆머리로는 담(膽)의 경락(經絡)인 족소양담경(足少陽膽經)이 흐르고 있는데 담(膽)에 정기(正氣)가 모자라거나 사기(邪氣)가 넘치면 담(膽) 경락(經絡)에도 영향을 미친다. 그래서 편두통이 있다면 담석이 있는

지 반드시 살펴보아야 한다.

두통은 '두통' 이라는 말 하나로 표현할 수 있는 증상이 아니다. 일례로 앞머리는 주로 감기가 왔을 때 아프고, 앞머리 중에서도 눈썹머리가 아픈 미릉골(眉稜骨)두통은 위(胃)에서 온다. 이는 장부(臟腑)의 경락이 그렇게 지나가기 때문이다. 감기에 걸리면 머리가 아프면서 소화가 안 되는 증상이 나타나는데 이는 폐(肺)의 경락(經絡)인 수태음폐경(手太陰肺經)이 위(胃) 부위에서 시작되는 까닭이다. 이처럼 멀리 있는 장부(臟腑)의 병이 두통으로 나타나는 것은 바로 인체 기혈의 도로(道路), 경락(經絡) 작용에 의해서이다.

체했거나 위경련이 일어나 아플 때는 눈을 못 뜨는 두통이 오고, 뒷머리 통증 즉 후두통(後頭痛)은 방광(膀胱)에서 오며, 뒷머리 중에서도 위쪽 두정부(頭頂部)두통은 신(腎)에서 온다. 그리고 머리 속이 따로 놀면서 골이 흔들리는 듯한 두통은 심(心)이 허해져서 오는 수가 많다.

진통에는 침이 최고다. 침자리 하나 제대로 잡아 침을 놓으면 통증은 깨끗이 사라진다. 어떤 두통이든지 효험을 볼 수 있는 진통 혈자리로는 합곡(合谷)혈을 따를 것이 없다. 손등에서 엄지손가락과 검지손가락 몸통뼈가 만나는 부위인 합곡(合谷)은 손가락을 벌리면 호랑이 입처럼 우묵하게 들어간다.

나는 머리가 아파서 온 사람이건 이가 아파서 온 사람이건,

목 위로 통증이 있으면 합곡(合谷)에 침을 놓아 진통부터 시킨다. 합곡(合谷)에 침을 꽂으면 두통인 사람은 찡그렸던 얼굴이 펴지고 치통인 사람은 턱을 감싸 쥐고 있던 손이 스르르 내려간다.

합곡(合谷)은 그야말로 보물과 같은 혈(穴)이다. 대장(大腸)의 원기(原氣)가 흘러들어 머무는 곳으로 가볍고 맑은 기(氣)는 오르게 하고 진하고 탁한 기(氣)는 내리게 하여 목, 머리, 얼굴의 통증을 가라앉게 하니 침 마취에도 탁월한 자리이다. 또한 합곡(合谷)은 목 위쪽에 생긴 통증 전반을 다스리는 진통 혈이라 이(齒), 귀, 코, 목이 아픈 증상을 싹 없앤다. 보통 양쪽이 아플 때는 양쪽 합곡(合谷)을 쓰고 한쪽이 아플 때는 아픈 반대쪽 합곡(合谷)을 쓴다. 그러니 두통, 치통은 약 찾을 필요도 없이 합곡(合谷)에 침을 놓으면 된다.

나는 K씨가 오른쪽 옆머리를 아파하므로 왼쪽 합곡(合谷)에 침을 꽂았다. 합곡(合谷)에 침을 놓고 5분 정도가 지났을까. 다른 진료대에서 그를 건너다보니 찡그렸던 얼굴이 확 펴져 있었다. 나는 K씨에게 병원에 가 보라고 권했다.

"옆머리 아픈 증상은 담석 때문에 오는 경우가 많으니 일단 병원에 가서 담석이 있는지 없는지, 있다면 어느 정도인지 확인해 보세요. 침으로 당장 두통이 가라앉긴 했지만 두통을 일으킨 근본을 치료하지 않으면 또 통증이 올 거예요."

"병원에 가야 할 만큼 심각한가요?"

그가 놀란 얼굴로 나에게 물었다. 내 말을 잘못 알아들은 모양이었다. 이럴 때 보면 말은 참 하기가 어렵다. 몇 마디로 내 뜻을 그대로 전하기가 어려우니 말이다. 내가 그에게 병원에 가보라고 한 뜻은 병을 확실하게 알고 치료하라는 의미였다.

"나는 당신의 병을 알지만 환자인 당신은 병을 모르잖아요. 오래된 병은 오래 치료를 해야 하는데 환자가 본인의 병을 모르고서야 오랫동안 치료할 수 있겠어요? 눈으로 병을 볼 수 있는 의료장비는 병원에 있으니 병원에 가셔야지요."

일 주일 뒤, K씨는 다시 나를 찾았다. 검사 결과가 담결석으로 나온 것을 확인하고 오는 길이라고 했다.

"병을 알아낸 분이 고쳐 주세요. 척 보고 아셨으니 척 하고 병을 고칠 것 아닙니까?"

두통을 합곡(合谷) 하나로 잠재울 수도 있지만 두통에는 근본이 있으니 근본을 치료해야 한다. 가령 감기로 생긴 두통의 근본은 폐(肺)에 있으니 폐(肺)를 다스려야 한다. 그래서 등에서 폐(肺)의 기가 흘러드는 폐유(肺兪)혈과, 폐(肺)로 침입해 감기를 일으키는 풍사(風邪)를 걷어내고 열을 내리는 작용을 하는 풍문(風門)혈을 주(主)로 해서 쓰고, 배에서 폐(肺)의 경락(經絡)이 시작되는 자리인 중완(中脘)을 배합하여 쓴다.

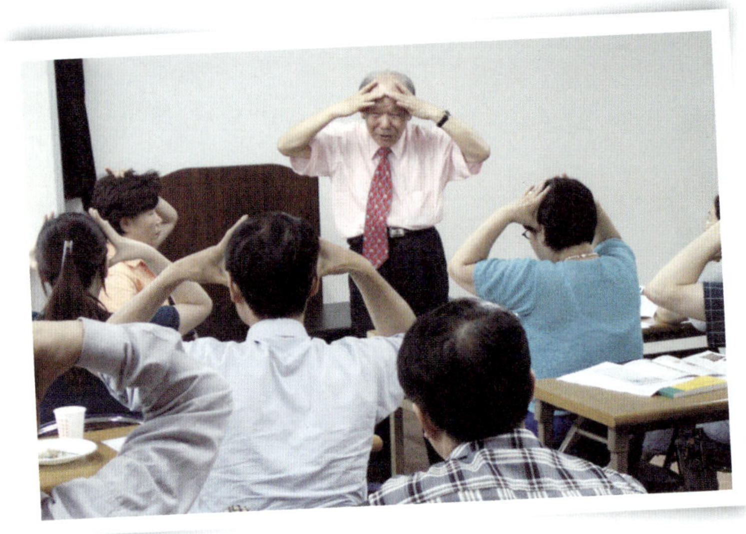

침뜸교육 수강생들에게 혈자리 '백회'를 잡는 요령을 가르쳐 주고 있다.

눈썹머리 통증인 미릉골 두통의 근본은 위(胃)라고 했으니 위(胃)의 기를 내리고 소통시키는 내정(內庭)혈을 쓴다. 위경련이 심할 때는 발바닥에 있으며 내정(內庭)보다 위(胃)의 기(氣)를 끌어내리는 힘이 강한 이내정(裏內庭)혈을 쓰면 위경련이 가라앉는다.

옆머리 편두통은 반드시 옆머리로 흐르는 담(膽)의 경락(經絡)을 치료해야 한다. 바깥 복사뼈 앞쪽 발목에 담(膽)의 원기가 머무는 구허(丘墟)혈, 발등 바깥쪽에 있으며 담(膽)의 기(氣)를 내리고 막힌 담(膽) 경락(經絡)을 소통시키는 임읍(臨泣)혈을 선택한다. 여기에 담(膽)의 경맥(經絡)인 족소양담경(足少陽膽經)에서 얼굴 신경이 시작되는 귀 뒤 아래쪽의 완골(完骨)혈을 배합하면 진통효과가 높다.

후두통에는 백가지 진통제가 무용지물, 침이 아니고는 방법이 없는 셈이다. 뒷머리가 아프면 혈압이 높은 줄 알고 걱정을 하는데, 크게 염려할 필요는 없다. 혈압은 병이 아니고 증상이므로 혈압이 올라가게 만든 근본을 치료하면 혈압이 내려가고 그에 따라 머리 아픈 증상도 당연히 낫는다.

후두통의 근본은 방광(膀胱)이며 이 때에는 아랫배의 방광(膀胱)의 기가 모여드는 중극(中極)혈이 우선이다. 그리고 오행론(五行論)에서 상생(相生)관계인 금생수(金生水)에 따라 천추(天樞)혈을 함께 쓴다. 방광(膀胱)은 수(水)에 해당하고 대장(大腸)은 금(金)에 해당하는데 배꼽 양 옆에 있는 천추(天樞)는 대장(大腸)의 기(氣)가 모여드는 혈(穴)이기 때문이다. 또한 뒷머리뼈 아래쪽 가운데에 있는 천주(天柱)혈, 풍사(風邪)로 생긴 머리의 모든 경련에 쓰는 풍지(風池)혈, 바깥복사뼈 뒤로 곤륜(崑崙)혈, 바깥 복사뼈 아래로 신맥(申脈)혈을 배합하여 사용해 후두통을 다스린다.

윗머리 두통은 신(腎)이 허해서 오는데 이 때에는 윗머리 뒤쪽에 다섯 가지 경락이 만나고 백가지 기운이 모이는 백회(百會)혈만으로도 충분하다. 그러나 더 확실히 근본을 다스리려면 등에서 신(腎)의 기가 흘러드는 신유(腎兪)혈, 다리 안쪽 복사뼈의 뒤쪽 위에 있으면서 신(腎)의 기(氣)를 보해 주는 복류(復溜)혈을 배합해야 한다.

머리 속이 따로 노는 듯 골이 흔들리고 아프면 심(心)이 허한 것이므로 심(心)을 보해주어야 한다. 심장은 생명활동의 중심이니 몸 전체를 보해주는 무극보양뜸을 한다. 이렇게 하면 자연히 두통이 사라진다.

내가 침을 놓아 진통을 시켜주면 사람들은 자기도 모르게 잠이 든다. 이것이 침의 위력이다. 그 자리에서 당장 침뜸이 보여 줄 수 있는 가장 큰 효능은 뭐니뭐니해도 진통 효과다. 진통이 되고 눈을 뜨면 사람들은 신기해한다.

침뜸의 진통효과는 오랜 세월 동안 경험한 사실로 명백하다. 그리고 아직 현대의학이 요구하는 과학적인 방법으로 충분히 해명이 되어 있지는 않지만 서서히 그 베일이 벗겨지고 있는 중이다.

통증은 반드시 나쁜 것만은 아니며 고마워해야 할 측면도 많다. 통증은 몸에 이상이 생겼다는 신호이고 동시에 구조 요청이다. 몸의 어딘가에 이상이 생기면 인체의 자동장치는 정상으로 돌아가기 위해 힘을 쓴다. 이 과정에서 근육이 계속 수축하고 그래서 혈액순환이 순조롭지 못하면 통증을 알리는 물질이 생겨나서 전달신경 말단을 자극하여 아픔이 전해진다. 결국 통증은 인간의 몸에 이상이 생겼음을 알리는 장치이므로 통증이 없으면 인간은 몸의 이상을 알아차릴 수가 없다.

침뜸은 바로 이 구조 요청에 출동하여 혈액 순환을 좋게 하고 진통 물질이 생기도록 부추겨 통증을 진정시키는 응급 수단이다. 그리고 혈액의 흐름을 도와 일시적인 통증만을 진통시키는데 그치지 않고 몸 전체의 균형을 조절하여 인체를 정상으로 되돌아가게 해 준다. 이렇게 간단하고 빠르고 부작용 없고 돈 많이 들지 않는 의술이 침과 뜸 말고 또 어디 있겠는가.

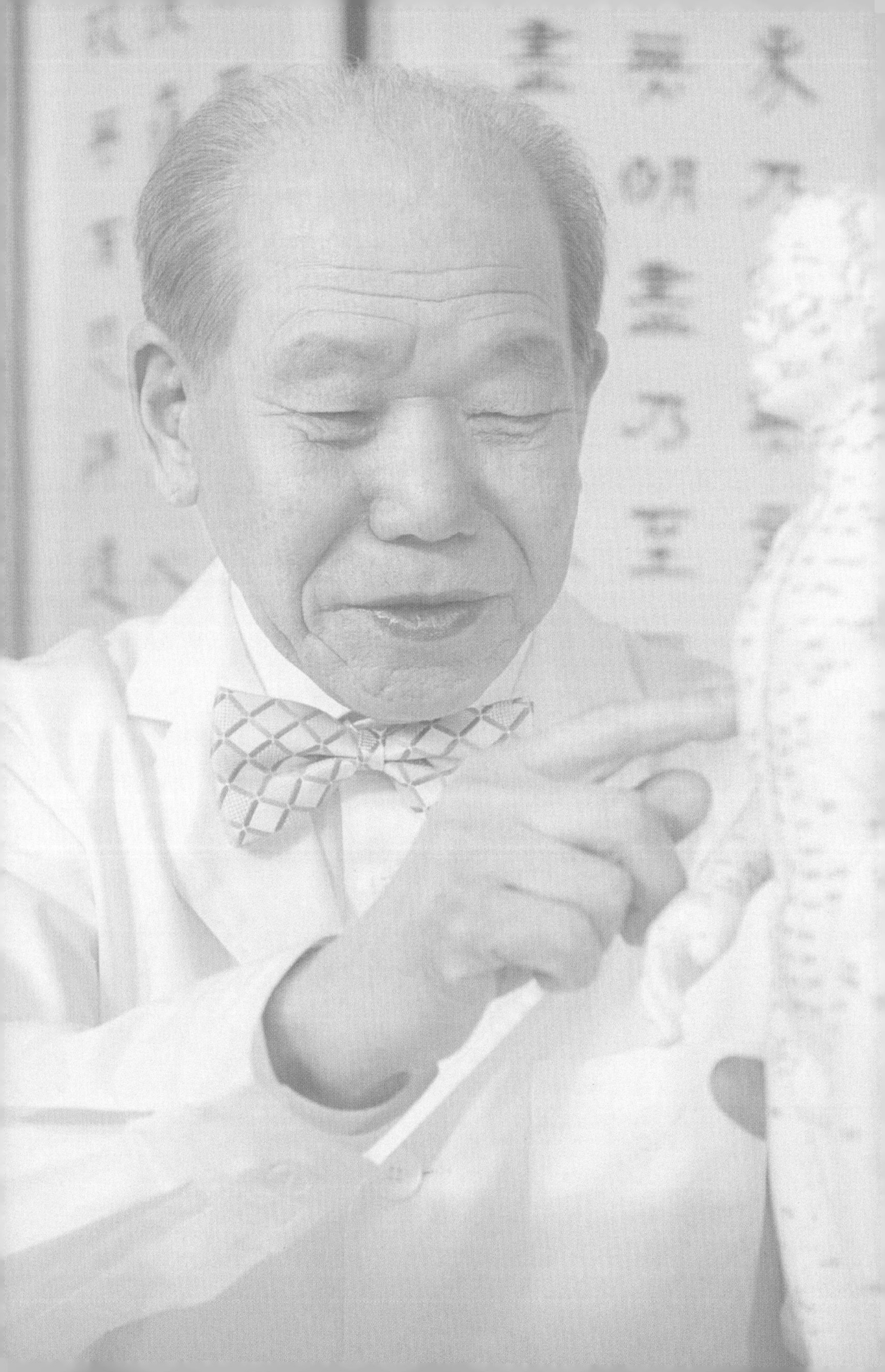

제 2 장

침구사는 이렇게 병을 안다

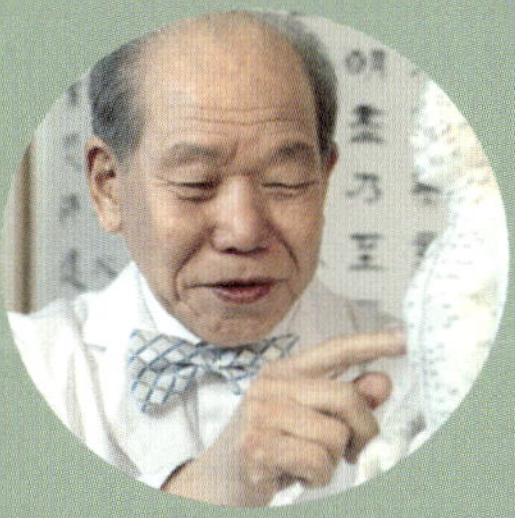

병이란 균형이 무너져서 오는 것.

그러므로 균형이 무너지려는 징조나 무너진 흔적은 어딘가에 나타나기 마련이다.

술자는 바로 그 징조나 흔적에서 병을 읽는다.

1. 침구사는 이렇게 병을 안다

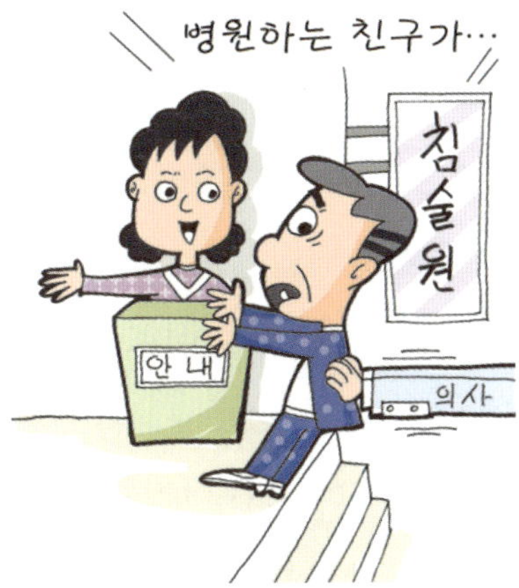

"의사 친구한테 등 떠밀려서 왔어요."

사업가인 J씨는 내게 오게 된 연유를 이렇게 설명했다. 혹시 내가 잘 아는 의사인가 싶어 물어 보았으나 처음 들어 보는 이름이었다.

"그 의사, 어떤 분인지 참 양심적이네요."

내 말이 잘 이해가 안 되는지 그는 조금 어설프게 웃었다. 내 말은 의사가 환자를 침술원으로 보낸 것은 의사가 환자에게 쓸 수 있는 방법은 다 써 보았으며 자신에게는 더 이상의 방법이 없음을 솔직하게 털어놓은 것이나 마찬가지라는 뜻이었다. 침구술을 팔다리 삔 데나 써먹는 저급한 의술이나 물리치료 수준으로밖에 여기지 않는 보통 의사들의 분위기로 볼 때, 환자를 의사 본인과 개인적으로 친분이 없는 침구사에게 보낸 일은 의외가 아닐 수 없었다.

J씨는 그 의사가 서울 모(某) 병원에 있는 자기 친구인데, 신경과 최고 전문의라고 덧붙이며 자초지종을 털어놓았다.

"글쎄요. 그 친구가 이것저것 검사를 다하고 나서는 아무 이상이 없다는 겁니다. 정말 미치겠더라고요. 나는 머리가 아파 죽겠는데 이상이 없다니 말이 됩니까?

그래서 그 의사 친구한테 이런 엉터리가 어디 있느냐고 막 따졌죠. 오래 전부터 가끔씩 머리가 아팠고 한 번 두통이 생기면 이만저만 심한 게 아니었거든요. 그런데 날을 잡아 종합 검진을 해도 이상이 없다고 하고, 두통이 일어났을 때 다시 검사를 해보자고 해서 이번에 검사를 했는데도 이상이 없다니……. 이게 어떻게 된 거냐, 이 말이죠.

내가 항의를 하니까 그 친구 한참 동안 생각을 하더니 아무도 없는 곳으로 나를 살짝 부르더군요. 그러면서 명성이 자자한 침술원이 있는데 그리 가보는 게 좋겠다지 뭡니까. 나, 원, 참! 뚱딴지같이 침은 또 뭐야 하고 소리를 질렀더니 그 친구가 뭐라고 했는지 아십니까?"

J씨는 자기 목소리가 크게 높아진 걸 느꼈는지 소리를 낮추고는 말을 이었다.

"난데없는 말에 기가 막힌 내가 목소리를 높이니까 그 친구는 소리를 낮추라는 손짓을 하더니, 내가 너랑 아주 친하니

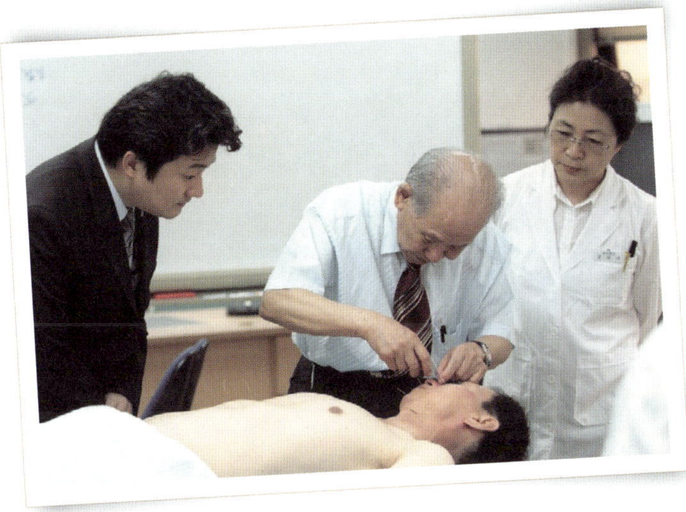

MBC 이상호 가자가 침 시술하는 모습을 보고 있다. 기자는 민족의학인 침구학을 직접 배우면서 느끼고 깨달은 점을 침뜸 취재일기를 통해 전하고 있다.

까 해 주는 말이라는 거예요. 그런 사이가 아니면 어떻게 의사가 나는 모르겠으니 침술원에 가서 병을 고쳐라, 그럴 수가 있느냐고 하면서요. 이번 기회에 있는 병 모두 싹 고치고 오라고 내 등을 떠밀어서 이렇게 찾아 뵙게 되었습니다."

나는 J씨의 친구라는 그 의사가 궁금했다. 그 의사는 어떻게 나를 아는 것일까. 만난 적이 없으니 신문이나 잡지 등에 나온 내 기사를 본 것이리라. 그런데 대체 어떤 믿음을 가지고 나에게 J씨를 보낸 것일까? 어쩌면 침뜸에 대한 믿음이 있어서 그런 것이 아닐지도 몰랐다. 그 의사는 환자에게서 어떤 이상이 발견되지 않아 특별히 병이라 할 만한 것이 없다고 판단했기 때문에 큰 부담 없이 심리적인 위안 삼아 J씨를 나에게 보냈는지도 몰랐다.

나는 J씨에게 겉옷을 벗고 진료대에 눕게 했다. 그 순간 나는 정씨의 병이 무엇인지 알아챘다. 나는 곧바로 맥을 짚으면서 그에게 물었다.

"왼쪽 귀 뒤가 아픈 적 없었어요? 틀림없이 있었을 텐데 잘 기억해보세요."

그가 기억을 더듬는 사이에 내가 다시 물었다.

"입에 경련이 일어나고 왼쪽으로 약간 돌아갔던 적이 있으시죠?"

누워서 천장을 바라보던 그가 고개를 번쩍 들고 나를 쳐다보았다.

"아니, 그걸 어떻게… 그걸 어떻게 아세요? 오래 전 일인데!"

그의 병은 중풍이었다. 한 차례 아주 가볍게 와서 본인은 거의 느끼지 못했겠지만 틀림없는 중풍이었다. 내 눈에는 그의 몸은 왼쪽이 오른쪽에 비해 힘이 없었고 그래서 어딘가 균형이 깨진 것이 보였다. 사람들 눈에는 이상이 없어 보일 만큼 경미하고 환자 본인이 깨닫지 못할 만큼 미세한 차이였지만 정밀 검사를 한다면 오른쪽에 비해 왼쪽이 약하다는 사실이 드러날 터였다. J씨는 몸 왼쪽이 오른쪽보다 약해지고 있다는 내 설명을 듣고는, 자기도 몸 한쪽이 어딘가 이상하다는 느낌이 들기는 했었다고 답했다.

치료를 마치고 나자 그는 머리가 가벼워 날아갈 것 같다며 좋아하였다. 좋아하는 그에게 나는 당부했다.

"앞으로 관리를 잘 해야 합니다. 관리를 잘못하면 다시 중풍을 맞을 수 있는데 두 번째 찾아오는 중풍부터는 아주 위험합니다. 두 번째 중풍이 오면 그때는 반신불수가 되고 세 번째 맞으면 대소변을 받아내야 하는 지경이 됩니다."

겁을 잔뜩 집어먹은 환자가 내 손을 덥석 잡았다.

"병원에서도 못 찾아낸 제 병을 찾아냈으니 이제부터 제 목숨은 선생님 손에 달렸습니다. 책임지고 저를 고쳐 주셔야 합니다."

병명도 알았고 고칠 방법까지 알았다며 좋아하면서 진료실 문턱을 넘던 J씨가 갑자기 되돌아와 물었다.

"그런데 제 친구는, 병원에서는 왜 못 알아낸 겁니까? 선생님은 단박에 알아 차렸는데도요."

J씨의 말대로 병원에서는 중풍이 한 번 지나간 것을 알지 못했다. 최신식 첨단 장비로 몸 속을 샅샅이 헤쳐 보고도 J씨의 두통의 원인을 찾아내지 못했고 한 차례 쓸고 간 중풍의 흔적을 찾지 못했다.

반면 나는 한순간에 J씨의 병을 보았다. 최신 진단 장비가

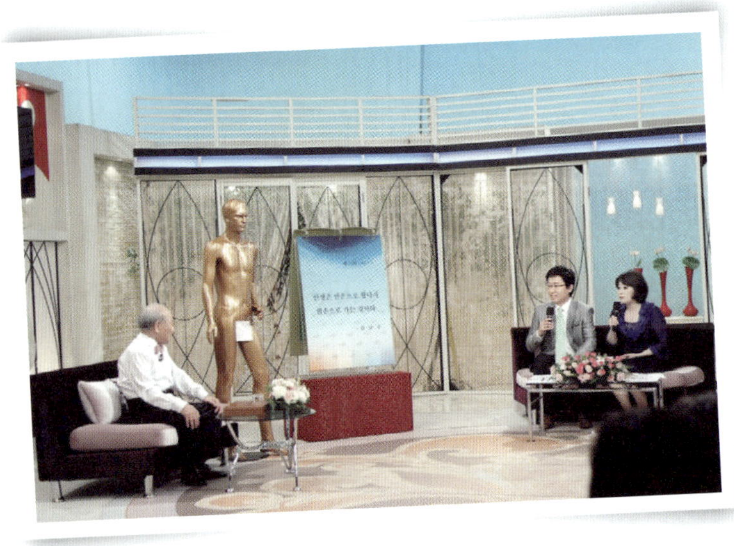

KBS TV 〈아침마당〉 출연모습

아닌 술자(術者)의 감각으로 나는 병을 찾아냈다. 제아무리 첨단 기계라 해도 인간에게는 기계가 흉내 내지도 따라오지도 못하는 구석이 있다.

나는 중풍을 한번 가볍게 맞은 사람을 한눈에 알 수 있다. 중풍은 몸의 반(半)이 고장나는 병이다. 그래서 한번 가볍게 왔다 하더라도 중풍을 맞은 사람은 반드시 어느 한 쪽이 무력해지게 된다.

이런 사실을 알고 주의 깊게 살펴보면 아주 조그만 차이라 해도 알 수 있다. 이마의 주름살 한 쪽이 더 처져 있을 수도 있고 눈 한쪽이 약간 덜 감기거나 조금 덜 떠질 수도 있다. 말을 하거나 음식을 씹을 때 입이 미세하게 한 쪽으로 치우칠 수도 있고 얼굴이나 몸 한쪽의 감각이 다른 쪽에 비해 무디거나 힘이 없게 느껴질 수도 있다.

의심은 가지만 확실하지는 않다면 혀를 입 밖으로 빼 보게 하면 된다. 중풍을 맞은 사람은 혀가 한쪽으로 쏠리게 되어 있다.

병원에서 갖은 검사를 해도 알아내지 못한 병을 단번에 알아내는 까닭에 사람들은 내가 특별한 능력이나 가진 것처럼 여긴다. 그러나 이런 능력은 훈련만 열심히 하면 누구나 터득할 수 있다. 어느 누구나 훈련을 하고 경험을 쌓으면 기계로 몸 안을 들여다보지 않아도 병을 알 수 있다. 그저 환자를 바라보고(망진-望診), 듣고 냄새 맡으며(문진-聞診), 물어보고(문진-問診), 만져보는(절진-切診) 등의 사진(四診)만으로도 병을 알 수 있다. 이는 우리 몸이 구석구석 서로 연결되어 있고 서로 영향을 주고받기 때문이다. 그러하니 몸에 나있는 잔털 하나도, 흘리는 땀 한 방울도 다 그만한 이유가 있다.

평생을 환자를 보고 환자의 몸과 안색을 살피며 살아온 내 눈에는 사람들의 병이 보인다. 나는 길거리를 가도 지나치는 사람들 속에서 병을 본다. 얼굴에 푸른빛이 도는 저 사람은 간(肝)에 탈이 났겠구나. 얼굴이 불그스레한 저 이는 심장(心臟)에 탈이 있는 게로구나. 어깨가 올라갔다 내려갔다 하며 숨을 쉬니 천식이 오래 되었고, 손등에 엄지와 검지 사이의 살이 쑥 들어간걸 보니 목뼈를 심하게 다쳐서 고생을 하고 있구나. 등뼈 맨 위 부위에 살이 많고 툭 튀어나온 저 사람은 중풍이 올 확률이 높으니 조심해야 할 텐데.

병이란 균형이 무너져서 오는 것. 그러므로 균형이 무너지려는 징조나 무너진 흔적은 어딘가에 나타나기 마련이다. 술자는 바로 그 징조나 흔적에서 병을 읽는다.

그런데 환자의 몸이 보여 주는 흔적만큼 중요한 단서가 있으니 바로 환자의 말과 행동이다. 환자가 대수롭지 않게 하는 말과 습관적으로 하는 행동 가운데에는 병을 확인할 수 있는 결정적 증거가 들어있을 뿐 아니라 병이 온 과정과 증상이 처음 나타난 시기를 추론할 수 있는 실마리가 들어 있다.

2000년 9월 금산인삼축제 기간 중에 있었던 일이다. 침뜸 무료 진료를 위한 대규모 〈뜸사랑〉 봉사단이 금산에 도착하자 금산군수와 금산군 보건소장이 감사 인사를 하러 왔다. 금산군수와 보건소장과 함께 차를 마시며 이야기를 나누다 나는 군수의 병을 알아차렸다.

"군수님, 다리 아프시지요?"

"아니 그걸 어떻게 …."

이야기를 나누는 내내 금산군수는 다리를 가만히 두지 못하고 자꾸 자세를 고쳐 앉았고 의자 팔걸이에 허리를 비스듬히 기대고 있었다. 허리와 다리가 불편하지 않다면 그럴 리가 없었고 나는 확인을 하기 위해 물어 보았을 뿐이다.

나는 환자가 오면 농담을 하면서 긴장을 풀어 주려 애쓴다. 그래야 사소하지만 중요한 이야기를 풀어놓고 은밀한 이야기를 털어놓으며 내게 이것저것 물어 보며 자신의 사생활을 드러내는 까닭이다.

예를 하나 더 들어 보자. 고혈압은 원인을 알아야 완전히 잡을 수 있다. 모든 병에 원인이 중요하지만 고혈압에 특히 원인이 중요한 것은 고혈압은 병이 아니라 증상이라서 그렇다. 고혈압은 오장(五臟)의 이상이 원인이다. 심장(心臟)에 이상이 있어 혈압이 높아질 수도 있고 간(肝)의 탈로 혈압이 높아질 수도 있으며 비(脾)의 병으로 고혈압이 올 수도 있고 신장(腎臟)의 질환으로 고혈압이 유발될 수도 있다. 다만 폐(肺)의 탈이나 병으로 고혈압이 유발되는 경우는 극히 드물다.

그러니 고혈압을 치료하려면 반드시 원인이 되는 장부(臟腑)를 알아야 한다. 탈이 난 장부(臟腑)는 환자의 몸과 안색 등을 눈으로 보는 망진(望診)에 의해서도 알아낼 수 있지만 망진(望診)으로 알아낸 바를 확인하려면 반드시 문진(問診)의 과정을 거쳐야 한다. 그리고 때에 따라서는 망진(望診)으로 결정적인 단서를 얻어내기 어려운 경우도 있다.

그래서 나는 환자가 혈압이 높다고 하면 당뇨나 심장병, 간염 등을 앓고 있는지 묻는다. 당뇨가 있다면 비(脾)의 이상으로 고혈압이 유발된 것일 터이고, 심장에 병이 있다면 고혈압의 원인이 심장(心臟)일 터. 간염, 간경화, 지방간과 같이 간에 이상이 있는 사람의 고혈압은 간(肝)이 원인이고 신장(腎臟)이 나쁘거나 탈이 있다면 그 이의 고혈압의 원인은 신장(腎臟)이다.

사람들은 내가 병을 알아내는 비법(秘法)을 가지고 있으면서 털어놓지 않는 것으로 오해하는데 비법 같은 것은 없다. 옛날부터 전해 내려오는 의서(醫書)에 나와 있는 병증(病症)을 판단하는 방법을 완전히 내 것이 되게 익힌 바탕 위에 임상 경험이 쌓이면서 남보다 빨리, 그리고 정확하게 병을 찾아낼 수 있게 된 것뿐이다. 세상에 왕도란 없다. 좋은 술자가 되는 길에도 왕도는 없다. 만일 있다면 초심을 잃지 않는 마음가짐과, 기본과 원칙을 지키려는 굳은 의지뿐이다.

2. 침뜸 비웃다가 "아이구 선상님!!"

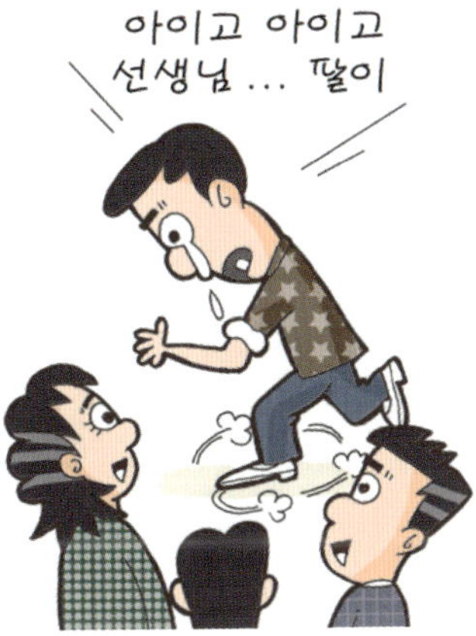

전쟁 와중에 1년 반 동안 노무사단 의무대에서 일할 때도 그랬지만, 전쟁이 끝나고 서울에 자리를 잡았을 때도 나는 인기가 좋았다. 침놓는 의원이 흔치 않아서이기도 했던 데다가 게으름 피우지 않고 돌봐 주니 사람들이 아주 좋아했다. 그런데 가끔은 빈정거리며 시비를 거는 이가 있어 재미있는 일이 벌어지기도 했다.

전쟁 뒤 어수선하던 무렵에 나는 주로 왕진을 다녔다. 한 곳에 가면 대개 그 동네 사람들이 모여들어 그 자리에 하루 종일 있게 되곤 했다. 특히 고려대학교 앞 개천가의 제기동은 갈 때마다 사람들이 사오십 명씩 모이곤 했는데, 어느 날은 한 중년 남자가 무리 속에서 나 들으라는 듯 목소리를 키우며 야물거렸다.

"침 가지고 병이 났는지 봤어야 믿지!"

난데없는 큰 소리에 고개를 들어보니 한 사내가 고래고래 소리를 지르고 있었다.

병색이 완연한 얼굴이었다. 침 놓는 의원이 왔다는 소식을 듣고 오기는 왔지만 미덥지도 않고 그냥 가자니 아쉽고 해서 망설이다가 괜히 부아가 나서 하는 말인 듯 싶었다. 사내는 당장 시비라도 걸 태세였지만 속마음은 그렇지 않을 터였다. 나는 못 들은 척 대꾸하지 않았다.

"여보슈, 침 놓는 양반! 침 몇 개 꽂는다고 병이 다 나으면 세상에 아픈 사람 없겠네!"

완전히 시비조였다. 그러나 악의에 찬 말투는 아니었고 자신의 병이 침으로 나을 수 있는지 확인하고 싶은 마음을 드러내고 있었다. 나는 사내의 심중을 충분히 헤아렸으나 짐짓 모르는 체하고 이렇게 물었다.

"침으로 당신 팔을 못 쓰게 할 수 있는데. 그렇게 하면 침을 믿겠어요?"

잠시 망설이던 사내가 피식 웃으며 대답했다.

"에이, 그런 게 어디 있어. 그런 재주가 있다면 어디 한 번 해보슈."

"정말이지요? 다시는 팔을 못 쓰게 될 텐데 그래도 내 탓 안 할 자신 있지요?"

"두말하면 잔소리지. 하지만 당신 말대로 안 되면 엉터리 침쟁이 노릇한 것, 열 배로 갚아줄 테니 그리 아시오."

더 이상 물러설 데가 없었다. 영영 당신은 팔을 쓰지 못하게 될 것인데 그래도 괜찮느냐고 겁을 줘도 물러서지 않으니 나도 도리가 없었다. 졸지에 구경거리를 만난 사람들의 호기심 어린 시선을 느끼며 나는 침통에서 천천히 침을 골랐다. 손에 잡은 침을 보여 주며 사내에게 "정말 내 탓 안 할 거지요?" 하고 다시 다짐을 받았다. 사내의 눈에 긴장하는 빛이 스쳤지만 이미 엎질러진 물이었다.

내가 그의 왼팔을 잡아끌고 팔꿈치 바깥쪽에 손을 대자, 그는 불안한 눈빛으로 내 손을 쳐다보더니 다시 사람들을 돌아보며 피식 웃어 보였다. 나는 팔꿈치 바깥쪽의 곡지(曲池)혈에 침을 꽂고 살살 비볐다. 곡지(曲池)에 침을 놓고 살살 비비면 빼근하게 아파 온다. 나는 침을 살살 비비며 그의 얼굴을 쳐다봤다.

"아이고, 아이고!"

잠시 참아보려고 애를 쓰던 그의 입에서 비명이 터져 나왔다. 나는 최면술을 걸듯이 말했다.

"쯧쯧, 이제 영영 팔 못 쓰게 되었네."

아픈 왼팔을 감싸 쥐고 쩔쩔매던 사내는 정말 팔을 펴지 못했다. 구경꾼들은 모두 입을 다물지 못했고 사내는 새파랗게 질리며 당황해했다. 곡지(曲池)에 침을 아프게 놓으면 뻐근해져 잠시 동안 팔을 펴지 못하는데 사내는 그 정도가 아니었다.

"이제 침 무서운 줄 알았지요? 침을 함부로 여기면 큰일 나는 겁니다."

이때다 싶어 나는 사람들에게 침에 대해 설명해 주었다.

"침 하면 발 삔 데나 맞는 거라고 쉽게 생각하는 사람들이 많아요. 아니면 무슨 신령님이 부리는 도술처럼 기묘하고 신비하다고 믿지요. 그런 사람들은 모두 침을 제대로 모르는 겁니다. 침은 누구나 놓을 수 있지만 몸으로 익히지 않으면 할 수 없는 의술이에요. 그래서 침술이라고 부르잖아요.

침(鍼)은 약(藥)하고는 다릅니다. 침은 술(術)이지만 약은 술(術)이 아니에요. 침술이라고는 해도 약술이라고는 하지 않죠? 침은 약보다 먼접니다. 일침 이뜸 삼약(一鍼 二灸 三藥)이란 말 들어보셨을 테니 잘 아실 겁니다.".

말을 하다 말고 나는 아직도 왼팔을 펴지 못하고 초조하게 곁눈질을 하고 있는 그의 오른팔을 잡았다. "내가 아픈 팔을 다시 풀어주겠습니다" 하고 말하자 그는 왼팔을 내놓으려고 몸을 돌렸다. 그러나 나는 아픈 팔의 반대쪽인 오른팔 곡지(曲池)에 침을 놓고 유침시켰다. 사람들의 시선이 침을 놓은 오른팔에서 아픈 왼팔로 옮겨갔다.

"아이고, 아이고. 선상님."

펴지 못하던 팔을 조금씩 펴면서 그가 거듭 소리쳤다. 그러면서 머리를 숙여 내게 연신 절을 해댔다. 구경꾼들이 한꺼번에 웃음을 터뜨렸다. 우악스럽게 말하며 나서던 사람이 갑자기 납신대며 수그리자 구경꾼들이 한마디씩 거들었다.

"그 사람 되게 시껍하네."

"거 참, 신기한 일일세."

"말 한 번 잘못 했다 된통 혼났군."

사실 곡지(曲池)에 침을 놓는 것만으로 팔을 영영 쓰지 못하게 만들 수는 없다. 다만 그 혈에 침을 세게 놓으면 팔이 뻐근하고 마비된 듯 아파서 잠시 팔을 펴지 못할 뿐이다.

그런데도 사내가 팔을 전혀 움직이지 못했던 것은 최면에 걸렸기 때문이다. 자신도 모르게 '팔을 움직이지 못하게 할 수 있는 의원이면 내 병도 고쳐줄 수 있겠다' 는 바람이 작용해 팔을 전혀 움직일 수 없었던 것이다.

오랜 병에 지칠 대로 지친 사내는 자기의 병이 침으로 나을 수 있는지 확인해 보고 싶었고 그래서 "야, 이 엉터리 침쟁이야" 하고 소리 질러댔을 터였다. 허나 속으로는 "선생님, 제발 저 좀 고쳐 주세요" 하고 호소했을 것이다.

사실 나는 이미 사내의 마음을 알고 있었다. 의사 앞에서 괴팍하게 구는 환자일수록 병을 고치고 싶어 하는 마음이 간절하다. 의사가 조금이라도 믿음을 줄 수 있는 행동을 보여

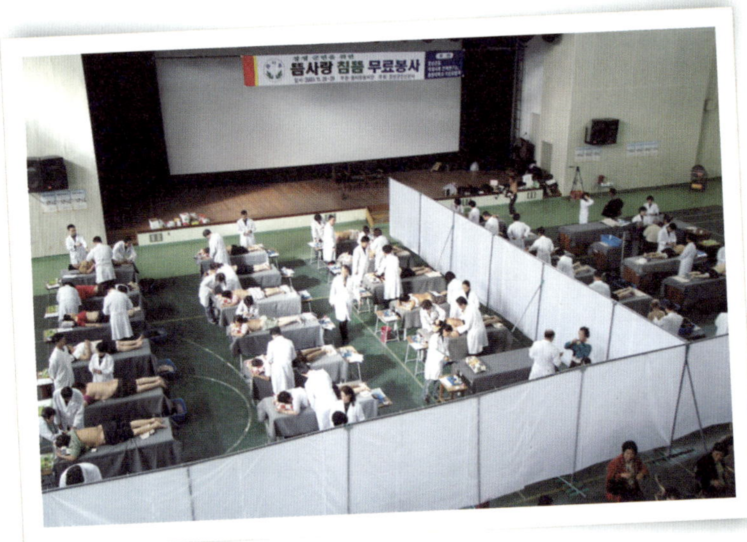

전남 장성에서 군민들을 대상으로 펼친 대규모 침뜸 봉사.
이틀간의 짧은 시간동안 65세 이상 어르신 총 530여명이 무료 침뜸을 받았다.
장성읍 오동촌에서 왔다는 문할머니는 머리가 아파 몇 십년을 고생해 왔고 지금껏 병원에 가서 약을 타먹고 있지만 진전이 없었는데 이틀동안 침뜸을 받고 머리가 개운해 졌다고 한다. 침뜸이 이렇게 좋은 줄 몰랐다며 만나는 사람마다 고맙다며 인사를 했다.
첫날 치료를 받고 간 노인들은 다음날 다른 노인들을 데리고 또 들렀다.

준다면 의사의 말을 전적으로 믿고 따를 사람들이다. 사실, 의사와 그 치료법을 전혀 믿지 못했다면 환자는 찾아오지도 않았을 것이다.

그 일이 있고 난 뒤, 그 동네 사람들은 시도 때도 없이 나를 불러댔다. 병원 응급실이 없던 시절이니 침 놓는 의원이 응급환자를 보아야 했다. 한밤중이라도 환자가 있다고 하면 안 갈 수 없었다. 그래서 죽는 사람도 많이 보고 항상 불안하게 지냈다. 집안일을 뒤로 미루어 놓을 수밖에 없었으니 환자를 위해 자신을 희생한다는 각오가 서지 않으면 할 수 없는 일이 계속되었다.

그런 가운데 나는 환자들로부터 많은 걸 배우고 있었다. 환자는 나에게 선생님이었다. 의술은 환자가 있기 때문에 필요한 것이지만 또한 환자가 있기 때문에 의술은 발전하는 것 아닌가.

제기동에 가면 늘 만난 시각장애인 김씨는 나에게 각별한 선생님이었다. 오십 줄에 들어서 녹내장으로 맹인이 된 김씨는 처음에 몇 번인가는 와서 가만히 앉아있기만 했다. 그런데 어느 날 그가 조심스럽게 "혹시, 저 같은 사람도 치료가 될 수 있을까요?" 하고 물으며 다가왔다.

"처음에는 물체가 안개에 쌓인 것처럼 보이기도 하고 전등불을 보면 무지개가 나타나고 하더니 점점 보이지 않더라고요. 이러다 영영 보지 못하게 되는 건지 그걸 알고 싶어요."

그런 증상이라면 청맹관, 즉 만성 녹내장일 터였다. 나는 그가 만성 녹내장으로 시력을 잃고 말았음을 알았다. 나는 뜸을 오랫동안 뜨면 청맹관을 고칠 수 있다는 치료 사례가 여러 의서(醫書)에 나와 있음을 김씨에게 알려 주면서 치료해 보자고 했다.

김씨와 나는 그 날부터 뜸치료를 시작했다. 효과를 높이기 위해 침 치료를 곁들였는데 그러다 놀라운 사실을 발견하게 되었다.

어느 날 발등에 있는 태충(太衝)혈에 침을 놓자 김씨가 눈에 푸른 색 기운이 돈다고 했다. 눈을 지배하는 장기(臟器)가 간(肝)인지라, 간을 돕기 위해 간장의 원기가 머무는 태충에 침을 놓았던 것. 나는 간경(족궐음간경-足厥陰肝經)의 원혈(原穴)인 태충(太衝)에 침을 꽂아 푸른 색이 나타났다면, 경혈(經穴)에 따라 관계가 있는 오장(五臟)의 색이 나타날 것이라는 데에 생각이 미쳤다. 그래서 이번에는 심경(수소음심경-手少陰心經)의 원혈(原穴)인 신문(神門)혈에 침을 꽂고는 붉은 색이 나타나느냐고 물었다.

"네. 붉은 기가 보였어요."

그가 약간 흥분한 말투로 대답했다.

나는 오장(五臟)을 잇는 각 경락(經絡)의 원혈(原穴)에 신속하게 침을 놓았다. 김씨는 폐경(수태음폐경-手太陰肺經)의 원혈(原穴)인 태연(太淵)혈에 침을 꽂으면 흰색이 보인다고 답했고 비경(족태음비경-足太陰脾經)의 원혈(原穴)인 태백(太白)혈에서는 누런 색이 나타났다고 답했다. 그런데 내가 신경(족소음신경-足少陰腎經)의 태계(太谿)혈에 침을 놓고 무슨 색이 나타나느냐고 물었을 때였다.

"아! 이젠 아무 색도 안 나타나는데요!"

기대에 부풀었던 목소리가 대번에 꺾이며 김씨가 대답했다.

"침뜸의학에서 신(腎)은 검은 색입니다. 눈이 보이지 않으니 세상이 온통 검을 텐데 또 검은 색이 나타나겠어요?"

내가 농담을 섞어 설명해주자 그는 슬그머니 웃었다.

김씨를 통해 내가 다시 배운 것은 침구멍, 다시 말해 경혈(經穴)이 분명히 존재하며 경락(經絡)이 작용하고 있다는 사실이었다. 아직 과학적으로 완전히 증명되지는 않았지만 보이지 않는다고 해서 존재하지 않는 것은 아니지 않는가. 침과 뜸을 배우고 수십 년 만에 경락과 경혈이 인체 곳곳을 연결하고 있음을 다시 한 번 체득하게 된 경험이었다.

3. 병이 보인다, 침자리가 보인다

1969년 가을, 서울 후암동. 귀금속계의 대부라고 할 만한 K씨가 쓰러졌다. 전쟁 통에 단신으로 월남한 K씨는 자수성가한 인물. 주변 사람들에게 너그럽고 후했던 까닭에 K씨가 쓰러졌다는 소식이 퍼지자 그에게 은혜를 입었던 500여 명의 후배 상인들이 발 벗고 나서서 용하다는 의사와 약을 총동원하고 있었다. 나도 그 틈에 끼어 그가 쓰러진 날 밤에 불려갔다.

급하게 나를 데리러 온 사람과 함께 그 집에 도착했을 때는 늦은 밤이었다. 집에 있던 사람들은 서둘러 나를 환자가 누워 있는 방으로 안내했다. 그러나 나는 방문 앞에서 걸음을 멈췄다. 누군가가 방문을 열어주었지만 나는 방으로 들어가지 않고 그 자리에 서서 방 안에 누워 있는 그를 멀찍이 두고 보았다.

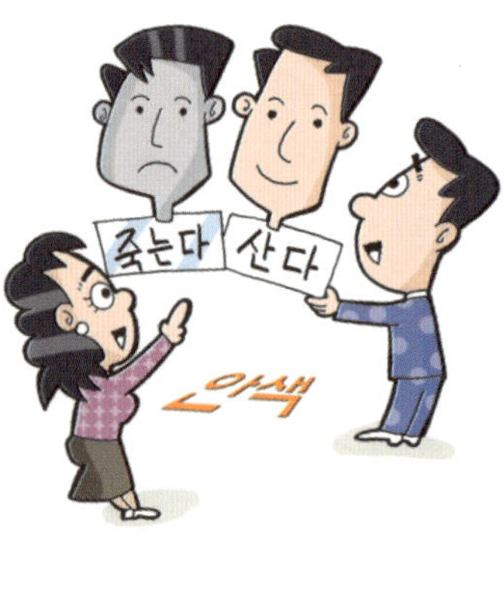

우아하고 깨끗한 방이었다.

방안에 놓여 있는 가구며 장식품도 세련되어 보였다. 나는 방 아랫목에 누워있는 K씨를 지긋이 쳐다보았다. K씨는 정신을 잃은 채 계속 딸꾹질을 했다. 환갑이 가깝다는 K씨에 비하면 상당히 젊어 보이는 부인이 그의 옆에 앉아 있다가 나를 보고 일어섰다. 그런데 내가 방으로 들어서지 않고 계속 문 앞에 서 있자 표정이 어두워져서 물었다.

"뭐가 잘못 됐나요? 왜 안 들어오시고……."

"아, 아닙니다. 급히 오느라 숨이 좀 거칠어져서 가라앉히려는 겁니다. 아무리 의식을 잃은 환자지만 주변의 움직임은 다 느끼거든요. 그러니까 호흡을 가다듬고 맥을 안정시킨 다음에 환자에게 다가가는 게 좋습니다. 그래야 환자의 상태도 정확하게 살필 수 있고요."

부인은 머리를 끄덕이며 옆으로 비켜섰다. 부인에게 말은 하지 않았지만, 사실 나는 나름대로 환자가 죽을병인지 아닌지를 먼저 살피고 있었다.

조금 떨어진 거리에서 보면 환자의 얼굴색이 잘 보인다. 얼굴에 광택이 있는지도 가까이서 볼 때보다 좀 멀리서 볼 때 더 잘 보인다. 안색은 환자의 상태, 다시 말해 병의 깊고 얕음을 판단할 수 있는 매우 중요한 자료이자 척도이다.

황제내경의 「소문(素問)-오장생성편(五臟生成篇)」에서는 안색에 대해 이렇게 이르고 있다.

"얼굴이 왕골풀 같이 푸르면 죽을병이나 물총새 날개와 같다면 산다. 얼굴이 탱자와 같이 누렇게 되면 죽을병이나 게의 배와 같다면 산다. 얼굴색이 그을음같이 까맣게 되면 죽을병이나 까마귀 날개와 같다면 산다. 얼굴색이 코피와 같이 붉은 색이면 죽을병이나 닭의 벼슬과 같다면 산다. 얼굴색이 백골처럼 하얗게 되면 죽을병이나 돼지의 지방과 같다면 산다."

어찌됐든 얼굴에 나타난 색에 광택이 없다면 병이 아주 깊어진 것이니 돌이킬 가망이 없다는 뜻이다.

예로부터 명의(名醫)는 죽을병을 잘 안다고 했다. 그리고 술자는 신이 아니니 이미 명(命)이 다했으면, 참으로 안타깝지만 어찌 할 도리가 없다. 나는 환자가 혼수상태이면서도 딸꾹질을 계속하고 있어 쉽지 않음을 느꼈다. 멀쩡한 사람도 딸꾹질을 사흘만 계속하면 죽는다는 말이 있다. K씨의 얼굴은 해쓱하고 창백했으며 푸른 기가 돌면서 광택도 거의 없었다.

"환자가 왜 쓰러지게 되었는지 혹시 집히는 게 있으세요?"

부인에게 물었다. 부인은 너무 갑작스런 일이라 잘 모르겠다고 했다. 평소 혈압이 높은 편이기는 했으나 건강했고 혈압으로 쓰러질 만큼 충격을 받은 일도 없었다고 덧붙였다.

나는 방안으로 들어갔다. 그동안 방 밖에 서서 망진(望診)한 바로는 음혈(陰血)이 고갈된 것이 분명했다. 얼굴 색이 사색에 가까워져 있고 입을 벌리고 딸꾹질을 하는 양태로 보아 거의 틀림없었다. 나는 환자 옆으로 다가가 팔다리를 만져보았다. 짐작대로 팔다리가 힘없이 늘어지고 싸늘했다. 그렇다! 그가 쓰러지게 된 것은 아침에 발생한 어떤 사건 때문임이 분명했다. 나는 부인에게 다시 물었다.

"환자가 쓰러지기 전, 아침에 별일 없었습니까?"

부인은 잠시 생각하더니 머리를 저었다. 그녀는 내가 묻는 뜻을 제대로 이해하지 못한 것 같았다. 나는 환자의 맥을 짚으면서 따라들어 온 사람들은 내보내고 부인만 남게 했다.

지인들이 모두 방을 나가자 나는 다시 맥을 짚었다. 환자의 기구맥(氣口脈)이 느리고 약했다. 신장계통의 반응이 나타나는 왼쪽 척(尺) 부위의 맥이 작고 잠겨 있었다. 망진하여 짚어낸 그대로였다. 신(腎)의 음혈(陰血)이 마르고 정기(精氣)도 소진되어 있었다. 이번에는 부인에게 단도직입적으로 물었다.

"아침에 방사(房事)가 지나치셨군요?"

잠시 얼떨떨한 표정을 짓던 부인이 얼굴을 살짝 붉혔다. 곧바로 나는 환자의 다리가 보일 만큼 이불을 걷어 올렸다. 그리고 환자의 다리 앞쪽 넓은 정강이뼈를 노크하듯 손으로 두드렸다. 석회동굴의 속이 약간 빈 돌 고드름을 두드리는 듯한 소리가 났다.

"들으셨죠. 방사가 지나쳐 정액이 바닥났을 때 정강이뼈를 두드리면 이렇게 뼈 속이 빈 소리가 납니다. 이 정강이뼈 속에 음정(陰精)이 고이거든요.”

부인이 의아한 표정으로 물었다.

“그럼, 방사 때문에 쓰러지게 됐다는 말씀이세요?”

“네. 요사이 환자가 성을 잘 내고 성욕을 강하게 드러냈을 거예요. 그렇죠?”

부인은 고개만 끄덕였다.

“흔히 사람들이 음허화동(陰虛火動) 증상을 잘 몰라서 이렇게 변을 당하지요. 음허화동이 되면 가슴속이 달아오르면서 답답해 팔다리를 가만 두지 못하는 증상이 나타나지요. 또 볼이 붉어지거나 입이 마르고, 목이 마르고 화를 잘 내며 성욕이 더욱 강해지는 증상이 나타나기도 합니다. 음정이 부족해져서 허화(虛火), 다시 말해 헛불이 왕성해지는 것인데 그래서 음허화왕(陰虛火旺)이라고도 합니다. 헛불인 줄 모르고 욕심 내다가 큰일이 나는 것이지요. 노인이 느닷없이 성욕을 강하게 보이면 죽을 날이 가까워졌다고 하는 이유가 그겁니다. 복상사(腹上死)라는 말도 들어보셨죠? 남자가 방사하다 갑자기 배 위에서 죽는다는 것도 음이 심하게 허하여 헛불이 일어났는데 그걸 모르고 욕심을 냈기 때문에 생기는 일입니다.”

내 설명을 듣던 부인은 고개를 떨구고 울먹였다. 울먹이면서 아침나절에 있었던 일을 이야기했다. 아침에 K씨가 관계를

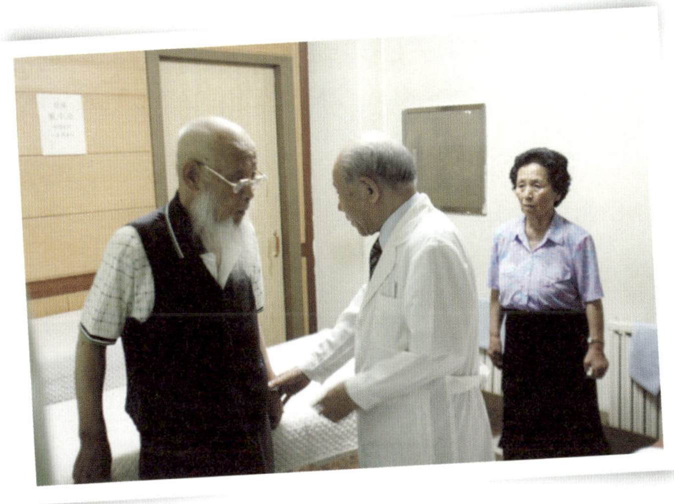

텔레비전 프로그램을 보고 중국 연변에서 위장병 환자가 찾아왔다. 80대 초반인 이 노인은 90대 중반인 나의 치료를 받으며 침뜸으로 다져진 내 건강을 부러워했다.

자꾸 요구했지만 자기는 이 핑계 저 핑계를 대며 피했다는 것이었다. 그런데 화장실에 한참 있다 나온 그가 "하는 수 없어 혼자 해결했어" 하고는 원망스러운 눈길을 보내더라는 것이었다. 그때는 조금 미안한 생각이 들었지만 웃어넘겼는데 이런 일이 벌어져서 다시 생각하니 마음이 아주 아프다고 했다. 부인은 그 때 요구를 들어줄 걸 그랬다면서 안쓰러워했다.

나는 부인이 받아주었다면 환자는 복상사를 만났을 수도 있으니 더 큰일은 피한 셈이라며 위로해 주었다. 부인은 눈물이 어린 눈으로 내게 애절하게 부탁했다.

"지금까지 유명하다는 의사와 한의사가 여럿 왔다 갔지만 선생님처럼 병을 제대로 본 사람이 없었습니다. 그러니 이 사람을 살려주실 분은 선생님밖에 없습니다. 제발 부탁합니다. 이 사람 곁에서 떠나지 마시고 꼭 살려주세요."

나는 일단 환자의 딸꾹질부터 멎게 하자고 했다. 가슴과 배 사이의 가로막에서 일어난 경련을 없애 주기만 해도 환자 입장에게는 큰짐을 더는 셈이다.

딸꾹질은 들숨을 방해하여 폐를 앓을 때처럼 가늘고 높은 소리가 나게 한다. 그러므로 소리를 조정해 원래의 상태로 되돌리게 해야 한다. 이 역할을 하는 장부는 폐이니 그 경락인 폐경(수태음폐경-手太陰肺經)을 써야 한다. 나는 엄지손가락 손톱뿌리 옆의 소상(少商)혈에 침을 놓고, 경련을 하는 가로막 근처의 거궐(巨闕)혈과 등에 있는 지양(至陽)혈을 잡아 침을 놓고 뜸을 떴다.

침을 놓고 난 뒤 나는 환자의 숨소리를 주의 깊게 들으며 딸꾹질이 그치기를 기다렸다. 부인도 말없이 환자를 지켜보았다. 방안에는 환자의 딸꾹질 소리만 맴돌았다. 시간이 무겁게 흘러갔다. 10분 정도 지나자 조금씩 딸꾹질 횟수가 줄어들고 소리도 작아지는 게 느껴졌다.

'잡았다!'

나는 속으로 외쳤다. 침을 놓은 지 25분 정도 지나자 환자의 딸꾹질이 완전히 멈추었다. 딸꾹질이 멎자 딸꾹질 소리가 들리지 않는 게 오히려 이상한지 부인은 눈을 크게 뜨고 나를 한 번 쳐다보았다. 그리고는 고개를 돌려 한참 동안 환자를 들여다보았다. 그러다 갑자기 내 팔을 붙잡고 매달렸다.

"이제 선생님은 이 집을 못 나가십니다. 이 사람이 죽든지 살든지 결론이 나기 전에는 가실 수 없어요. 선생님 못 가시게 이렇게 붙들고 있을 거예요."

내가 어리둥절해 있는 사이 부인은 밖에 있는 사람들을 방 안으로 불러들였다.

"보세요. 여기 계신 선생님이 침으로 딸꾹질을 멈추게 하셨어요. 아시다시피 지금까지 왔던 용하다는 의사, 한의사 누구도 어쩌지 못하고 갔어요. 그런데 이 선생님은 환자가 쓰러진 원인을 정확하게 밝히셨고 딸꾹질도 멈추게 하셨으니 저는 이 선생님에게 모든 것을 맡기겠어요."

꼼짝없이 나는 부인에게 붙잡혔다. 내가 난처한 내색을 하자 부인은 정 힘들면 맡지 않아도 좋으니 옆에서 지켜봐 주기만이라도 해 달라고 했다.

그로부터 3일 만에 환자가 깨어나고서야 나는 그 집을 나올 수 있었다. 환자가 그렇게 빨리 깨어난 것은 정말 보기 드문 일이었다. 많은 사람들이 모든 방법을 동원했기에 가능한 결과였다. 그러나 무엇보다도 중요한 것은 병을, 즉 병의 원인을 정확히 알았기에 가능했다는 사실이다.

그는 평소에도 방사가 지나쳐 신정(腎精)이 고갈되어 신음(腎陰)이 허한 상태였다. 음(陰)이 약해 양(陽)을 끌어내리지 못하게 되니 신(腎)에 뿌리를 둔 양기가 떠올라 성욕이 왕성해지는 음허화왕(陰虛火旺) 상태가 되었던 것. 그런데 양기(陽氣)마저 발산해 버리니 음(陰)과 양(陽)이 모두 고갈되어 쓰러지고 말았던 것이다. 이렇게 음(陰)과 양(陽)이 바닥난 것이 병의 원인임을 알았으니 음과 양을 모두 보(補)하는 보음보양(補陰補陽)에 온 힘을 기울여 극적인 효험을 볼 수 있었던 것이다.

병에는 뿌리가 있다. 그러므로 병을 일으킨 뿌리를 찾는 것이 급선무다. 잎사귀가 마르면 잎사귀에 물을 주는 방법보다 뿌리에 물을 주는 것이 더 현명하지 않겠는가. 병의 뿌리를 찾는 일은 뿌리에 물을 주는 것과 같다.

4. 여자에겐 자궁이 생명이다

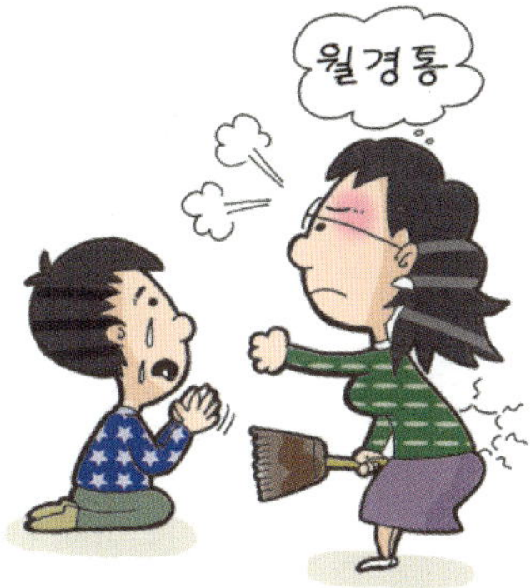

처음에는 요통 때문이었다. 지인의 소개로 나를 찾아온 L교수는 40대 여성으로 허리가 아파 꽤 오래 고생을 해 온 터였다. 혹시 디스크가 아닌가 해서 병원에 가 보았지만 아무 이상이 없다는 진단만 받았을 뿐이라고 했다.

"디스크가 아닌 건 천만다행이지만 그래도 잊을 만하면 허리 병이 도져요. 허리가 아플 땐 결리고 뻐근한 것이 뭐라 말할 수 없이 불편하고요."

조용하게 치료를 받던 L교수가 다시 조심스럽게 말을 꺼낸 것은 치료가 거의 끝날 무렵이었다.

"저, 월경통 말인데요."

"네."

"월경통도 침으로 고칠 수 있나요?"

월경통이 얼마나 심하면 그 단어를 말하면서 저렇게 근심

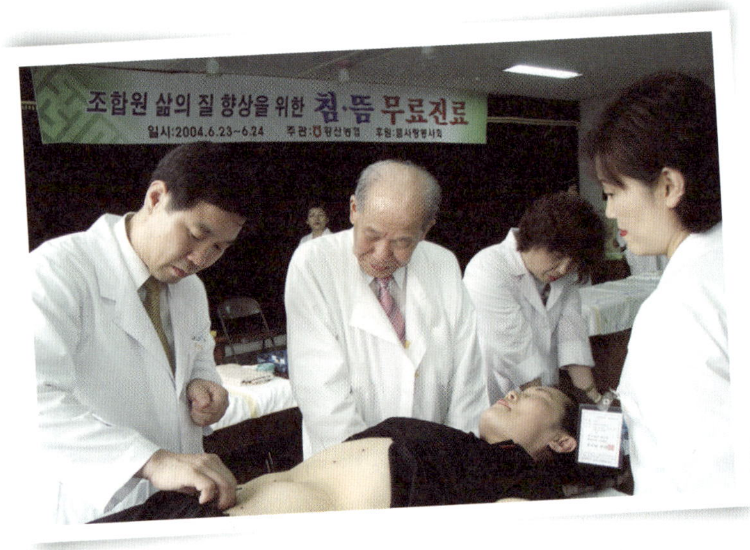

전남 해남군 황산농협 조합원들을 위한 침뜸 봉사

스런 표정을 지을까 하는 생각이 들 정도로 L교수는 심각했다. 나는 L교수의 다음 말을 기다렸다. L교수는 아주 어렵게 입을 떼었다.

"사실은 ……. 제가 월경할 때만 되면 아주 난폭해져요. 같은 학교에 있는 교수들이나 학생들한테는 그래도 좀 나은 편이지만 제 아이한테는 …… 아이한텐 아주 가혹하게 대하거든요. 정신이 나가는 건지, 별 것도 아닌 일에 혼을 내며 때리는데 아이가 맞다 실신한 적이 한두 번이 아니에요. 아이가 정신을 잃고 축 늘어지면 그제야 제정신으로 돌아오고요. 눈물범벅인 아이를 안고 울면서 다시는 이렇게 하지 않겠다고 결심하지만 소용없어요. 월경 때만 되면 또 이성을 잃어버리거든요. 그러니 선생님, 고칠 수 있는 방법이 있다면 제발 고쳐주세요."

L교수의 요통은 신허요통(腎虛腰痛)이었다. 우리 전통의학에서는 요통의 뿌리를 신허(腎虛)로 본다. 그런데 신(腎)이라 함은 생명의 근본이 아닌가. 월경 때 생기는 성격 이상 증세도 신허(腎虛)가 근원이다. 여자는 자궁의 탈로 생기는 병이 아주 많다. 그래서 옛날부터 열 장부(丈夫)의 병을 고치기보다 한 아낙의 병을 고치기가 더 어렵다 했다.

L교수의 병은 요새 말로 하면 월경 전 증후군에 해당한다. 월경 전 증후군이란 여러 가지 신체적 · 정서적 · 행동적 증세가 월경 주기에 따라 반복적이고 주기적으로 나타나는 현상이다. 쉽게 말해 월경 직전이나 월경 때 신경이 예민해지거나, 여느 때와는 다른 감정이나 충동을 경험하거나 이상 행동을 하는 것을 말한다. 현대 의학이 지금까지 밝혀낸 바에 의하면 가임기 여성의 40% 이상이 월경 전 증후군을 경험하는 것으로 알려져 있으며 정도가 심해서 일상생활을 할 수 없는 경우는 5% 정도이다.

월경 전 증후군의 증세는 매우 다양하다. 가장 대표적인 증상은 젖가슴이 유난히 아프거나 온몸이 붓고 체중이 늘어나는 것이다. 감정이 불안정해져서 심한 불안감을 느끼거나 긴장 상태가 지속되는 사람도 있고 별 것도 아닌 일에 며칠씩 심한 노여움을 느끼는 여자도 있다. 일상생활에 흥미나 의욕이 뚝 떨어지고 쉽게 피로를 느끼며 집중력이 현저하게 떨어지고 잠을 지나치게 많이 자거나 불면이 오는 경우도 있다. 식욕이 눈에 띄게 늘어 폭식을 해대는 여자도 있고 심한 두통을 느끼는 사람도 있다. 심지어는 도벽이 생기는 여자도 있고 바람기가 발동해 주체하지 못하는 여자도 드물지 않다.

월경 전 증후군은 신(腎)이 약해서 생긴다. 이런 사람들은 신(腎)만 허한 것이 아니라 심(心)도 약하다. 왜 그런지는 정신(精神)이라는 낱말의 뜻만 알아도 충분히 이해할 수 있다. 전통의학에서 정(精)이란 생명의 뿌리로 생식 활동과 생명 활동을 가능하게 하는 기본 물질이다. 정(精)은 몸을 구성하고 윤택하게 하며 생명력의 원천으로 몸체를 유지하고 생명을 이어나가게 하며 뼈 속에 스며들어 골수와 뇌수의 생성을 돕고 신(腎)에 저장된다.

한편, 신(神)은 한 인체의 생명 활동 현상과 외부로의 표현 작용을 가능하게 하는 원리이다. 「소문(素問)-이정변기론(移精變氣論)편」에는 "신(神)을 잃은 사람은 죽고 신(神)을 간직한 사람은 산다"고 되어 있다. 신(神)은 부모의 정(精)이 서로 결합되어 형성된 생명력이며 정서를 총괄하고 조절하며 몸속에서 일어나는 생명 활동의 정황을 밖으로 표현한다.

신(腎)과 심(心)의 이러한 관계는 오행론(五行論)으로도 파악할 수 있다. 오행론의 관점에서 보자면 수(水)는 화(火)를 누르고 이기고 지배하는 극(克)의 관계로 이른바 수극화(水克火)이다. 다시 말해 수(水)에 해당하는 신(腎)이 화(火)에 해당하는 심(心)을 누르고 이기고 지배하므로, 정(精)이 허하면 신(神)이 들뜨고 신(腎)이 허하면 심(心)의 기능을 제어하지 못하는 것은 정한 이치이다.

그러므로 월경 전 증후군은 증상이 없던 사람이라도 신장(腎臟)이나 심장(心臟)에 이상이 생기면 나타날 수 있고 정신적 쇼크를 입거나 심하게 놀라도 생길 수 있다.

현대 의학에서는 월경 전 증후군으로 고생하는 환자들에게 해 줄 것이 거의 없다. 카페인과 소금, 당분 등이 증세를 심하게 하는 것으로 연구되어 있으므로 이 음식들의 섭취를 줄이라고 할 뿐이다. 비타민제와 칼슘, 마그네슘 같은 무기질을 보충하면 증세가 좋아지는 것으로 보고되고 있고 규칙적인 운동 또한 증세를 호전시키는데 도움을 주므로 운동을 권하는 정도이다. 일상생활이 어려울 정도로 힘든 환자에게는 일시적으로 약물을 투여하기도 한다.

그러나 침구술은 여자들을 월경(전) 증후군의 고통에서 벗어나게 도와줄 수 있다. 몇 군데 혈자리에만 침을 놓고 뜸을 뜨면 되고, 침을 놓을 수 없다면 뜸만 떠도 된다. 그리고 이

병에는 침보다 뜸이 훨씬 잘 듣는다.

나는 L교수의 신허(腎虛)를 보하고 더불어 월경(전) 증후군을 없애기 위해 몇 군데 혈(穴)을 잡았다. 이 혈(穴)은 여자에게는 아주 좋은 자리로 꾸준히 뜸을 뜨면 월경이 순통해지고 월경통은 간데없이 사라지며 전신이 건강해진다. 그리고 피부와 머리 결도 아주 매끄러워진다.

나는 우선 무극보양뜸-삼리(三理)·곡지(曲池)·중완(中脘)·중극(中極)·수도(水道)·폐유(肺兪)·고황(膏肓)·백회(百會)-의 자리에 뜸을 떴다. 여성의 생식기 질환이니 이 중에서 중극(中極)혈과 수도(水道)혈이 매우 중요하고 정신에 영향을 주는 병이니 백회(百會)혈이 또한 요혈(要穴)이다. 그리고 세 가지 음(陰)의 경맥(經脈)이 만나는 자리인 삼음교(三陰交)혈을 잡았고 신(腎)의 기가 흘러드는 신유(腎兪)혈을 선택했다. 배꼽 위인 천(天)과 배꼽 아래 지(地)를 조화롭게 하는 혈(穴)인 천추(天樞)혈에 뜸을 뜨고 침을 놓았다.

다음 달 L교수에게 전화가 왔다. 아무 탈 없이 월경 주기를 넘겼고 허리 아픈 것도 많이 좋아졌다고 했다. 나는 당부의 말을 잊지 않았다.

"20년이 넘은 병입니다. 지금은 다 나은 것 같지만 완전히 나으려면 시간이 걸립니다. 반드시 뜸을 꾸준히 떠야 합니다."

L교수가 깔깔 웃으며 대답했다.

"뜸뜨지 말라고 하셔도 뜰 거예요. 그리고 제가 바빠서 뜸을 거르기라도 할 것 같으면 아이랑 남편이 먼저 뜸 떴느냐면서 안 떴으면 해 줄 테니 누우라고 해요. 제가 건강해지니까 저보다 아이랑 남편이 더 좋아하는 것 같아요."

이처럼 젊은 여자면 누구나 하는 월경이지만 사람에 따라 월경 전과 월경 때 나타나는 증세가 천차만별이고 그 경중(輕重)도 천지 차이이다. 그렇다면 폐경(閉經)이 되면 만사형통이냐? 절대 그렇지 않다. 월경은 마지막 인사도 순순히 고하지 않는데 여자 몸을 떠나기 아쉬워하는 월경이 성깔부리는 것이 여성 갱년기 질환이다.

월경이 끝나는 폐경(閉經)으로 상징되는 갱년기를 통해 여성은 두 번째로 다시 태어난다. 갱년기를 맞이하는 여자 중에는 무탈하게 노년으로 넘어가는 이도 있지만 대개 약간의 갱년기 증상을 경험하게 된다. 그리고 경우에 따라서는 엄청난 신고식을 치르는 사람도 있다.

이런 여자는 대개 다른 병을 염려하며 왔다 갱년기 장애임을 알고 치료를 받는다. 보통 열이 올랐다 내렸다 하며 온몸이 아프거나 어깨가 굳어 꼼짝 못해서 또는 무릎이 아파서 나를 찾아온다. 만성적인 두통, 소화불량, 심장 부위의 압박감 때문에 오는 사람도 있다.

갱년기 증상으로는 갑자기 몸이 후끈해지며 열이 올랐다

순식간에 으슬으슬 추워지며 땀이 쫙 나는 증상이 가장 대표적이다. 그러니 45세가 넘은 여자가 열이 확 올랐다 뚝 떨어진다는 말을 하면 갱년기 장애를 떠올려 볼 필요가 있다. 갱년기 장애를 겪는 환자들은 온몸이 여기저기 아프지 않은 데가 없고 특히 팔다리가 쑤시며 기운이 없다는 말도 많이 한다. 소화가 잘 안 되거나 식욕이 없는 사람도 있지만 식사량이 갑자기 많아지며 폭식을 하는 사람도 있다. 어깨가 돌을 달아놓은 것처럼 굳어지며 머리에 무얼 씌워 놓은 것 같은 명쾌하지 못한 느낌이나 두통에 시달리기도 한다. 가슴이 이유없이 두근거리고 가슴 부위를 압박하는 듯한 느낌을 갖는 사람도 있다.

정서적인 증상으로는 만사에 의욕이 없고 우울해지며 짜증이 늘고 변덕스러워지는데, 기분이 좋을 때는 한없이 들뜨지만 한 번 짜증이 나거나 우울해지면 어린아이처럼 가족들에게 투정을 부리면서 울기도 한다. 갱년기 장애 여성은 남편이나 자식의 손에 이끌려 마지못해 오는 수가 많은데 이는 가족이 짜증과 변덕, 신경질, 투정을 견디기 어렵기 때문이다.

폐경 전부터 뜸을 꾸준히 뜬 이는 갱년기 장애를 겪지 않는다. 병이 없을 때에는 건강을 위해 무극보양뜸을 뜨면 되는데 뜸자리가 많아 꺼려지거나 뜸을 떠 줄 사람이 마땅치 않다면 혼자서도 쉽게 뜸을 뜰 수 있는 자리로 삼리(三里)혈

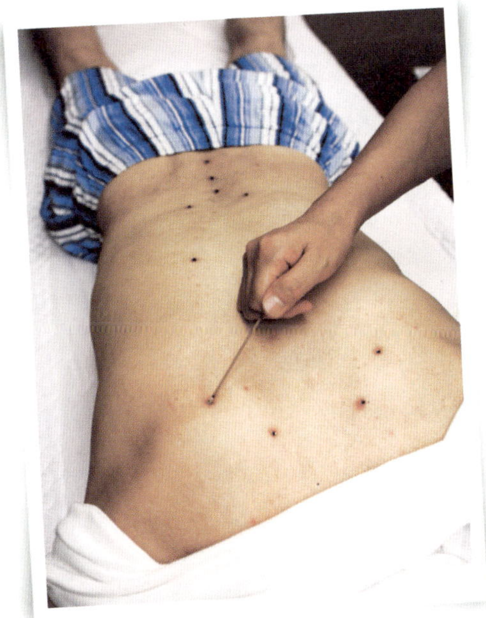

뜸은 쌀알 반 톨만큼의 쑥뜸봉을 혈자리에 세우고 태우는 것으로 약간 따끔한 정도이다. 뜸 뒤에 개운한 맛이 다가온다.

과 곡지(曲池)혈, 중완(中脘)혈, 기해(氣海)혈, 관원(關元)혈을 권한다.

갱년기 증상이란 기(氣)는 상승되고 혈(血)은 하강되어 나타나는 것이 태반이다. 그러니 다리의 족삼리(足三里)혈로 지나치게 상승된 기(氣)를 끌어내리고 양팔의 곡지(曲池)혈로 혈(血)을 끌어올려야 한다. 배의 중완(中脘)혈에 뜸을 뜬 까닭은 잘 먹고 잘 소화해 몸을 튼튼하게 하기 위함이다. 배꼽 아래 기해(氣海)혈과 관원(關元)혈로 원기(原氣)를 더해 신정(腎精)을 촉진하면 전체와 뿌리의 치료가 동시에 이루어진다.

갱년기 장애 증상이 복합적으로 나타났다면 신유(腎兪)혈이 요혈(要穴)이다. 신(腎)을 도와 정(精)을 보태고 배꼽 아래 하초(下焦)를 따뜻하게 해서 허리와 등골뼈를 강하게 하는 자리로는 신유(腎兪)혈이 으뜸인 까닭이다. 신(腎)의 기가 흘러들어 머무는 신유(腎兪)에 침을 놓고 뜸을 뜨는 것은 시들시들해지는 식물의 뿌리에 물을 주는 것과 같다.

얼굴이 벌개지거나 열이 많이 오르는 사람은 심장(心臟)의 기(氣)가 모이는 심유(心兪)혈에 반드시 뜸을 떠야 하고, 짜증이나 신경질 같은 정서적인 증상이 많이 나타나는 사람은 백 가지 기운이 모여드는 자리인 백회(百會)혈에 뜸을 뜬다. 세 가지 음(陰)의 경맥(經脈)이 만나는 삼음교(三陰交)혈이 여성에게 매우 좋은 혈(穴)이니 또한 뜸을 뜨도록 한다. 신(腎)의 기능과 여성의 생식기 기능을 돕는 수도(水道)혈과 중극(中極)혈도 빼놓아서는 안 된다.

마지막으로 유두와 유두를 연결한 선 가운데에 있는 전중(膻中)혈에도 뜸을 뜬다. 갱년기 장애를 겪는 여성은 전중(膻中)에 손만 대도 불에 덴 듯 놀라며 아파한다. 전중(膻中)은 중년 이상의 여성이라면 꾸준히 뜸을 뜨는 것이 좋으며 화병의 요혈(要穴)이다. 한 열흘 뜸을 뜨면 아무리 증상이 심했던 사람도 많이 호전됨을 느낄 수 있다.

현대 의학에서는 갱년기 장애라고 하면 호르몬 약을 주어 오장육부(五臟六腑)를 억지로 돌린다. 그러나 뜸은 인체의 제약공장인 오장육부(五臟六腑)를 다시 돌려 필요한 호르몬을 만들어내게 한다. 인체는 자연을 거스르면 병이 난다. 침과 뜸은 인체가 자연을 거스르지 않으면서 병을 몰아내게 하는 자연의 치료법이니, 이 어찌 칭찬하지 않을 수 있겠는가.

5. 침구사는 삼신할미

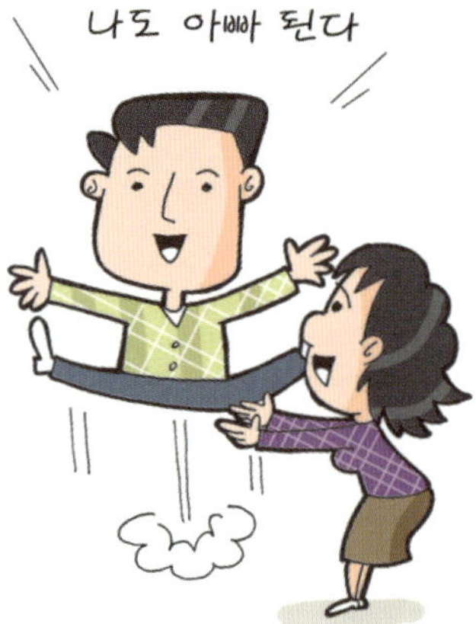

나이가 꽤 들어 보이는 부부가 태어난 지 한 달도 안 되어 보이는 아기를 안고 진료실에 들어섰다. 부부는 싱글벙글 만면에 웃음이 가득했다. 나를 쳐다보는 표정으로 짐작할 때 나를 잘 아는 사람이기는 한 것 같은데, 누구인지 얼른 생각이 나질 않았다.

"선생님한테 감사도 드리고 저희 아기 건강검진도 받으러 왔어요."

"?"

"어머, 누군지 기억 안 나시나 보다. 호호! 선생님 덕분에 저희가 드디어 부모가 됐잖아요."

아내 되는 이의 커다랗고 거침없는 목소리를 듣고서야 누구인지 생각이 났다. 결혼한지 10년이 넘었지만 아기가 생기지 않아 근심하던 부부였다.

"그 동안 몸에 좋다는 약은 다 먹어보고 종합병원의 불임 클리닉도 다녀보았지만 소용이 없었어요."

부부의 희색이 만면한 얼굴을 보며 그 부부가 처음 찾아왔던 날을 떠올렸다. 한눈에도 사이가 좋음을 느낄 수 있던 부부였다. 부부는 얼른 보기에는 평범해 보였지만 자세히 살펴보면 근심이 있음을 알 수 있었다. 그늘은 부부 중 특히 여자에게 심했다. 여자는 진료실 안을 웃음바다로 만들만큼 성격이 시원시원했지만 나는 여자의 웃음 속에서 수심을 볼 수 있었다.

그 때 나는 부부에게 뜸을 권했다.

"다시 오실 것 없이 집에서 뜸만 열심히 뜨세요."

다시 오지 말라는 말에 부부는 눈이 휘둥그레졌다.

"또 올 필요가 없다고요?"

"칠년지병 구삼년지애(七年之病 求三年之艾)라는 말이 있어요. 뜸으로 오래된 병을 고친다는 뜻이지요. 편안한 마음으로 집에서 꾸준히 뜸을 뜨면 웬만한 병이나 고장은 다 사라집니다. 고장난 데가 다 나으면 아기는 자연히 들어서는 것이고요."

"그래도…"

"뜸자리가 많이 움직였거나 시간이 있을 때만 가끔 오셔서

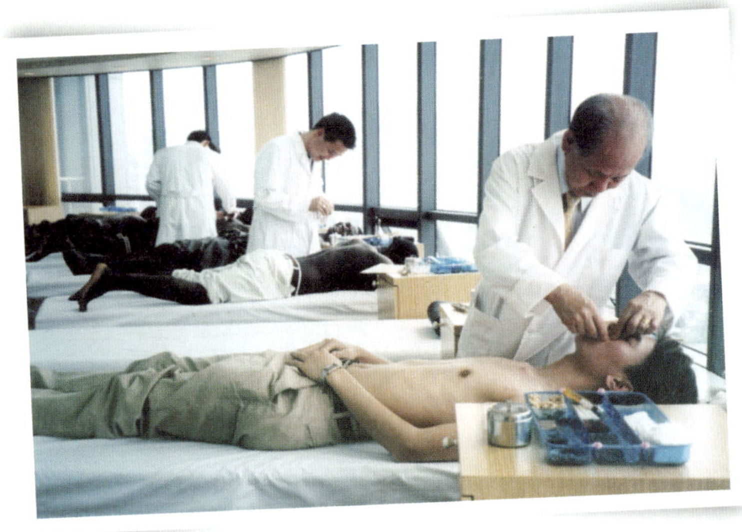

서울 창신동 동산봉사실에서 펼치는 외국인 근로자를 위한 침뜸 봉사

맞고 가세요. 몇 달 지나면 아마 좋은 일이 생길 겁니다."

나는 나를 찾아오는 환자 모두에게 뜸을 권한다. 나한테 치료를 받으려고 날이 밝기 전부터 줄을 서고 밤을 새는 환자들을 대하는 것이 미안해서이기도 하지만 그보다는 뜸의 효과가 워낙 뛰어나기 때문이다.

그럼에도 불구하고 그 부부는 열흘이 멀다하고 나를 찾아왔다. 남편은 부부 모두 마흔이 넘었으니 이번에 실패하면 마지막이라는 심정으로 열심히 뜸을 뜬다고 하면서 말을 이었다.

"이번에는 꼭 임신이 성공할 것 같은 예감이 듭니다."

"아니 왜요?"

"몸이 아주 좋아진 걸 느낄 수 있거든요. 아시겠지만 불임 검사나 인공 수정은 여자가 견디어 내기 아주 힘든 과정이에요. 남자는 정자만 받아내고 나면 그만이지만요. 그래서 아내한테는 이야기하지 않았는데 저 그 동안 몸이 썩 좋질 않았습니다. 어디가 병이 난 건 아닌데도 쉽게 피곤하고 지쳤는데 이제는 하루 종일 일을 해도 아침에 가뿐하게 일어납니다. 등허리 아프던 것도 싹 없어졌고요."

역시 진단한 대로였다. 환자는 별다른 생각 없이 하는 말 가운데에는 술자에게 대단히 중요한 정보가 담겨 있는 수가 많다. 남편은 신(腎)이 허한 상태였다. 신(腎)은 선천적으로 타고난 정기(精氣)가 담겨 있는 곳이니 신(腎)이 허하면 쉽게 피곤하고 허리가 뻐근하게 아픈 증상이 나타난다. 그래서 침구학에서는 디스크를 신(腎)이 허해 오는 병으로 보지 않던가. 또한 신(腎)은 생명의 근원이다. 내 생명의 근원이면서 2세를 만드는 생명의 근원이므로 침구학에서는 생식기를 신(腎)의 일부로 본다.

반면 부인은 난소에 문제가 있었다. 결혼하고 1~2년 지났을 때, 난소에 물혹이 있어 약물 치료를 받고 나았는데 그 이후 배란기만 되면 2~3일 정도 바늘로 콕콕 쑤시는 것처럼 아프다고 했다. 물혹이 크게 자라 난관이 그 무게를 이기지 못하고 비틀어지거나 비틀어져 끊어지는 사태만 벌어지지 않는다면 대개 난소의 물혹은 큰 문제를 일으키지 않는다. 그러나 간혹 난소에 물혹이 생긴 이후 난자가 잘 배출되지 않거나 배출되어도 정상적이고 건강한 난자를 배출하지 못하면 임신이 되지 않는다.

불임은 대개가 부부 중 어느 한 쪽의 원인이다. 이들 부부처럼 부부 모두 문제인 경우는 전체의 20% 정도다. 이들 부부도 병원에서는 부인 책임으로 임신이 잘 안 된다는 진단을 받았다. 남편은 정충의 활동이 다소 약했으나 이상이 있다고 할 정도는 아니었다.

불임에는 침보다 뜸이다. 침은 아주 중요한 자리에만 선별하여 놓고 뜸을 집중적으로 뜬다. 생식에 있어서는 여자와 남자의 몸이 다르니 부부의 뜸자리도 다르게 잡았다.

남편에게는 우선 남성 생식기를 튼튼하게 하기 위해 배꼽 아래에 있는 기해(氣海)혈과 관원(關元)혈을 잡았다. 배꼽 옆에 있는 천추(天樞)혈을 잡아 배꼽 위를 뜻하는 천(天)과 배꼽 아래를 이르는 지(地)의 균형을 잡았고 등 뒤에 있으면서 신(腎)의 기가 흘러드는 신유(腎兪)혈에 뜸을 떴다. 아울러 전신적인 건강을 도모하게 등에 있는 간유(肝兪)혈, 폐유(肺兪)혈, 고황(膏肓)혈과 배꼽 위 부분에 있는 중완(中脘)혈, 팔꿈치 주 횡문 끝에 있는 곡지(曲池)혈, 다리에 있는 삼리(三里)혈에도 뜸을 떴다. 기해(氣海)와 관원(關元)에 뜸을 뜨면 눈에 띄게 발기력이 향상되고 신유(腎兪)에 뜸을 뜨면 정충의 수와 활동이 놀랄 만큼 좋아진다.

부인에게는 배꼽 아래에서 약간 옆에 있는 대거(大巨)혈을 잡았다. 아니나 다를까 반듯하게 누우니 부인은 대거(大巨) 부위가 조금 솟아 있었다. 이는 난소가 부어 있어서인데 이럴 때는 역시 난소 부위에 자리잡고 있으면서 대거(大巨)보다 1촌(寸) 위에 있는 외능(外陵)혈을 써도 된다. 난소의 상태가 몹시 좋지 않은 경우에는 허리 아래쪽에 있는 상료(上髎)혈이나 차료(次髎)혈을 더하면 좋다. 아울러 여성의 생식기를 튼튼하게 하는 중극(中極)혈과 수도(水道)혈에 침을 놓고 뜸을 떴으며 다리에 있으면서 여자에게 대단히 좋은 혈(穴)인 삼음교(三陰交)에도 뜸을 떴다. 그 밖에 온몸의 건강을 돕는 혈(穴)자리는 남자와 동일하다.

여자와 남자 모두 불임의 원인은 다양하다. 남자 불임의 대표적인 원인으로는 정충의 수가 부족하거나 없는 경우, 정자가 있어도 활동이 약한 경우를 들 수 있다. 고환이나 부고환, 정자의 통로인 정관, 요도, 기타 성기에 이상이 있거나 발육이 부진한 사람도 임신을 시킬 수 없다.

여자 불임의 원인으로는 가장 먼저 질, 자궁, 난관, 난소 등 생식기 발육 부진과 기형을 들 수 있다. 난소의 기능이 나빠서 건강한 난자를 배출하지 못할 때나 무배란도 불임의 대표적인 원인이다. 전통의학적으로는 몸이 많이 차거나 크게 놀란 적이 있을 때도 임신이 잘 되지 않을 수 있다고 본다.

내가 불임 환자를 많이 치료한 것은 사실이지만 모든 불임부부가 침뜸으로 아이를 가질 수 있는 것은 아니다. 마지막 희망을 걸고 나를 찾아온 불임부부에게 "무자식이 상팔자"라는 말을 하는 것은, 나을 수 있느냐고 묻는 말기 암 환자에게 고개를 젓는 일만큼 힘들다.

보기에도 안쓰러울 만큼 서럽게 눈물을 흘렸던 젊은 부부도 그랬다.

"아직 병원에서 정밀 불임 검사를 하지는 않았어요. 하지만 결혼한지 5년이나 되었는데 한 번도 임신을 한 적이 없어서요. 아주 용하다며 아는 분이 강력하게 추천을 하셔서 병원에 안 가고 여기 찾아왔습니다."

부인의 용모를 살피고 이야기를 들으면서 나는 대충 원인을 짐작할 수 있었으나 확인을 하기 위해 진료대에 반듯하게 엎드리게 했다. 예상했던 대로 부인은 왼쪽 견갑골 부위가 오른쪽에 비해 내려앉아 있었다. 그 곳은 폐가 있는 부위이다. 피부가 창백할 정도로 희고 몸에 피가 돌아가는지도 의심스러울 정도였다.

"예전에 폐결핵 앓은 적 있지요?"

부인은 놀란 듯 몸을 반쯤 일으키고 나를 쳐다보았다.

"네. 고등학생 때요."

그렇다면 아마도 자궁이나 나팔관에 결핵균이 침범했을 가능성이 높다. 나는 부인에게 병원에 가서 자궁과 난관, 난소 등의 상태를 확인하라고 말했다.

"그냥 선생님이 치료해 주세요."

"병원에 가셔서 확인해야 합니다. 저는 병을 알지만 부인은 모르잖아요. 치료할 수 있다면, 병원에 가서 의료 장비로 부인의 자궁 상태를 확인한 뒤에 치료해도 늦지 않습니다."

며칠 뒤 젊은 부부가 다시 나를 찾았다.

"폐결핵이 다 나은 줄 알았는데. 결핵균이 언제 나팔관까지 갔는지 모르겠어요. 이제 원인을 알았으니 고칠 수 있는 건가요?"

'왜 진찰한 의사가 말해주지 않았을까? 이 젊은 부인이 물어보지 않았나?'

내가 병을 단번에 알아맞히자 부부는 희망에 찬 모양이었다. 답답한 심정에 속으로 혀를 차면서 잠시 생각했다. 하지만 불가능한 일은 불가능할 뿐. 환자에게 헛된 희망을 갖게 할 수는 없다.

"무자식이 상팔자라는 말 들어보셨지요?"

"네?"

"그 말씀은 ……"

"나팔관 결핵이라는 건 결핵균이 나팔관을 침범했던 걸 말해요. 이렇게 되면 나팔관이 막혀서 난자가 자궁까지 갈 수 없지요."

"그건 ……. 그건, 제가 영영 아기를 가질 수 없다는 뜻인가요?"

사람들은 보통 나팔관 결핵이라고 하면 폐(肺)에 있는 결핵균이 어떻게 나팔관까지 도달할 수 있느냐며 임질이나 매독 같은 성병이 아니냐고 한다. 결핵 중에 폐결핵이 가장 흔한 것은 사실이나 결핵균은 우리 몸 속 닿지 않는 곳이 없다. 결핵균은 폐(肺) 이외에 장(腸)이나 피부를 통해서도 침입할 수 있고 또 결핵균을 보유한 객담을 뱉지 않고 꿀꺽 삼키면 위(胃)로 들어가 장(腸)이나 신장(腎臟), 생식기에 도달할 수도 있다.

침술원은 기쁨과 슬픔이 교차하는 곳이다. 중절수술률이 세계 최고라는 한국이지만 아기를 갖지 못해 슬퍼하는 부부도 많다. 누가 나보고 삼신할미보다 용하다고 했던가. 나는 오늘도, 고대하던 임신에 성공한 부부를 보면 내 일처럼 기쁘지만 도저히 임신할 가능성이 없는 부부를 보면 내 일인 양 안타깝다.

6. 침 한 방이면 되는 것을

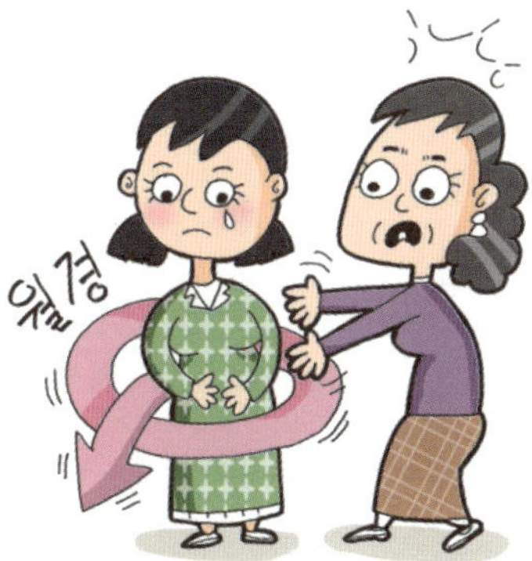

1978년 가을, 대구시 수성동. 고등학교 2학년인 여학생 B양이 12일째 혼수상태에서 깨어나지 못하고 있었다. 그 때까지 병원에서는 B양의 상태에 대한 원인을 밝히지 못한 채 속수무책이었고 병상을 지켜 온 가족들은 지칠 대로 지쳐 있었다. 나는 B양의 큰아버지에게서 왕진요청을 받고 함께 대구로 갔다.

병원 입구에는 B양의 아버지가 나와 있었다. 그의 뒤를 따라 병실에 들어서니 B양의 어머니가 병상 옆에 앉아 있다 퀭한 눈으로 나를 반겼다. 나는 링거액 주사를 팔에 꽂고 누워 있는 B양을 살펴보았다. 오는 동안 큰아버지에게서 들은 이야기로 짐작되는 바가 있어 곧바로 B양의 어머니에게 물었다.

"따님이 월경에 이상이 있다고 한 적 없었습니까?"

B양의 어머니는 남편을 한 번 돌아보더니, "애가 그런 이

야기를 잘 안 하는 편이라서……" 하며 말꼬리를 흐렸다. 그렇지만 "심각하게 이상이 있다는 말은 들은 적이 없으나 월경 때가 되면 아주 우울해하고 갑자기 화를 내기도 해 걱정이 많았다"고 했다. 정신을 잃고 쓰러지기 전에도 갑자기 화를 내서 제 오빠와 크게 다투었다고 했다.

"따님에게 좀 무심하셨군요."

나는 B양의 팔목을 잡고 맥을 짚으며 혼잣말처럼 말했다. B양의 어머니와 아버지가 애원하는 눈길로 나를 쳐다보았지만 더 이상 말하지 않았다.

그것은 맥을 헤아려 볼 것도 없이 생식기의 탈이었다. 여자는 월경 때문에 탈이 많다. 월경은 정혈(精血)이 빠져 나오는 것으로 그 때문에 신(腎)의 정(精)과 간(肝)의 혈(血)을 잃기 쉽다. 따라서 여자는 월경 때에 신음(腎陰)과 간음(肝陰)이 균형을 잃어 쉽게 탈이 난다.

신음(腎陰)이 부족하면 간음(肝陰)도 부족해져 음(陰)이 양(陽)을 억제하지 못하게 되고 간양(肝陽)이 높이 솟는다. 간양(肝陽)이 치솟으면 머리가 어지럽고 눈앞이 아찔해지는 증상이 나타나는 수가 많다. 그럴 때 크게 화를 내거나 정신적인 충격을 받으면 몸 안에 화(火)가 일어나 음혈(陰血)을 더욱 손상시킨다. 혈(血)을 저장하는 간(肝)이 음혈(陰血)을 잃게 되면 간음(肝陰)이 부족해져 간양(肝陽)이 오르는 것을 억제하

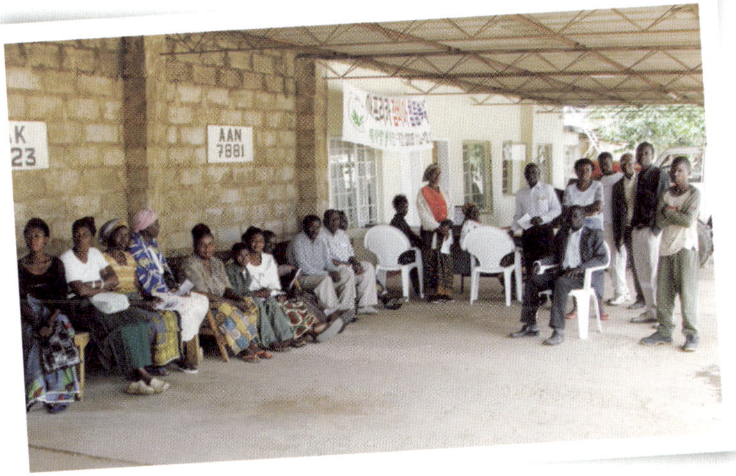

침뜸 봉사를 기다리는 아프리카 잠비아 주민들. 〈뜸사랑〉은 이 밖에도 인도, 몽골, 캄보디아, 베트남, 에콰도르 등지에서 공식 초청을 받아 침뜸 봉사활동을 활발하게 펼치고 있다.

지 못한다. 여기에 왕성해진 간양(肝陽)은 분노와 충격으로 화(火)가 왕성해진 심(心)에 화를 보태니, 간(肝)은 열을 몰아내지 못하고 심(心)은 정신을 다스리지 못해 쓰러지고 만다.

나는 침통을 꺼냈다. 내가 침통을 열자 B양의 어머니는 기도하듯 두 손을 모았다. 그리고 낮게 중얼거렸다.

"제발…… 제발…… 깨어나게 해 주세요."

나는 침통에서 침 끝이 삼각추 모양이고 침 날이 세모난 삼릉침(三稜鍼)을 꺼냈다. 신음(腎陰)이 부족한데다 크게 성을 내어 간(肝)을 손상시켜 쓰러졌으니 간경(족궐음간경-足厥陰肝經)을 사혈하면 깨어나리라. 의식을 각성시키는 데에는 손끝이나 발끝에 있는 정혈(井穴)을 쓰는데 족궐음간경(足厥陰肝經)의 정혈(井穴)은 대돈(大敦)혈이다.

나는 B양의 발에 침을 찌르기 위해 담요자락을 살짝 들어 올렸다. 엄지발가락의 바깥쪽 발톱뿌리에 있는 대돈(大敦)을 잡으며 나는 B양의 어머니와 아버지, 큰아버지에게 미리 설명을 해 주었다.

"여기 발톱 옆에 있는 혈자리를 사혈해 피를 조금 뺄 겁니다. 그리 아시고 놀라지 마세요."

잠시 호흡을 가다듬었다. 정확하게, 날렵하게 침을 찔러라. 간(肝)의 양기(陽氣)를 내려 막힌 것을 소통시키는 간(肝)의 기능을 깨워야 한다. 초조한 눈빛으로 가족들이 내 얼굴과 손을 쳐다보는 것이 느껴졌다. B양의 어머니가 모아 쥔 손에 힘을 주며 눈을 지긋이 감은 사이, 나는 삼릉침으로 양쪽 대돈(大敦)을 찔렀다. 피가 방울방울 봉긋하게 솟아나더니 조금 흘러내렸다. 나는 손으로 피를 닦아내면서 환자의 숨소리에 귀를 기울였다.

잠시 후, 젖은 솜을 치우고 새 솜으로 바꿔 쥘 때였다. B양의 엄지발가락이 약간 꿈틀했다. 순간, 나는 손을 멈추고 B양의 얼굴을 보았다. B양이 눈을 떴다. B양의 어머니가 "어" 하고 짧은 소리를 냈다. 그리고 잠시, 모두 그대로 있었다.

"야야! 이 가시나야!"

B양의 아버지가 기뻐서 소리쳤다. 그제야 식구 세 사람이 일제히 병상 가까이 달려들었다. 아직 영문을 모르는 B양은 두리번거리며 눈만 껌벅였다. B양의 어머니는 웃음이 반, 울음이 반 섞인 얼굴로 어쩔 줄 몰라했다. 두리번거리던 B양이 살짝 얼굴을 찡그리더니 벌떡 일어났다. 그러잖아도 얼떨떨하던 식구들의 표정이 더 어리둥절해졌다. B양은 병상을 내려서면서 작은 소리로 말했다.

"오줌 마려워예."

그 날 밤, 나는 B양의 가족들에게 붙들려 그 집에서 하루를 묵었다. 가족들은 B양을 병원에서 당장 퇴원시켜 집으로 데려올 테니 치료를 해 달라며 사정을 했다. 나는 이제 깨어났으니 영양을 잘 섭취하기만 하면 된다고 설명했으나 그들은 나더러 돌봐달라며 사정했다.

하는 수 없이 다음 날 아침, 퇴원 수속을 하겠다는 B양의 부모와 함께 병원으로 갔다. 부모들은 바로 의사를 찾아갔고 나는 B양이 있는 병실로 올라갔다. B양은 아직 자고 있었다. 옆에서 밤새 병실을 지킨 큰어머니가 별일 없었다는 뜻으로 살짝 웃어 보였다.

나는 B양의 상태를 꼼꼼히 살펴보았다. 특별히 어떤 부위에 깊은 병이 들지는 않았다. 원기를 회복하기만 하면 되는데, 원기 회복에는 뜸만큼 좋은 게 없다. 뜸만 떠도 되지만,

뜸뜨면서 약을 먹고 주사를 맞으면 효과가 더 높아질 터였다. 내가 이제 B양에게 해 줄 치료는 뜸이다. 뜸은 누구나 할 수 있으니 내가 지금 뜸자리를 정해주고 가족이 날마다 뜸을 떠 주면 된다. 굳이 내가 머물 필요도 없는 일이었다.

사실 사춘기 청소년 중에는 신체적, 정신적 어려움을 겪는 아이들이 많다. 그러니 사춘기에 접어든 딸을 둔 부모라면 반드시 알아두어야 할 일이 있다. 나는 여자는 2번 다시 태어난다는 말을 많이 한다. 사실은 3번 태어나는 셈이다. 그 첫 번째가 엄마의 배 속에서 나와 세상을 만나는 출생이요, 두 번째는 완전한 여성의 몸을 갖게 되는 사춘기이다. 그렇다면 세 번째는? 월경이 끝나는 폐경(閉經)으로 대표되는 갱년기이다.

사춘기에는 남녀 모두 질환이 많아지지만 여자가 남자보다 몇 곱절 위험하다. 장차 아기를 잉태하고 태 중에서 기르고 낳을 대단한 준비가 몸 안에서 진행되고 있기 때문이다. 이처럼 사춘기는 몸의 변화가 대단히 빠르므로 몸이 약한 아이는 그 속도를 따라가기 벅차다. 정신 역시 마찬가지다. 정신이 몸의 변화 속도를 따라가지 못하니 저도 모르게 신경질과 짜증이 많아지고 예민해지며 심하면 우울증이나 정신 질환이 온다.

사춘기의 병은 대개 신(腎)의 탈이 원인이다. 사춘기는 신(腎)이 좌우하는 월경이 시작되는 때이며 역시 신(腎)이 관장

하는 성장이 가속화되는 시기이기 때문이다. 그래서 여자아이가 가슴이 나오기 시작하면 그때부터 뜸을 떠 주는 것이 좋다. 그러면 사춘기를 건강하고 수월하게 넘길 수 있고 키도 무럭무럭 잘 큰다.

사춘기 질환으로 나를 찾아오는 여자 아이들 중 열에 여덟 아홉은 사춘기의 2차 성징과는 관계가 전혀 없어 보이는 증상으로 온다. 갑자기 생긴 심한 두통이 없어지지 않아서 오는 아이도 있고 통 잠을 자지 못해서 오는 아이도 있다. 심하게 예민해진 아이 등쌀에 견디다 못한 부모가 싫다는 아이를 억지로 끌고 오는 수가 많고 학교에 가지 못할 정도로 월경통이 심해 오는 아이도 있다. 심할 때는 아이가 혼자 중얼거리며 헛소리를 하거나 환각을 보기도 한다.

보통 생식기의 탈은 생식기를 포함하는 신(腎)과 신지(神志)를 주관하는 심(心)을 다스리면 낫는다. 그러나 병이 중하거나 사춘기 2차 성징 과정에서 생긴 생식기의 탈은 간(肝)까지 다스려야 한다. 사춘기에 접어들면 월경을 하게 되는데 간(肝)은 혈액을 저장하고 조절하는 기능을 하는 까닭이다.

오행론(五行論)으로 따져보면 더 쉽고 분명하다. 오행론에서 신(腎)은 간(肝)의 어머니인 수생목(水生木)의 관계, 다시 말해 수(水)를 의미하는 신(腎)이 목(木)을 의미하는 간(肝)을 육성하고 보호하고 원조하는 상생(相生) 관계이기 때문이다.

다시 목(木)을 뜻하는 간(肝)과 화(火)를 의미하는 심(心)이 목생화(木生火)의 상생(相生) 관계가 되며 신(腎)과 심(心)은 수극화(水克火)의 상극(相克) 관계가 된다.

사춘기 여자아이들의 탈을 바로잡을 때는 백회(百會)혈과 전중(膻中)혈과 신유(腎兪)혈이 요혈(要穴)이다. 머리 정수리의 백회(百會)는 혼(魂)을 주관하며 목(木)에 해당하고 양쪽 유두를 연결한 선 한 가운데에 있는 전중(膻中)은 심장(心臟) 바로 위에 있는 혈(穴)이다. 등허리에 있는 신유(腎兪)는 정(精)의 진수인 신장(腎臟)의 기(氣)가 흘러드는 자리이다. 여기에 등에 있는 심유(心兪)혈로 다시 한 번 심(心)을 돕고 하늘의 중심을 잡는다는 뜻의 천추(天樞)혈을 택했다. 배꼽 옆에 있는 천추(天樞)는 해부학적으로 신장(腎臟) 위에 위치한다. 여기에 3가지 음(陰)의 경맥(經脈)이 만나는 삼음교(三陰交)에도 침을 놓고 뜸을 뜬다. 온몸의 건강을 위해 무극보양뜸을 더했다.

얼마 지나지 않아 B양의 부모와 의사가 병실로 들어왔다. 서로 애기가 잘 되지 않았는지 분위기가 좋지 못했다. B양의 어머니는 말없이 짐을 챙겼다. 묵묵히 서 있던 B양의 아버지가 의사에게 말했다.

"더 이상 애기하고 싶지 않습니다. 퇴원할 수 있도록 조치해 주십쇼."

의사는 어이가 없다는 얼굴로 팔짱을 끼며 말했다.

“일단 병원에 입원했으면 무슨 병인지는 알고 나서 퇴원을 해도 해야 하지 않겠습니까?”

“아니, 이거 보세요.”

B양의 어머니가 천천히 의사 앞으로 다가서며 따졌다.

“그럼, 이제까지 무슨 병인지도 모르고 주사 놓고 했단 말이에요?”

의사는 말문이 막히는지 잠시 대답을 못했다.

나는 그들이 옥신각신하는 소리를 뒤로하고 병실을 나섰다. 뭐가 그리 어려운 일인가. 침 한 방이면 되는 것을.

■ 침뜸만화

생리통

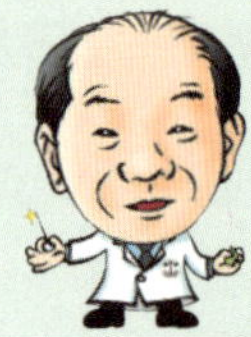

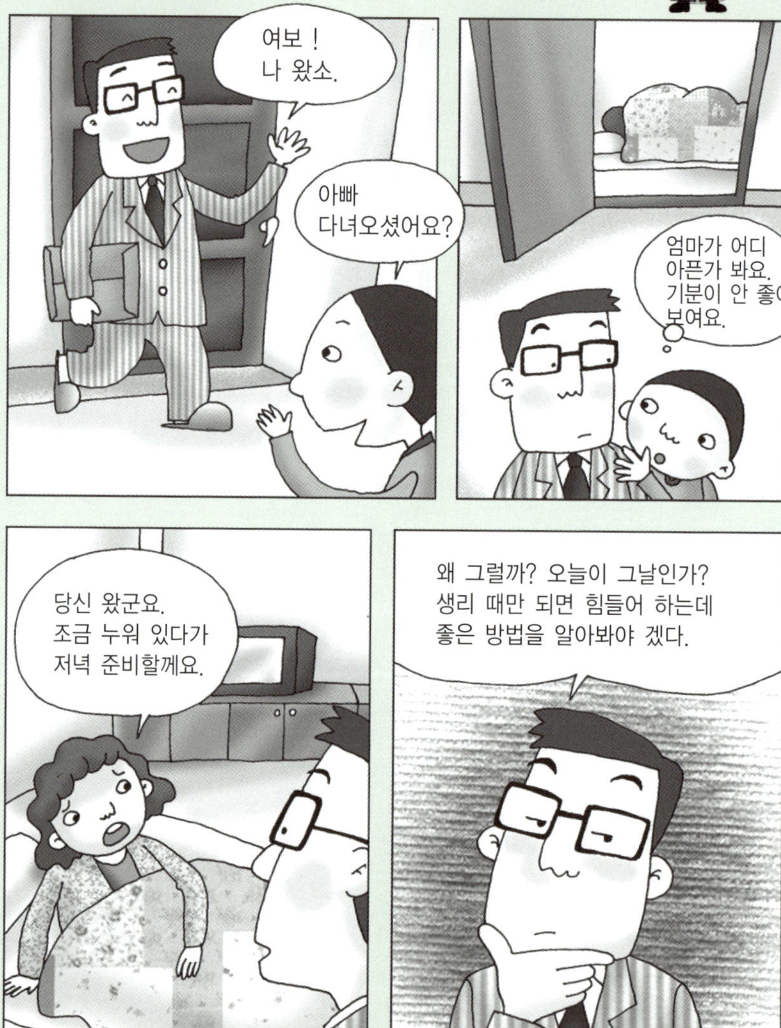
여보 !
나 왔소.
아빠
다녀오셨어요?
엄마가 어디
아픈가 봐요.
기분이 안 좋아
보여요.
당신 왔군요.
조금 누워 있다가
저녁 준비할께요.
왜 그럴까? 오늘이 그날인가?
생리 때만 되면 힘들어 하는데
좋은 방법을 알아봐야 겠다.

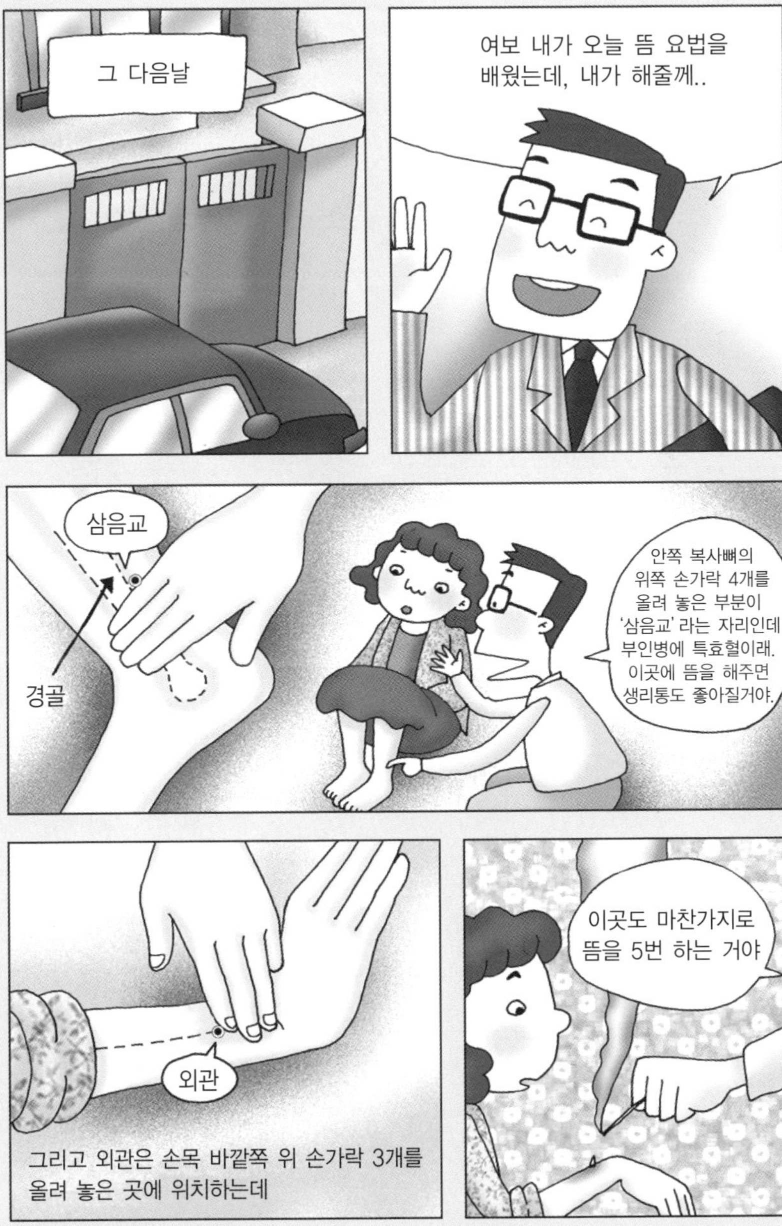
그 다음날
여보 내가 오늘 뜸 요법을 배웠는데, 내가 해줄께..
삼음교
경골
안쪽 복사뼈의 위쪽 손가락 4개를 올려 놓은 부분이 '삼음교' 라는 자리인데 부인병에 특효혈이래. 이곳에 뜸을 해주면 생리통도 좋아질거야.
외관
그리고 외관은 손목 바깥쪽 위 손가락 3개를 올려 놓은 곳에 위치하는데
이곳도 마찬가지로 뜸을 5번 하는 거야

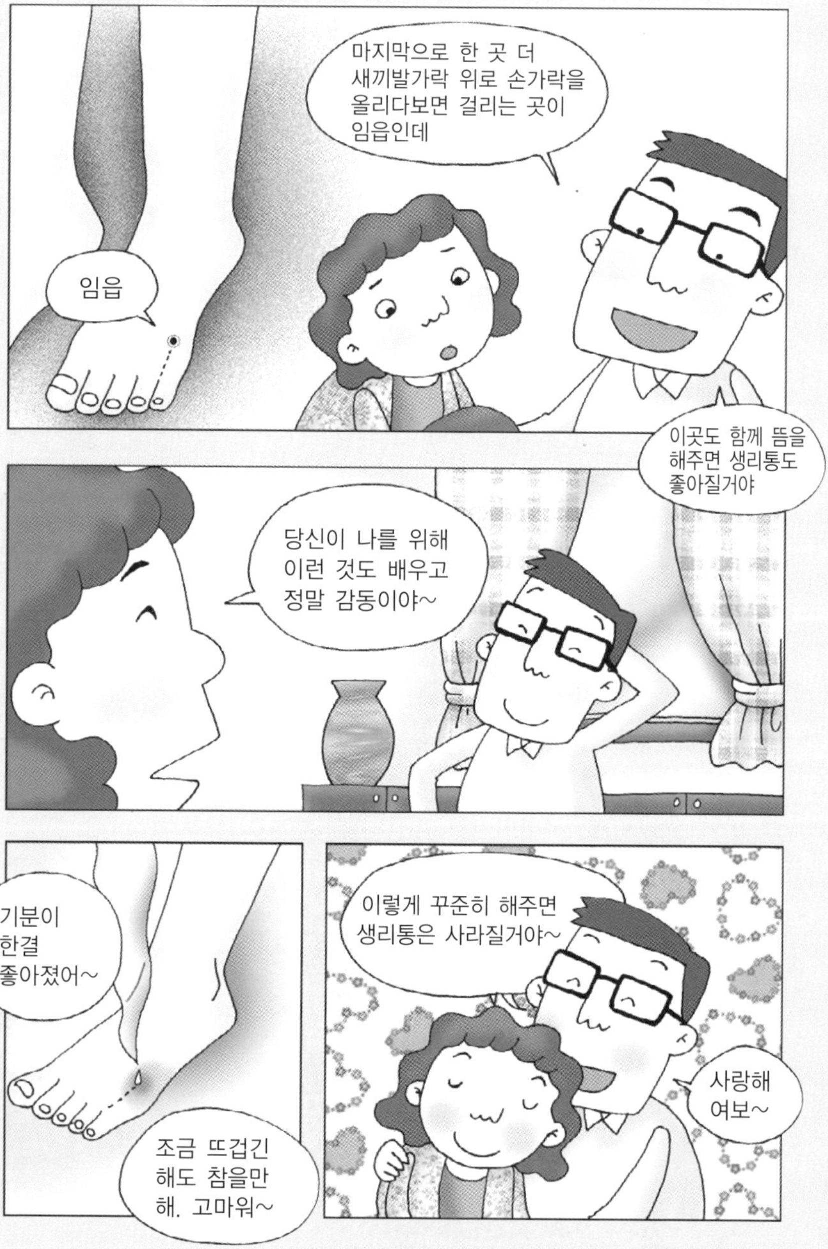
마지막으로 한 곳 더
새끼발가락 위로 손가락을
올리다보면 걸리는 곳이
임읍인데
임읍
이곳도 함께 뜸을
해주면 생리통도
좋아질거야
당신이 나를 위해
이런 것도 배우고
정말 감동이야~
기분이
한결
좋아졌어~
조금 뜨겁긴
해도 참을만
해. 고마워~
이렇게 꾸준히 해주면
생리통은 사라질거야~
사랑해
여보~

7. 그런 것도 침뜸으로 됩니까

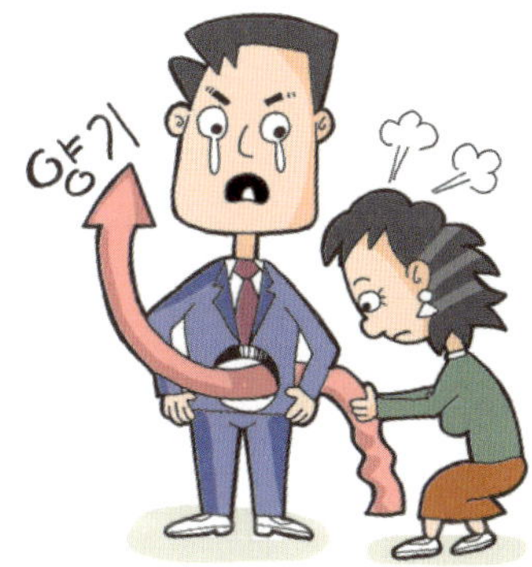

나이 삼십을 넘어 사십을 바라보는 부부들은 알고 있어야 한다. 그 나이의 남자는 거의 다, 서른아홉을 전후해서 한 순간에 양기(陽氣)가 사라져 발기부전 상태가 온다는 사실을. 일시에 양기(陽氣)가 빠져나간 상태는 다행히 자연적으로 회복되는 것이 보통이지만 사람마다 차이가 크다. 그래서 2~3일 안에 빠르게 회복되는 사람이 있는가 하면, 시일이 오래 걸리거나 좀처럼 회복이 되지 않기도 한다. 그러나 양기(陽氣)가 차오르는 시간이 길거나 회복이 더디다고 해서 너무 고민할 필요는 없다. 아주 쉽게 해결할 수 있는 방법이 있기 때문이다.

은행원인 K씨가 바로 그런 경우였다. K씨는 삔 손목을 치료하러 왔다가 말 못할 고민을 털어놓는 바람에 아주 쉽게 문제를 해결한 사람이다. K씨는 치료를 마치고 삐었던 손목을 자꾸 돌려보며 신기해했다. 진료 내내 별 말이 없었던 그가 어렵게 말을 꺼낸 것은 진료실 문을 나서려던 순간이었다. 그는 몸을 돌려 다시 진료실 안으로 들어오더니 "손목이 단번에 나은 것 같다"며 가까이 다가섰다. 그리고 잠시 머뭇거리다가 소곤대듯 조그만 소리로 물었다.

"선생님, 뭐 한가지 여쭙겠습니다. 그게 저 …… 남자가 맥을 쓸 수 없을 때는 무엇을 어떻게 해야 하나요?"

그가 말을 어렵게 꺼내는 것을 보고 나는 무슨 얘기인지 대번에 알아차렸다. 나이가 서른 여덟이라고 했으니, 나는 그가 대부분의 남자들이 사십 고개에서 넘어야 하는 고비를 맞고 있다고 판단했다. 내가 말문을 열기도 전에 그가 묻는 말 역시 그랬다.

"보약을 먹으면 바로 회복되겠죠? 남자 정력엔 뱀이좋다고 하는데 그게 확실한가요? 아니면 병원에 가서 치료를 받는 게 좋을까요? 어떻게 하는 게 가장 좋겠습니까?"

그렇게 질문을 하면 대답하기 어렵다. 어느 편을 들어줘야 한단 말인가. 약이든 물리요법이든, 과학적으로 증명이 됐든 안됐든, 오래도록 사람들 입에 오르내리는 방법은 모두 그만한 가치가 있으니 어느 방법이 가장 좋다고 꼽기 아주 어렵다. 더구나 그가 내놓은 방법들은 내가 직접 해보지 않은 것

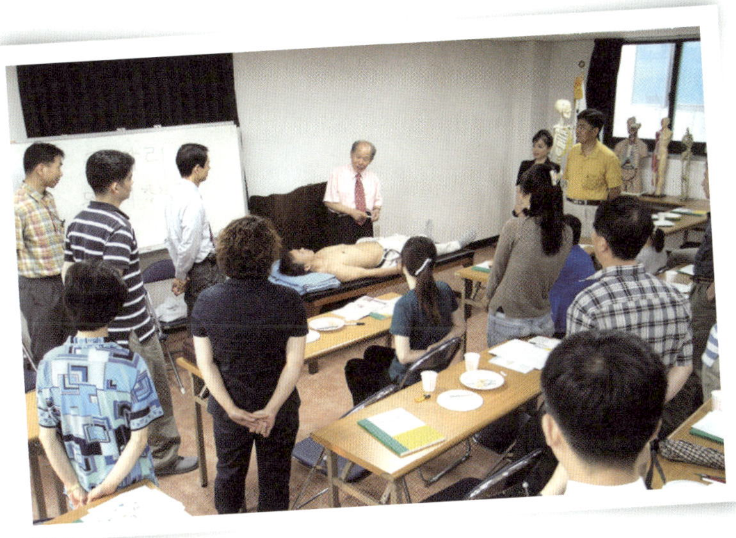

〈뜸사랑〉 회원들에게 침뜸의 세밀한 부분을 직강하고 있다.

들이니 책임 있는 대답을 하기가 한결 어려웠다.

"내가 뭐 하는 사람이에요?"

그는 느닷없는 내 질문에 당황해 했다. 나는 침구사이다. 침과 뜸으로 만병을 고치는 침구사에게 정답이 있다면 그것은 침과 뜸이 아니겠는가.

그가 고민하고 있는 증상은 뜸으로 간단하게 해결된다. K씨처럼 느닷없는 경우이건 아니건 어쨌든 발기부전은 뜸을 뜨면 금방 회복된다. 보통 2~3일 만에 해결되는데 그 뒤에도 계속 뜸을 뜨면 늘 양기(陽氣)가 넘칠 만큼 왕성해진다. K씨는 내가 뜸을 권하자 의아한 표정을 지었다.

"그런 것도 뜸으로 됩니까?"

사실, 뜸은 양기(陽氣)를 회복하는 최고의 방법이다. 어떤 방법이든 다 효과가 있을 테지만, 뜸만큼 효과가 빠르게 나타나고 값이 거의 들지 않고 언제 어디서나 손쉽게 할 수 있는 방법은 없다. 방법도 아주 간단하다. 배꼽 아래, 흔히 단전(丹田)이라고 부르는 관원(關元)혈, 기의 바다인 기해(氣海)혈에 쌀알 반톨 만한 크기로 매일 뜸을 뜨면 된다.

중년이 되면 그때부터 남자에게 방사는 도박이나 마찬가지이다. 기대와 재미를 주긴 하지만 마지막은 잃고 끝나게 되어 있다. 도박으로 재산을 몽땅 잃으면 집안이 망하듯이 한정되어 있는 양기(陽氣)를 방사로 잃으면 몸이 망한다.

방사 과다한 남자에게 중풍은 거의 필연이다. 중풍 때문에 나를 찾아온 남자들을 확인해 보면 거의 틀림없이 그렇다. 중풍으로 쓰러진 날부터 며칠 전에 방사를 하지 않았느냐고 물으면, 십중팔구는 그랬다고 한다. 바람이 났거나, 나이 들어 한참 어린 색시에게 새장가 든 남자치고 병치레로 말년을 맞지 않는 사람이 거의 없다고 해도 과언이 아니다.

어떤 사람은 나에게 이렇게 묻는다.

"방사 과다라고 하는데 대체 어느 정도 돼야 방사과다입니까?"

방사과다의 정도는 사람에 따라 나이에 따라 달라 한마디로 말하기 어렵다. 그러나 기준은 있다. 방사 과다의 기준은 방사에 쏟은 에너지가 재충전되는 기간이다. 쓰고 나면 다시 채워지기까지 어느 만큼의 기간이 걸리는데 그 기간보다 빠르게, 즉 재충전이 완전히 되기 전에 방사를 하면 과다가 되는 것이다.

옛 전통의학자 가운데에는 남자의 양기가 재충전되는 기간을 연령의 앞 숫자를 제곱한 날 수로 보는 사람도 있었다. 20대는 4일(2×2), 30대는 9일(3×3), 40대는 16일(4×4), 50대는 25일(5×5)일이 되어야 재충전된다는 것이다. 그대로 따져보면 20대는 대략 1주일에 한두 번, 30대는 열흘에 한 번, 40대는 한 달에 한두 번, 50대는 한 달에 한 번 이상 관계를 가지면 방사과다가 되는 것이다.

그러면 이어서 이렇게 묻는다.

"정력강장제라는 게 그래서 있는 것 아닙니까?"

정력강장은 양기(陽氣)를 빨리 재충전시켜주는 일이니 방사 과다의 정도를 낮추는 방법이다. 지금까지 정력강장에 좋다고 알려진 방법은 수없이 많은데 그 중에서 가장 최고의 방법은 역시 뜸이다. 뜸을 매일 뜨는 사람은 방사 뒤에 오기 마련인 피로를 모를 만큼 빠르게 회복되고 재충전된다. 뜸이 왜 최고인가 하면 효과가 빠를 뿐 아니라 오래 지속되기 때문이다. 아무리 좋은 약도 언제까지나 복용할 수는 없는 일. 그러나 뜸은 매일 할 수 있고 언제나 할 수 있다.

남성의 발기력은 나이가 들어 노인이 될수록 쇠약해지는데 발기되는 각도로도 나타난다. 젊어서는 배에 닿을 정도이던 것이 나이가 들면서 각도가 점점 줄어든다. 그 각도를 손가락에 견주어 말하는 사람도 있다. 다섯손가락을 쫙 폈을 때 엄지손가락은 20대, 집게손가락은 30대, 가운데손가락은 40대, 약지는 50대, 새끼손가락은 60대의 발기 각도와 같다는 것이다.

50대 중반인 L씨는 아내를 병으로 잃고 젊은 처녀에게 새장가든 지 5년이 되었는데, 발기력이 약해져서 거의 발기부전 상태라고 해야 할 정도였다. 한 달여 동안 병원에서 호르몬 주사도 맞았고 한약도 먹어 보았으며 지압 요법, 기구 치료도 해 보았으나 효과가 없어 고민하던 참에 친구의 권유로 나를 찾아왔다.

발기력 이상은 뜸 한 번만으로도 효과가 난다. 그는 처음 뜸 치료를 받은 다음 날 만면에 미소를 띠고 나타났다. 새벽에 발기가 되었는데 그것도 배에 닿을 정도였다며 입을 다물지 못했다.

발기력이 저하되는 증상은 허리 아래 엉덩이 쪽에 상료(上髎)혈과 바로 아래에 있는 중료(中髎)혈에 뜸을 하면 즉각 효과가 나타난다. 상료(上髎)와 중료(中髎)에 뜸을 뜨면 저하

된 성 기능이 회복될 뿐만 아니라 더욱 향상된다. 그래서 뜸을 뜰 때는 부부가 함께 뜸을 떠야 한다. 그렇지 않으면 뜸을 뜨는 쪽하고 그렇지 않은 쪽의 균형이 맞지 않아 부부 사이에 갈등이 생기고 만다.

L씨는 방사 과다로 발기력이 약해져 있었다. 거기에 나이 차이가 많이 나는 새 부인을 의식해야 하는 심리적 부담감과 사회생활의 정신적인 피로가 겹쳐 발기중추가 억제되어 있었다. 그래서 몸 전체를 다스리는 무극보양뜸을 더했다. 팔의 곡지(曲池)혈, 다리의 삼리(三里)혈, 배의 중완(中脘)혈로는 기혈(氣血)의 균형을 잡고 배꼽 아래 기해(氣海)혈과 관원(關元)혈로는 원기(元氣)를 돋우었다. 등의 폐유(肺兪)혈과 고황(膏肓)혈로는 신진대사를 돕고 머리의 백회(百會)혈로는 머리의 혈액순환을 도와 정신의 피로를 회복시켜 주어야 근본 치료가 되기 때문이다.

그는 일 주일 동안 뜸을 뜨고 나서 이렇게 말했다.

"몸이 아주 가뿐해요. 피로한 줄도 별로 모르겠고 체력이 튼튼해진 느낌이에요. 입맛도 살아나고 잠이 그렇게 달 수가 없어요. 다른 건 그렇다 치고 소변이 시원해져서 아주 개운합니다."

그러면서 그는 오른손을 쫙 펴고 나에게 엄지손가락을 꺼떡꺼떡 해 보이면서 빙그레 웃었다.

8. 잘못된 생활습관이 병을 부른다

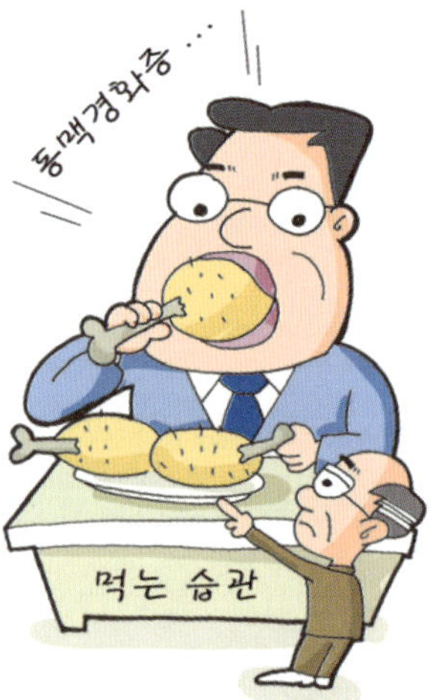

"심장 수술을 한 지 1년이 다 되어 가지만 아직도 가슴이 묵직하게 아픕니다."

동맥경화증이 심해 수술을 받았다는 P씨는 이제 막 쉰이 된, 비교적 젊은 사람이었다. 젊어서부터 고기를 좋아했고 하루라도 밥상에 고기가 올라오지 않으면 밥을 제대로 먹은 것 같지 않았다는 P씨는 그래서 또래보다 일찍 성인병을 앓았고 심하게 앓았다.

"침도 좋고 뜸도 좋지만 그래도 먹는 습관을 바꾸셔야 합니다. 고기 너무 많이 먹는 거 좋지 않아요. 운동도 적당히 해야 하고요. 그렇지 않으면 침뜸에도 한계가 있습니다."

P씨는 무언가 말을 덧붙이려다 고개를 주억거렸다. 보나마나 타고난 식성을 어찌 하느냐는 것이리라.

우리 몸의 병은 우리 습관의 결과이다. 몇 년 전부터 일본에서는 성인병을 생활습관병이라고 부른다는데, 그것 참 딱 맞는 표현이다. 이 나라 모든 땅과 물이 오염되었다고는 하지만 그래도 물 맑고 공기 좋은 곳에 사는 사람들은 도시 사람들에 비해 콧병을 앓는 일이 거의 없고 알레르기성 천식이나 아토피성 피부염을 앓는 일이 훨씬 적다. 농촌이나 어촌 같은 시골에 사는 사람들에게 많은 병은 근육통과 같은 근육계 질환이다. 논에서는 허리를 숙이고 일하고 밭에서는 쪼그리고 앉아 일하다 보면 제아무리 튼튼한 관절과 근육이라도 고장이 나지 않을 수 없기 때문이다.

반면, 도시 사람들은 각종 신경성 질환과 문명성 질환에 시달린다. 근래 10여 년 사이 호흡기계 질환이 부쩍 늘었고 어린아이와 청소년 치고 만성비염이나 축농증 같은 콧병을 앓지 않는 아이 찾기가 어려운 형편이다. 음식을 기름지게 먹고 운동은 거의 하지 않은 까닭에 비만, 고지혈증, 당뇨, 동맥경화 같은 병이 흔하디 흔하다.

P씨의 경우도 그랬다. 육식을 좋아하는 P씨는 몸집이 크고 살이 많은데다 운동은 죽어라 하기 싫어하는 성격이었다고 했다. 그런 P씨가 울며 겨자 먹기로 생활습관을 바꾸지 않을 수 없게 된 계기가 바로 동맥경화의 발병이었다.

현대 의학에서는 고혈압이나 동맥경화가 중풍의 원인이 되

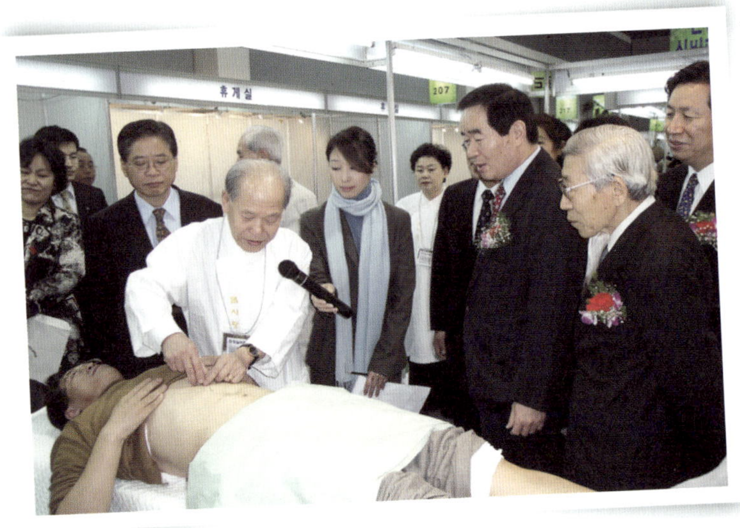

〈한국경제신문〉이 주최한 '실버페어' 행사에서 침뜸 봉사활동을 하고 있다.

는 것으로 보고 있다. 동맥경화란 간단히 말해 동맥의 노화현상이다. 동맥경화는 혈액 속 콜레스테롤의 양이 늘어나 혈관벽에 침착(沈着)하여 생기는 것으로 알려져 있다.

동맥경화는 동맥 어디에서나 생기는데 뇌동맥에 생기면 뇌졸중의 원인이 되고 관상동맥에 생기면 심근경색이나 협심증의 원인이 된다. 또 신장에 심하게 생기면 신경화증 증상을 나타내고 하지동맥에 생겨 혈행(血行)이 저하되면 하지에 엄청난 통증을 유발한다. 세동맥(細動脈)이라는 모세관 앞의 가는 동맥에 널리 생기면 고혈압의 원인이 되고 그것이 다시 다른 동맥의 경화를 가져오는 악순환을 만든다.

P씨는 심장 동맥의 동맥경화가 심했고 그 때문에 심근경색의 위험마저 높았다. 심장의 관상동맥에 혈액이 일시적으로 부족해 발생하는 협심증을 몇 차례 겪었고 동맥경화가 갈수록 심해져 조금만 움직여도 숨이 찼으며 조금 더 욕심을 부리면 심장의 통증이 극심해져 운동도 마음대로 하지 못하는 지경에 이르고 말았다.

"처음에는 목에 종이를 붙여놓은 것처럼 가볍게 숨이 막히더니 갈수록 심해집디다. 수술 받기 얼마 전에는 뜨거운 부젓가락으로 심장을 휘젓는 것 같아 이렇게 죽나보다 했다니까요. 그래서 견디다 못해 병원에서 하자는 대로 수술을 했지요."

동맥경화증이 심해지면 병원에서는 혈관을 교체하는 수술을 하자고 한다. 낡아서 탄력을 잃고 딱딱해진 혈관의 일부를 제거하고 종아리에 있는 튼튼하고 굵은 혈관을 떼어다 붙이는 수술이다.

그런데 문제는 통증이다. 수술이 성공했다고 해도 심장의 통증까지 말끔히 사라지는 것이 아니기 때문이다. 그 동안 나를 찾아오는 환자들을 살펴본 결과, 동맥경화로 혈관 교체 수술을 받은 환자 가운데 7할 이상이 가슴의 통증을 호소한다. 수술 전보다야 덜 하지만 가슴 중앙에서 명치 부근까지 누르는 듯 묵직하게 아프고 등 한가운데가 심하게 뻐근하다고 한다.

P씨 역시 통증 때문에 나를 찾아왔다.

"도대체 왜 수술을 했는데도 아픈 게 가시질 않느냐고, 혹시 수술이 잘못된 거 아닌지 의사에게 몇 번이나 물어보았지요. 그럴 때마다 의사는 그럴 수도 있다는 말만 하고 속시원한 대답을 하지 않더라 이겁니다."

우선 나는 어깨와 목의 결림을 풀어 주는 자리인 견외유(肩外兪)혈과 등허리 통증과 옆구리 결림에 잘 듣는 지양(至陽)에 침을 놓았다. 심장의 이상으로 생긴 통증이니 심장(心臟)의 기가 흘러드는 심유(心兪)를 잡았고, 팔회혈(八會穴) 중 혈(血)의 회(會)이면서 횡격막을 주관하는 격유(膈兪)와, 등 쪽에서 견갑골 상단이면서 움푹하게 들어간 자리인 천료(天髎)혈을 잡아 막힌 기운이 잘 소통하게 했다. 폐(肺)와 심(心)은 오행론(五行論)의 원리에 따라 상극(相剋) 관계인 화극금(火剋金)이다. 따라서 심장(心臟)과 폐(肺)를 함께 다스리기 위해 폐(肺)와 심장(心臟)을 한 번에 도와주는 고황(膏肓)혈을 택했고 견갑골 중앙부 우묵하게 들어간 부위인 천종(天宗)혈을 잡아 폐(肺)의 기운을 돕고 아울러 어깻죽지의 통증을 다스렸다. 그리고 천종(天宗) 위 부분에 있는 병풍(秉風)혈을 잡아 풍사(風邪)가 침입하는 것을 막았다. 중풍을 일으키는 중요한 원인 중 하나가 동맥경화이기 때문이다.

또한 양 젖꼭지를 이은 선의 중앙인 전중(膻中)혈로 심장을 보했고 배꼽 아래에 있으면서 기의 바다인 기해(氣海)혈과 관원(關元)혈에 침을 놓고 뜸을 떠 원기를 튼튼하게 했다. 아울러 다리의 삼리(三里)혈과 팔오금 바깥쪽의 곡지(曲池)혈을 잡아 온몸의 균형을 잡았다.

치료를 마치자 P씨는 가슴과 등이 답답하고 아프던 것이 싹 없어졌다며 아주 좋아했다. 나는 P씨에게 집에서 매일 뜸을 뜨라고 이야기했다.

"지금은 통증이 다 사라진 것 같지만 며칠 지나면 또 아플 거예요. 오래된 병은 그만큼 오래 고쳐야 나으니까요. 제가 일러드린 자리에 매일 뜸을 뜨면 가슴이랑 등 아픈 것도 없어지고 혈액 성분도 좋아져 동맥경화나 협심증 같은 심장병 걸릴 일은 없을 겁니다. 건강한 피가 건강한 혈관을 만드니까요."

P씨는 "돈 안들이고 끔직한 통증과 수술에서 벗어난다면 못할 일이 무엇이 있겠느냐"며 진료실을 나섰다.

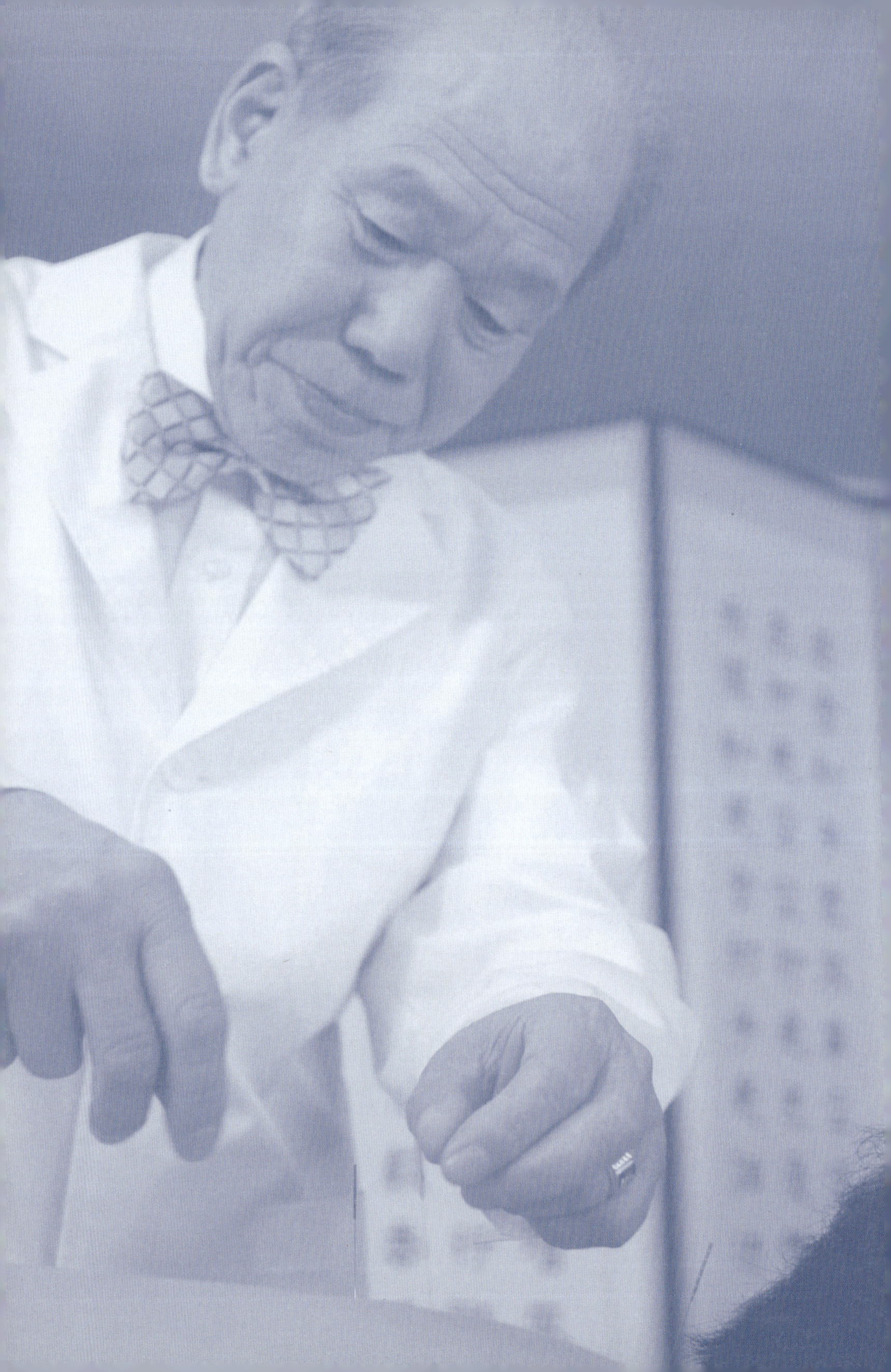

제3장

침구사는 병 낫는 재미에 산다

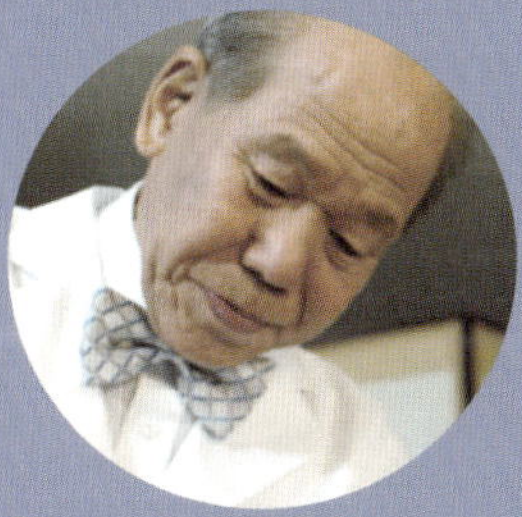

침뜸은 누구나 다 알고 있어야 한다.

옛날에는 글을 아는 사람들은 거의 대부분 교양으로 침뜸을 공부하고 익혔다.

식솔들의 가벼운 병은 의원을 부르지 않고 해결할 수 있어야

진정한 지식인이라고 할 수 있었다.

1. 최고의 의술, 뜸

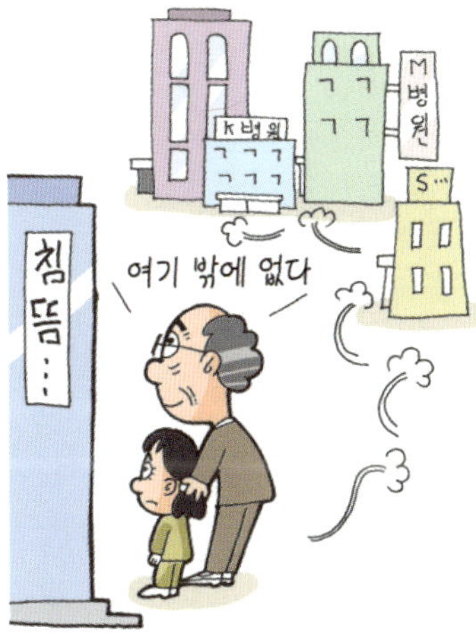

할아버지는 열이 나서 몸을 벌벌 떠는 손녀를 데리고 나에게 왔다. 손녀는 몸이 마르고 핏기도 없는 것이 아주 허약해 보였다. 할아버지는 나를 보자마자 사정을 했다.

"이 애를 살릴 곳은 여기 밖에 없습니다."

나와 비슷한 연배로 보이는 그 할아버지는 어느 도립병원의 원장을 지내고 정년퇴임한 뒤에는 동네에서 의원을 하고 있는 의사였다. 중학교 1학년인 손녀는 종합병원에서 재생불량성 빈혈이라는 판정을 받은 상태였다. 할아버지는 손녀를 데리고 대한민국에서 최고라고 이름난 전문의는 다 만나 본 터였다. 그러나 손녀를 고칠 방법이 거기에는 없었다.

할아버지는 J대학의 P교수가 소개해서 나를 찾아왔다고 했다. P교수는 뜸으로 디스크가 완치되고 난 뒤 주위에 병이 든 사람은 물론이고 만나는 사람마다 뜸을 권하는 자칭 뜸의 전도사였다.

나는 손녀를 찬찬히 살펴보면서 물었다.

"잘 먹는 음식보다 안 먹는 음식이 더 많지요?"

할아버지는 손녀 옆에서 고개를 끄덕였다.

재생불량성 빈혈 환자는 안 먹고 못 먹는 음식 투성이다. 음식을 많이 가리고 편식하는 습관이 병을 어렵게 만든 것이다. 재생불량성 빈혈은 조혈(造血)능력이 감소하는 병으로 피 속에 들어있는 여러 성분, 특히 혈소판의 양이 감소한다. 혈소판이 부족하면 각종 빈혈 증상이 나타나고 피가 났을 때 지혈이 잘 되지 않고 감염성 질병에 쉽게 걸리게 된다.

할아버지는 깊은 한숨을 내쉬었다.

"손녀딸이 병을 앓고 있는데 내가 의사면서 쳐다볼 수밖에 없어 더 답답합니다. 기껏해야 수혈해서 피를 넣어주는 방법뿐이니……. 의학이 이래도 되는 건지 모르겠습니다."

"인간이 쓰는 어떤 의술도 한계가 있기 마련입니다. 전통의술이건 현대의학이건 다 마찬가지이지요. 눈으로 병의 원인을 확인하고 공격하는 현대의학은 원인이 눈에 보이지 않으면 무력해질 수밖에 없고, 방어가 최우선인 전통의술은 시간을 다투는 공격엔 약할 수밖에 없지요."

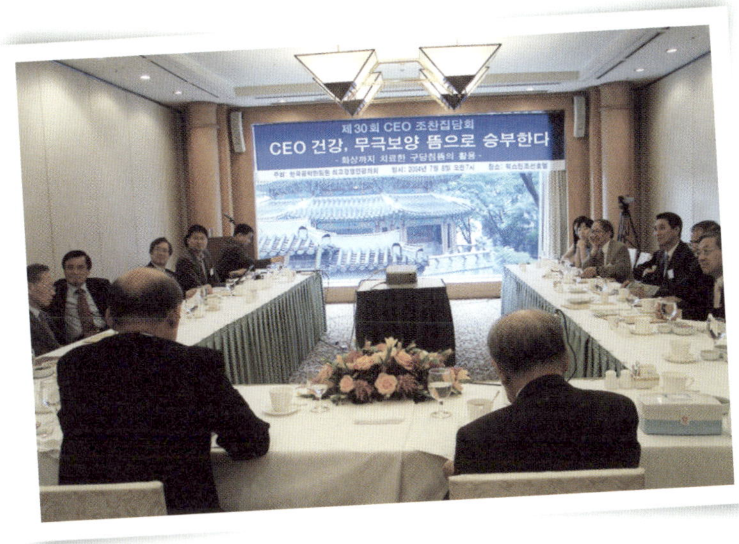
제30회 CEO 조찬집담회
CEO 건강, 무극보양 뜸으로 승부한다

CEO 조찬집담회에서 실시한 무극보양뜸 특강

나는 같은 의술자로서 의사 할아버지의 심정을 이해할 수 있었다. 나도 의술자로서 좌절감을 느낀 적이 많았다. 뇌를 다쳐 꼼짝 못하는 식물인간, 엉망으로 처참한 몰골이 된 환자, 급작스럽게 죽는 사람 등 ……. 그렇게 심각한 환자를 보고서도 별 수 없이 발길을 돌려야 할 때마다 그대로 보따리를 싸들고 산 속으로 들어가고 싶었다. 병을 보고도 고치지 못하는 내가 무슨 의술자란 말인가. 고칠 방법이 있건만 내가 모르고 있는 것은 아닌지 하는 생각에 휩싸여 허탈해지곤 했다.

할아버지는 내 손을 잡았다.

"저는 침뜸에 대해 많이 들어서 알고 있습니다. 어려서 보고 들은 기억도 있고 늙기 시작하면서부터는 관심이 많았습니다. 선생께서는 뜸의 전문가로 명성이 높은 분이라 하여 이렇게 찾아왔습니다. 짧은 소견이지만 제 손녀를 고칠 방법은 뜸밖에 없다고 판단했기 때문입니다."

"네, 잘 오셨습니다. 잘 판단하셨어요."

재생불량성 빈혈과 같이 서서히 진행되고 더구나 혈액에 이상이 생긴 병에는 뜸이 최고의 의술이다. 뜸은 세포에 활력을 주고 혈액 순환을 크게 도움은 물론, 혈액의 성분을 변화시키기 때문이다.

이미 오래 전에 일본 의학계에서 연구하여 밝힌 바 있듯이, 몇 개월 동안 계속 뜸을 뜨면 적혈구와 백혈구가 늘고 혈액을 응고시키는 혈소판도 늘어난다. 따라서 혈액 속의 면역 물질도 늘어난다. 재생불량성 빈혈은 혈액 속에 혈소판이 모자라 몸에서 출혈이 시작되면 지혈이 되지 않아 피가 점점 모자라게 되는 병이다. 그러니 혈소판을 증가시켜 주는 뜸이야말로 재생불량성 빈혈을 치료할 수 있는 유일한 수단이다.

나는 할아버지의 손을 마주 잡았다.

"이제 보세요. 그저 쑥 말린 것에 지나지 않는 뜸이 얼마나 위대한 힘을 발휘하는지 차차 확인하게 될 겁니다."

할아버지는 잡은 손에 힘을 주며 수없이 고개를 주억거렸다.

손녀는 초경을 시작하면서부터 출혈이 시작됐다. 거의 두

달째 출혈이 조금씩 계속되고 있었다. 이럴 때는 지혈이 먼저다. 자궁 쪽의 출혈은 생식기를 주관하는 간(肝)에서 다스리니 엄지발가락 발톱 안쪽 모서리 옆에, 간(肝)의 경락(經絡)인 족궐음간경(足厥陰肝經)이 시작하는 대돈(大敦)혈에 뜸을 떴다. 대돈(大敦)에 침을 놓거나 뜸을 뜨면 일반적인 자궁출혈은 그 자리에서 멈춘다. 그러나 지혈작용을 하는 혈소판에 문제가 있으니 일주일에서 십일 정도는 치료를 해야 출혈이 멈출 터. 그때까지는 침을 놓은 자리에서 피가 나와도 쉽게 그치지 않는다.

지혈을 하면서 피 만들기도 함께 해야 한다. 몸속에 있는 오장육부(五臟六腑)는 생산 공장이다. 몸에 필요한 영양분도 만들고 혈액도 만든다. 병을 이길 수 있는 각종 약품을 생산하는 제약 공장이다. 그러므로 제약 공장인 오장육부(五臟六腑)를 튼튼하게 하는 것이 치료다. 그러나 제아무리 좋은 시설을 갖추고 있다 해도 재료가 없으면 생산 라인을 가동할 수 없다. 제약 공장이 돌아가는데 필요한 원료는 바로 음식. 음식을 잘 먹게 하는 것도 대단히 중요한 치료다.

우선 혈액을 저장하고 소독하는 장기인 간(肝)을 튼튼하게 해야 했다. 그래서 간(肝)의 기(氣)가 흘러드는 간유(肝兪)혈에 뜸을 떠 피를 맑게 하고, 발등 발몸뼈 앞쪽에 있으면서 간(肝)의 원기(原氣)가 흐르는 태충(太衝)혈에 뜸을 떠 간(肝)의 혈액 저장 기능을 활발하게 했다.

피 만들기는 비(脾)가 주관하는 바, 비(脾)의 기(氣)가 흘러드는 비유(脾兪)혈을 써서 비(脾)를 튼튼하게 했다. 생식기에 탈이 나면 폐(肺)도 탈이 나기 쉽고 그에 따라 숨이 가빠지는 증상이 나타나므로 폐유(肺兪)혈로써 폐(肺)를 튼튼하게 했다.

혈액이 부족하면 심(心)에 부담이 가고 열이 난다. 그래서 심(心)을 보위하는 심포(心包)의 경락인 수궐음심포경(手厥陰心包經)의 내관(內關)혈로 심(心)을 돕고 열을 다스렸다. 자궁에 탈이 났으니 간(肝)과 비(脾)와 신(腎)의 세 경락이 만나는 삼음교(三陰交)혈을 써 간(肝), 비(脾), 신(腎)을 도와 자궁을 치료했다. 또한 배꼽 양옆에 대장(大腸)의 기(氣)가 모이는 자리면서 근처에 있는 생식기에도 도움을 주는 천추(天樞)혈로 자궁의 기능을 원활하게 했다.

한편 몸 전체의 균형을 이루어야 했다. 소녀는 기(氣)는 지나치게 상승되고 혈(血)은 하강된 상태였다. 그래서 양다리의 삼리(三里)혈로 지나치게 상승된 기(氣)를 끌어내리고 양팔의 곡지(曲池)혈로 혈(血)을 끌어올렸다. 마지막으로 배의 중완(中脘)혈에 뜸을 떠 잘 먹게 함으로써 영양을 보충할 수 있게 했다.

할아버지는 뜸치료를 받고 있는 손녀의 손을 꼭 잡아 주었다. 손녀는 자신이 어려운 병을 앓고 있다는 것을 알고 있어

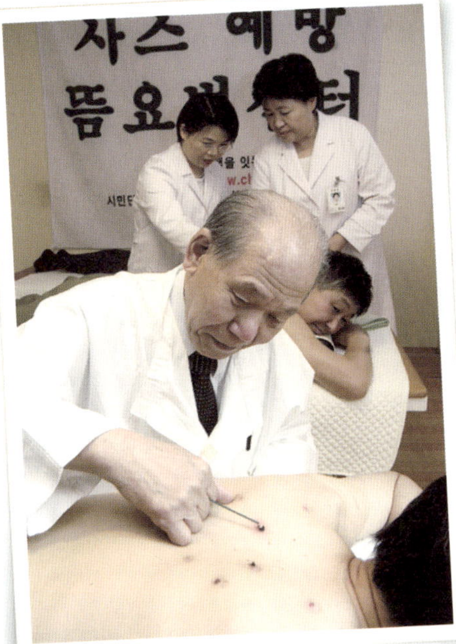

특별히 개설된 사스 예방 뜸요법 센터.
뜸은 우리 가족과 이웃의 건강 지킴이다. 이제는 세계보건기구(WHO)까지 오랜 기간의 검증을 거쳐 300종의 질병을 침과 뜸으로 치료할 수 있다고 공인하고 적극적인 활동을 권장하기에 이르렀다.

서인지 침뜸을 두려워하지 않았다. 여중생이라면 보통 침이나 뜸이라는 소리만 들어도 몸을 움츠리는데도 말이다. 그런 손녀를 보고 할아버지는 더 안쓰러워했다.

"얘야, 뜸으로 병을 이길 수 있단다. 힘내자, 힘내서 해보자꾸나."

할아버지의 응원에 나도 가세했다.

"남들이 나보고 뭐라고 하는지 알아요? 뜸으로 못 고치는 병이 없는 사람이라고 해요. 날 믿고 따라올 수 있겠지요?"

손녀는 희미하게 웃었다.

그 다음날 손녀는 한결 밝아진 표정으로 나타났다. 함께 온 할아버지는 뜸이 좋다는 건 알았지만 이렇게 금방 효과가 나타날 줄은 몰랐다면서 조금 들떠 있었다. 손녀가 밤에 열이 나지도 않았고 잘 잤으며 아침에도 가뿐히 일어나는 것을 보고 감탄했다고 했다. 할아버지는 밤새 손녀를 지켜보느라 잠을 잘 못 잤어도 피곤한 줄 모르겠다며 좋아했다.

8일째 되는 날, 손녀는 출혈이 멈춘 것 같다고 조심스럽게 말했다. 그 말을 듣고 할아버지는 "이제 너는 살았다"며 손녀를 붙들고 뛸 듯이 기뻐했다. 지혈이 되고 나면 그 때부터는 피 만들기만 열심히 하면 되는 것이다. 제약 공장인 오장육부(五臟六腑)를 튼튼하게 하고 원료인 음식을 골고루 먹으면 피는 저절로 만들어지니 한시름 놓은 셈. 이제부터는 음식의 섭취와 소화를 돕는 일만 남았다.

나는 손녀의 할아버지와 부모에게 뜸뜨는 방법을 익히게 했다. 그리고 이제부터는 집에서 꾸준히 뜸을 뜨라고 했다. 할아버지는 뜸이 손녀를 살릴 수 있다고 굳게 믿었다.

"옛날에 현대의학의 시조라는 히포크라테스가 이렇게 말했답니다. 약으로 낫게 할 수 없으면 쇠로 치유하고 쇠로 낫게 하지 못하거든 불로 치유하며 불이 낫게 할 수 없다면 고치지 못한다. 그게 무슨 뜻이겠습니까? 현대의학으로 말하자면 쇠는 수술장비이고 불은 레이저쯤 되겠지요. 얼마 전까지만 해도 저는 그렇게 생각했습니다. 그런데 그것만이 아니었어요. 쇠는 침일 수 있고 불은 뜸일 수 있다는 사실을 이제 알아차리게 됐습니다."

할아버지는 노련한 의사답게 벌써 나름대로 뜸의 원리를 과학적으로 파악하고 있었다. 뜸은 결국 몸에 작은 화상을 입히는 것. 화상으로 인한 화상독에 의해서 인체에는 약효가 있는 물질이 만들어지고 흡수된다는 것을 헤아리고 있었다. 할아버지는 자신이 그동안 뜸에 대해서 무관심했던 것을 아쉬워했다.

집에서 뜸을 뜨기 시작하고 보름 뒤, 할아버지는 종합병원에서 손녀의 혈액검사를 하고 나에게 보고를 하듯 들렀다.

"글쎄, 애를 데리고 혈액검사를 하러 병원에 갔더니 의사들이 뜸자리를 발견하곤 펄쩍 뛰지 뭡니까? 피가 나기 시작하면 멈추질 않는 환자에게 어떻게 상처를 낼 수 있느냐면서 막 야단을 치더라고요. 그래서 제가 그랬죠, 나도 알 만큼 아는 의사라고. 그랬더니 그 친구 머쓱해서는 입을 다물더라고요.

또, 혈액검사 결과가 어떻게 나왔는지 아세요? 의사가 고개를 갸우뚱거리기만 하고 말을 못해요. 그래서 제가 검사 결과를 들여다보았더니 적혈구, 백혈구, 혈소판 수치가 모두 지난번 검사 때보다 증가한 겁니다. 아니, 그렇게 기쁜 일이 또 어디 있겠어요? 그런데 그 의사는 꿀 먹은 벙어리인양 입을 다물고 있더군요. 현대의학에서 재생불량성 빈혈은 난치병으로 취급되고 있으니 할 말이 없었겠지만요."

할아버지는 이미 뜸을 믿고 있었지만 혈액검사 결과를 보는 순간, 뜸의 위력에 다시 한 번 경탄하지 않을 수 없었다고 했다.

그 뒤로 6개월만에 할아버지는 뜸으로 손녀를 고쳐냈다. 일 주일에 2번 이상 수혈해야만 겨우 생명을 유지할 정도로 악화된 손녀를 살려낸 것이다. 혈액검사 결과가 정상인과 다름없이 나온 날, 할아버지는 아들과 며느리, 손녀를 데리고 나에게 인사차 들렀다. 그 손녀의 부모는 기쁘고 고맙다는 인사말 끝에 내게 한 가지 부탁을 했다.

"이 애가 커서 시집갈 때 꼭 주례를 서 주세요."

나는 기쁜 마음에 기꺼이 응낙을 했다.

그러나 그 다음 해에 손녀가 교내 웅변대회에서 1등을 했다고 할아버지가 소식을 전해 준 뒤 소식이 끊겼다. 손녀가 커서 시집을 가고도 남았을 만큼 세월이 흘렀지만 아무 소식이 없다. 하지만 섭섭하지는 않다. 환자들에게는 무소식이 희소식임을 알고 있기 때문이다.

2. 침구사는 이동식 종합병원

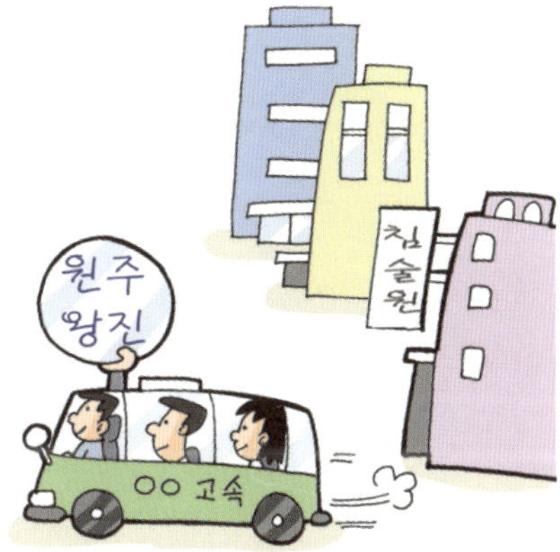

그때가 1955년이었으니 꽤 오래 전의 일이다. 중년 여자가 침술원의 문을 조심스럽게 열며 "선생님이 부러진 목뼈를 고쳤다는 분 맞지요?" 하고 물었다. 어떤 환자를 가리키는 것일까. 기억을 더듬고 있는데 여자가 말을 이었다.

"요 앞 Y외과에 입원했던 K씨 아시지요? 부부싸움 하다 목뼈 부러진 목수 K씨요."

그제야 기억이 났다. 성질 유별난 목수 K씨를 말하는구나. K씨는 부부싸움 끝에 제 성질을 못 이기고 머리로 벽을 들이받다 경추가 골절되어 내 침술원 근처에 있는 Y외과에 입원했던 환자이다. 나는 가슴 아래 전신이 마비되었던 K씨가 입원해 있는 병원에 가서 치료를 해 주었다. K씨는 침뜸 치료로 대단한 효과를 보았다.

"저희 애아버지가 Y외과에 입원했었거든요. 근데 그 병원에 있는 환자들 말이 저희 애아버지랑 K씨랑 증상이 아주 비슷하다면서 선생님을 찾아가 보라고 해서요. 그래서 이렇게 찾아왔어요."

중년 여자는 자신의 집이 원주라면서 원주로 왕진을 와 달라고 부탁했다. 난처했다. 지금처럼 승용차가 흔한 시절도 아니었으니 대중교통으로 가고 와야 할 처지일 터. 허나 대중교통 또한 지금처럼 배차 시간이 짧고 흔한 게 아니었다. 침술원을 오래 비울 수 없는 상황이라 망설이지 않을 수 없었지만 결국 나는 왕진을 허락하고 말았다. 부인의 부탁이 너무나 간절했기 때문이다.

며칠 뒤 일요일, 원주에 사는 환자의 집을 찾았다. 환자인 P씨는 사진사로, 원주의 한 여고 앞에서 제법 번듯한 사진관을 운영하던 이였다. 사진관이 여고에서 가까웠던 덕분에 그 학교의 공식적인 행사의 촬영은 P씨의 몫이었고 그래서 입학식이나 졸업식, 운동회, 소풍 같은 학교 행사에 늘 따라다녔다고 했다. 그러던 중 수학여행에 전속 사진사로 따라갔는데 그 때 학생들과 P씨를 태운 버스가 전복되는 대형 교통사고가 일어났다. 사진사 P씨는 그 사고에서 경추가 골절되는 큰 부상을 입었고 그로 인해 전신이 마비된 상태였다.

내가 원주에 갔을 때 P씨는 이미 현대 의학에서는 포기한 상태였다. 이미 여러 차례 목뼈 수술을 한 뒤였고 척추가 완전히 마비되어 혼자 힘으로는 대소변도 보지 못하고 있었다. P씨의 몸은 만신창이였다. 온몸에 수술 봉합 흔적이 그득했고 욕창이 말도 못하게 심해 진물이 줄줄 흐르고 있었다. 소변을 인위적으로 배출시키기 위한 튜브가 연결되어 있었고 대변 배출 튜브를 박은 자리에는 배설 봉지가 매달려 있었다. 다행인지 불행인지 알 수 없으나 그 와중에 P씨는 정신이 맑았다.

P씨의 상태를 보면서 나는 속으로 한숨을 내쉬었다. 방법이 없었다. 목수 K씨와 달리 P씨는 다시 일어설 가능성이 없었다. 사고를 당하고 이미 시간이 많이 흘렀고 여러 차례의 수술로 목뼈가 원래의 형태를 이미 잃은 뒤였다. 게다가 심하게 손상된 목뼈 하나는 이미 제거된 상태였다. 나는 떨어지지 않는 입을 떼었다.

"어렵겠습니다. 다시 걷는 건 아무래도 불가능할 것 같습니다."

P씨의 부인이 하늘이 무너져 내리는 것처럼 울기 시작했고 P씨도 말이 없었다. 그렇게 무거운 시간이 흐르고 이윽고 P씨가 입을 열었다.

"알겠습니다. 그러면 고생이나 덜 하게 해 주십시오."

나는 목뼈의 움푹 꺼진 자리를 아시혈(阿是穴)로 잡아 뜸을 떴다. 외상은 겉병이므로 오장육부(五臟六腑)의 탈과는 달리 아시혈이 매우 중요하다. 다친 자리와 아픈 자리에 아시혈을 잘 잡아 쓰는 것이 핵심이다.

그리고 뼈는 신(腎)이 주관하므로 신장(腎臟)의 기(氣)가 흘러 모이는 신유(腎兪)혈을 잡았다. 양릉천(陽陵泉)혈에 침을 놓고 뜸을 떴는데, 이는 양릉천(陽陵泉)이 뼈와 뼈 사이를 잇는 힘줄과 힘살의 기혈(氣血)을 북돋우며 근(筋)의 정기(正氣)가 모이는 자리인 까닭이다. 아울러 뼈와 골수의 병증을 다스리는 현종(懸鐘)혈에 뜸을 떴다.

P씨는 소변 배출 튜브를 박아 넣기 위해 뚫은 자리도 2군데나 됐다. 처음에 택한 자리가 잘못 되어 튜브를 빼내고 다시 뚫은 탓이었다. 처음 튜브를 연결한 자리는 아물지 않고 계속 곪아 똑바로 보기 힘들 정도였다. 나는 처음 천공(穿孔)한 부위와 튜브가 연결된 자리, 욕창이 심한 부위 주변에도 뜸을 떴다.

뜸을 모르는 사람들은 상처가 나서 고름이 줄줄 흐르는데 또 상처를 내면 어떡하냐면서 뜸뜨기를 꺼려한다. 그렇지만 정말 신기하게도 뜸으로 난 상처는 번지지 않는다. 간혹 피부가 아주 약한 사람이나 무더운 여름에 뜸자리가 살짝 곪긴 하지만 화농이 깊어지거나 번지는 일은 여태까지 본 적이 없다.

P씨의 주치의도 그랬다. "상처만 나면 낫지를 않아 걱정인데 일부러 상처를 내면 어쩌냐" 면서 화를 냈다. "계속 이렇게 말 안 듣고 뜸을 뜰 거면 치료하지 않겠다며 병원에서 나가라" 고 했다. 보호자들은 하는 수 없이 뜸은 뜨지 말고 침만 놓아 달라고 했다. 그런데 뜸뜨기를 멈추자 아물어가던 상처에서 다시 고름과 진물이 콸콸 나기 시작했다. 내가 "그것 보라" 면서 "뜸자리는 절대 문제가 되지 않는다" 고 하자 의사는 아무 말 없이 고개만 갸웃거렸다. 이후 P씨는 다시 뜸 치료를 받을 수 있었다.

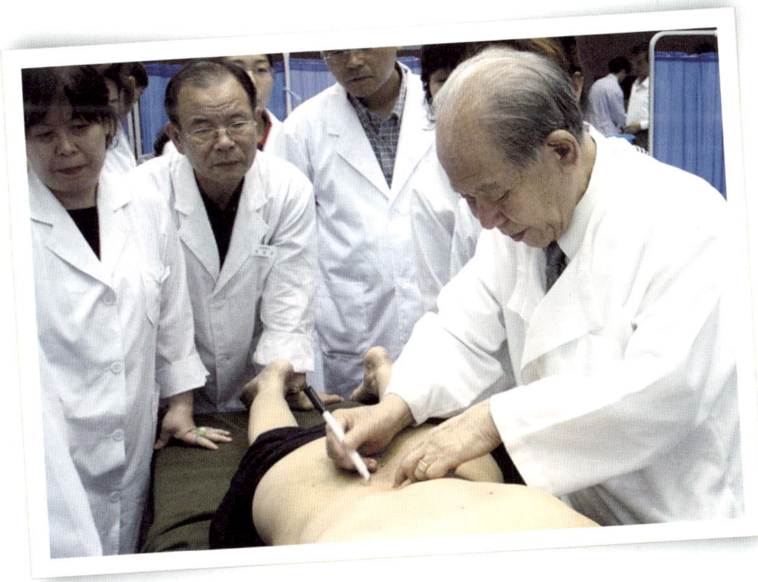

침뜸 봉사원에게 직접 뜸 자리 잡는 법을 시연하고 있다.

그러는 사이 나는 원주에 머무르는 날이 많아졌다. 평일에는 치료를 해 줄 수 없어 일요일에만 내려가 치료를 하고 다시 서울로 올라왔는데 소문을 듣고 찾아온 환자가 꼬리에 꼬리를 이어 월요일, 화요일, 수요일로 넘어가다 결국 환자들에게 붙들려 침술원을 원주로 옮기고 말았다. 월요일부터 토요일까지 환자를 보고 일요일에 집에 올라가는 별거 아닌 별거가 7년 동안 계속되었다. 그렇게 오래 원주에 머무르게 되리라고는 상상도 하지 못했던 데다가 아이들이 모두 학교에 다니고 있어 집을 쉽게 옮기지 못했다.

그 때만 해도 40~50년 전이니 내가 40대일 때이다. 아내와 가족을 두고 혼자 나와 있으니 웃지 못할 일이 벌어지곤 했다. 환자들을 통해 우연히 알게 된 소문 하나는 나를 자지러지게 웃게 만들었다. 다름이 아니라 내가 남자 구실을 못한다는 소문이었다. 나중에 알게 된 소문의 진상은 이렇다.

나한테 자주 치료받으러 오는 환자 중에 젊고 예쁜 미망인이 한 명 있었다. 하도 상냥하게 굴어 가끔 '조금 이상하다'는 느낌이 들었지만 천성이려니 했는데 나중에 데리고 있던 간호사를 통해 들으니 나한테 호감을 가지고 있다는 것이었다. 열 여자 마다하는 사내가 없다고 하지만 나는 서울에 아내와 자식들이 있는 몸. 그럴 수는 없었고 사실 겁도 좀 났다. 발 없는 소문이 천리를 가는 법이고 무엇이든 처음이 어려운

법이다. 한두 번 눈 맞고 마음 맞아 내키는 대로 했다가는 무슨 봉변을 당할 지 알 수 없는 일 아닌가. 환자와의 석연치 못한 관계 때문에 망신당하는 술자를 한두 번 보았던 것이 아니므로 나는 시종일관 모른 척 했다. 그래서 돌기 시작한 말이 "혹시 남자 구실 못하는 것 아니냐" 였던 것. 그런데 말이 말을 낳아 나는 꼼짝 못하고 남자 구실 못하는 사내가 되어버렸다.

한 번은 이런 일도 있었다. 내가 치료하는 것을 유난히 물끄러미 보던 사내가 한 명 있었다. 지금이야 알코올 솜도 흔하고 침술원도 병원처럼 깨끗하게 해 놓았지만 당시만 해도 그렇지 않았다. 그때도 나는 진료대를 놓고 그 위에 하얀 천을 깔았고 알코올 솜을 사용해 침 놓을 자리를 소독했다.

그러던 어느 날 치료를 마친 환자가 내게 털어놓았다.

"선생님, 의심해서 죄송합니다."

"의심이라니요?"

"선생님 침이 하도 잘 듣기에 제가 잠깐 의심을 했거든요."

"무슨 의심이었는데요?"

"여기서 침을 맞으면 아픈 게 딱 멈추기에, 제가 얼마 전에 여기서 쓰는 솜을 몇 개 집어 갔습니다. 아는 사람이 큰 병원에서 일하는데 부탁을 좀 했지요. 혹시 솜에 아편이나 마약이 묻어있는 게 아닌지 검사해 달라고요. 그렇지 않고서야 그 지독한 통증이 어떻게 싹 가실 수 있는지 도저히 이해가 되지 않아서요."

나는 허허 웃고 말았다. 그 사내 덕분에 나는 다시 한 번 용한 사람이 되었지만 한편으로는 씁쓸했다. 침뜸에 대한 오해와 무지가 깊음을 다시 한 번 뼈저리게 느낄 수밖에 없어서였다.

감사와 오해, 소문이 무성하던 원주 생활은 1961년 5 · 16 군사정변 이후 침구사 제도가 폐지되면서 마감했다. 폐지된 침구사 제도 부활운동을 하기 위해 서울로 올라와야만 했기 때문이다.

3. 미용보다 건강이 먼저

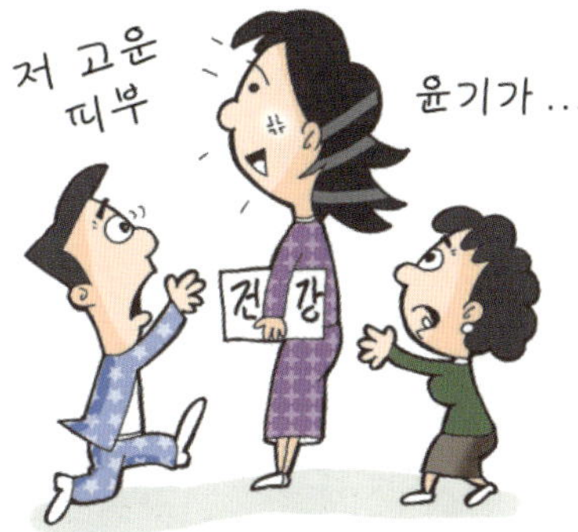

미인은 살결이 아름답다. 피부가 보드랍고 매끈하며 윤기가 난다. 잘 생긴 용모도 따지고 보면 고운 피부가 바탕이다. 피부가 곱고 윤기 있는 사람치고 생김새가 반듯하지 않은 사람이 없고, 아무리 이목구비가 반듯하다 해도 피부가 곱지 않고 꺼칠하면 별로 잘 생겨 보이지 않는다.

이처럼 사람의 외양적 아름다움에서 피부가 미치는 영향은 지대하다. 피부에 윤기가 흐르고 생기가 솟을 때 아름다움은 피어오른다.

피부가 좋으려면 혈액순환이 잘 되어야 하고 혈액순환이 잘 되려면 건강해야 하는데 이것이 바로 절세미인이었다는 클레오파트라의 아름다움의 비결이었다. 클레오파트라의 미용법은 피부를 아름답게 하기 위해 혈액순환을 원활하게 하는 데에 초점이 맞추어져 있었다. 독특한 목욕법도 그렇지만 특히 마사지와 지압이 가장 중요한 방법이었다.

마사지와 지압은 침구학에서 말하는 경락(經絡)과 경혈(經穴)의 치료원리와 매우 유사하다. 아름다워지고 싶으면 성형외과에 가기 전에 침구사에게 와야 하는 이유가 여기에 있다. 아름다워지는 비결, 젊어지는 비결이 침구사의 손안에 있다고 하면 조금 이상하게 들릴지 모르겠다. 그러나 지금 세간에서 말하는 아름다워지는 비결이나 젊어지는 비법은 모두 침구의학의 경락(經絡)치료 원리에 바탕을 둔 것이다. 그러므로

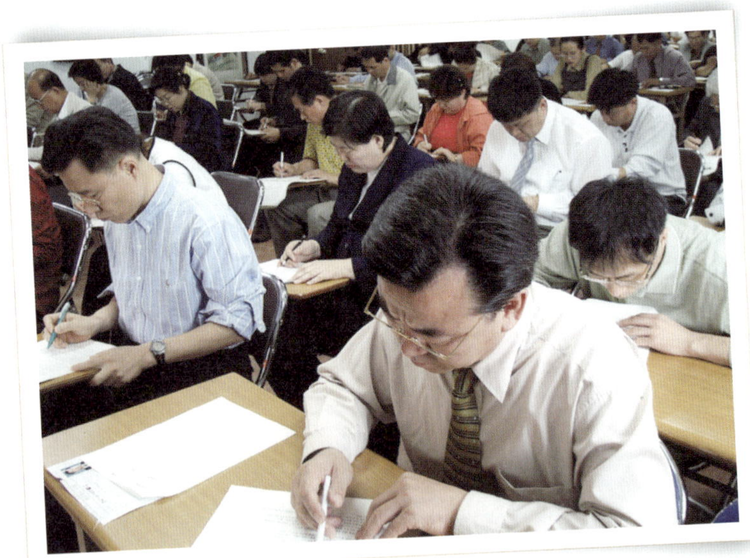

〈뜸사랑〉이 주최한 뜸요법사 자격시험

아름다워지고 젊어질 수 있는 가장 근본적인 방법이 침뜸이라고 말하는 것은 억지가 아니다.

얼굴 피부가 까칠할 때 한 번 살펴보자. 목이 결리거나 응어리가 지지 않았는지. 또 목에 응어리가 있을 때 얼굴 피부가 까칠해지지는 않는지.

'반드시' 라고 할 수 있을 만큼 얼굴 피부가 까칠하면 목에 응어리가 있다. 그것은 경락(經絡)이 흐르는 길이 그러하기 때문이다. 목은 얼굴로 이어지는 경락(經絡)의 중요한 길목이니 목에 응어리가 생기면 당연히 얼굴에 순환장애가 일어난다. 목의 근육이 뭉치거나 결리면 근육 사이를 지나는 신경이나 혈관, 림프관도 압박을 받기 때문에 혈액의 순환장애가 일어나거나 자율신경의 장애가 일어난다.

그러므로 얼굴을 아름답게 하려면 목의 응어리를 풀어주고 얼굴로 흐르는 경락(經絡)의 흐름을 좋게 해 주어야 한다. 손가락으로 살살 문지르거나 지압으로 목의 결림을 풀어주기만 해도 좋아지지만 침뜸으로 경락(經絡)의 흐름을 조절해 주는 것이 더 완전한 방법이다. 흔히 마사지나 지압을 쉽고 간단하게 생각하지만 말이 그렇지 실제로 해 보면 대단히 끈기가 필요한 일이다. 사람들이 잘 몰라서 그렇지 그에 비하면 침뜸이 오히려 간단하고 편한 방법이다.

목의 결림은 목덜미 위쪽 천주(天柱)혈에 침을 놓으면 슬그머니 풀어진다. 얼굴의 혈액순환을 좋게 하는 데에는 팔꿈치 주횡문 끝에 있는 곡지(曲池)혈이 으뜸이고, 얼굴 전방에 효과가 있는 다리의 삼리(三里)혈과 엄지손가락과 검지손가락 몸통뼈 사이에 있는 합곡(合谷)혈을 함께 쓰면 효과가 훨씬 좋다.

피부는 대장(大腸)의 영향을 많이 받는데 가장 좋은 자리가 배꼽 옆에 있는 천추(天樞)혈이다. 천추(天樞)는 대장(大腸)의 기(氣)가 모이는 혈(穴)로, 피부도 좋게 할 뿐 아니라 변비를 예방해준다. 피부의 영양상태를 좋게 하려면, 위(胃)의 기가 모이는 중완(中脘)혈로 소화를 촉진하고 배꼽 아래에 소장(小腸)의 기가 모이는 관원(關元)혈로 영양분의 흡수를 좋게 하며 배꼽 아래에 있는 기해(氣海)혈로 원기를 솟게 한다.

등에서는 간(肝)의 기(氣)가 스며드는 간유(肝兪)혈로써 피부에 해가 되는 독소를 해독하고 신(腎)의 기(氣)가 스며드는 신유(腎兪)혈로 독을 배설하게 한다. 그리고 신유(腎兪) 옆에 있는 지실(志室)혈로 호르몬 분비를 촉진시키고, 젊어지는 비밀을 간직한 팔목의 양로(養老)혈로 피부의 탄력을 유지시킨다.

한창 나이인 20대 중반의 H양은 미용 때문에 나를 찾는 젊은 여성 가운데 한 사람이었다. 하지만 H양도 처음에는 침과 뜸이 미용에 효과가 있다고 했을 때 믿으려 하지 않았다. 나는 H양이 처음에는 미용 때문에 온 것이 아니었지만 침뜸치료로 예뻐질 수 있다고 말했다.

여성의 아름다움은 어디에서 오는가. 바로 자궁이다. 여성은 자궁이 튼튼하면 병 하나 없이 아름다워지게 되어 있다. 자궁의 탈로 생기는 생리불순과 갱년기 장애로 오는 여성 특유의 병은 기분을 우울하게 하거나 살결을 거칠게 만들기 쉽다. 그러니 침뜸치료로 자궁을 튼튼하게 하면 생리불순, 갱년기 장애와 같은 증상이 없어지고 침울했던 기분이 상쾌해지며 피부에도 탄력이 생긴다.

나는 H양이 미혼임을 감안해 침치료를 주로 하고 뜸자리로는 자궁을 튼튼하게 하는데 꼭 필요한 아랫배 중극(中極)혈 하나만 썼다. 비록 쌀알 반 만한 크기의 흔적이지만 행여 뜸자리가 날까 해서였다. 그러나 처음에는 H양이 중극(中極) 하나만 뜸뜨는 것도 마다해 조금 실랑이를 하지 않을 수 없었다.

"뜸뜨면 그 자리가 보기 싫어지잖아요. 꼭 뜸을 떠야 하나요?"

H양도 여성 누구나 그렇듯이 피부에 조그만 흠이라도 생기는 걸 달가워하지 않았다. 그러나 혈(血)을 다스리는 데에는 뜸이 아니면 안 된다.

"대(大)를 위해 소(小)를 희생한다는 말이 있죠? 뜸은 쌀알 반 만한 크기의 작은 화상으로 혈액 성분에 변화를 일으켜 몸을 건강하게 하는 거예요. 뜸을 뜬 자리는 아무리 작아도 어쨌든 상처니까 보기 좋을 리야 없지만 그렇다고 보기 흉할 정도는 아니에요. 그리고 그 작은 뜸자리로 다른 몸 전체가 보기 좋아진다면 작은 희생을 할 만한 가치가 있지 않겠어요? 나를 믿고 내가 하자는 대로 뜸을 떠 보세요. 병이 없어지는 것은 물론이고 분명히 예뻐집니다. 주위 사람들이 먼저 알아보고 예뻐졌다고 한마디씩 할겁니다."

H양은 일주일 동안 침뜸치료를 받고 통증 없이 생리기간을 순조롭게 보냈다. 나는 그 후 그녀에게 집에서 계속 중극(中極)에 뜸을 뜨라고 했다.

"중극(中極)이라는 경혈(經穴)에 뜸을 계속 뜨면 자궁이 튼튼해져서 자궁과 관련된 모든 병이 없어지고 다른 큰 병도 오지 않게 됩니다. 또 살결이 고와지고 얼굴이 활짝 핍니다. 한번 해 보세요."

그 뒤 두 달만에 H양이 나타났다. 환한 얼굴에 밝은 미소가 가득했다.

"선생님 말씀대로 사람들이 저보고 갑자기 예뻐졌다고 난리예요."

"그것 보세요. 해보면 안다고 내가 그랬죠?"

누구든지 내 말대로 해 본 사람은 뜸이 얼마나 좋은지 곧 알게 되고 뜸을 즐기게 된다. H양은 월경이 순조로워지고 몸이 가뿐해졌다면서 좋아했다. 그리고 더 예뻐지려면 어떤 경혈(經穴)에 뜸을 뜨면 되느냐고 물었다. 내가 "나중에 신랑이 뜸자리 있다고 싫어하면 어쩌려고 그래요?" 하고 물었더니 그녀는 한마디로 잘라 말했다.

"건강보다 미모를 중요하게 여기는 그런 신랑은 필요 없어요."

4. 병 고쳐 주고 야반도주

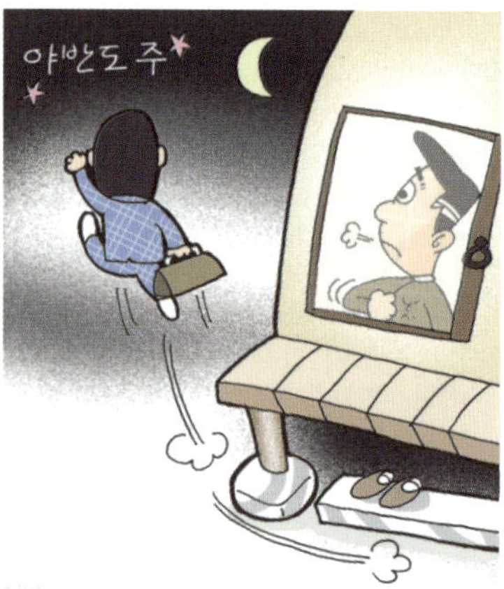

가끔 여행을 하다보면 침과 뜸이 얼마나 좋은지를 새삼 느끼게 하는 일을 만나게 된다. 침과 뜸으로 승부하는 침구사는 침 한 통과 뜸 한 줌만 가지면 세계 어디라도 걱정 없이 갈 수 있다. 그래서 침구사는 걸어 다니는 종합병원이라는 말이 있지 않은가.

강원도 쪽으로 훌쩍 여행을 떠났을 때의 일이다. 환자들에게 둘러싸여 지내다 때때로 다른 세상을 보고 싶은 생각이 들면 무작정 떠나는 여행이었다.

날이 저물 무렵, 횡성군을 지나 어느 마을 입구에 이르게 되었다. 하룻밤 묵을 곳을 알아볼 겸해서 마을 입구에 있는 가게 앞에 앉아 잠깐 쉬고 있었다. 그런데 가게 주인 아주머니가 얼굴을 잔뜩 찡그리고 있는 것이 아닌가.

'저 사람이 어디가 아프군.'

배운 도둑질이고 참새가 방앗간을 그냥 지나치지 못한다고 했던가. 기어이 나는 어디가 아프냐고 묻고 말았다.

"이빨이 아파 밥도 못 먹을 지경이래요."

아프다는 소리를 듣고 그냥 지나칠 수 없는 것이 또 술자의 인정인지라 나는 치료를 자처하고 나섰다.

"아주머니, 제가 침으로 치통을 싹 없애드릴 수 있는데요. 침 한 번 맞아보실래요?"

그 아주머니는 침이라는 소리를 듣자마자 몸을 움츠리며 내게서 멀리 피하려고 했다. 옆에서 지켜보던 주인 아저씨는 내게 침 놓는 의원이시냐고 물으며 반겼다. 그는 "저 여편네 이빨 아프다는 소리 좀 안 들으면 소원이 없겠다"며 나에게 "제발 그 앓는 소리 좀 딱 그치게 해 달라"고 부탁을 했다. 잠시 생각하던 아주머니도 "침이 정말 아픈 게 아니라면 한 번 맞아보겠다"며 나섰다.

"지긋지긋한 치통이 없어진다면야 무슨 짓을 못하랴 싶지만……. 그래도 침이 무서운 걸 어쩐대요?"

"아주머니, 침이 아플까봐 무섭다는 거예요? 침이 아프다는 말, 그거 옛날 얘깁니다. 요즘은 아프지 않게 놓는 게 침술의 기본이예요."

치통과 같이 통증을 없애는 일은 침치료에서 가장 기본이 되는 일이다. 윗니가 아플 때는 윗니 쪽으로 지나는 경맥(經脈) 족양명위경(足陽明胃經)의 대표 경혈(經穴)인 무릎 아래 삼리(三理)혈과 통증을 멎게 하는 작용을 하는 발목 앞쪽의 해계(解谿)혈을 쓴다. 여기에 통증이 있는 뺨의 권료(顴髎)혈, 코 밑의 화료(禾)혈, 귓불 바로 뒤에 있는 예풍(風)혈을 더한다.

아랫니가 아플 때는 아랫니 쪽으로 지나는 수양명대장경(手陽明大腸經)에서 진통작용이 큰 손등의 합곡(合谷)혈과 팔꿈치의 곡지(曲池)혈을 쓴다. 그리고 통증이 있는 턱의 협차(頰車)혈과 귀 앞의 하관(下關)혈, 귓불 바로 뒤의 예풍(風)혈을 더한다.

침을 놓자 잔뜩 찡그렸던 아주머니의 얼굴이 조금씩 밝아지기 시작했다. 너무나 오랫동안 고생하던 치통이 딱 그치자 아주머니는 좀 이상한지 눈을 멀뚱거리며 주위를 둘러보았다.

"아유, 정말 신기하네?"

아주머니는 옆에서 쭉 지켜보고 있던 아저씨에게 말했다. 그러자 아저씨는 정말 이빨 아픈 것이 없어졌냐고 거듭 물었다. 아저씨는 몇 번인가 확인하더니 갑자기 환자가 되었는지 허리가 아프다며 똑바로 서지도 못하고 쩔쩔매면서 자기한테도 침을 놓아달라고 애원을 했다. 그리고 자기 집에서 묵고 가라면서 나를 붙잡았다. 나는 마침 묵고 갈 곳을 찾고 있던 중이었으므로 아저씨에게도 침을 놓아주고 하룻밤 신세를 지기로 했다.

그런데 아저씨는 침을 맞고 나서 허리 아픈 것이 신통하게 나았다며 좋아하더니 무슨 생각이 들었는지 나를 끌고 나가며 사람을 살려달라고 사정을 했다. 사정인 즉, 안 동네 최씨 댁이 다 죽게 되었는데, 침 한 번에 아픈 걸 싹 없앨 정도로 신통력을 가진 의원이라면 분명 무슨 방법이 있을 것이라면 꼭 최씨댁을 살려 달라는 것이었다.

최씨의 집은 그 동네에서 가장 번듯한 집이었다. 앞서 집 안으로 들어간 아저씨가 잠시 후 집주인인 최씨와 함께 나왔다.

"제발 살려만 주세요."

가게 주인 아저씨가 무슨 말을 했는지 다짜고짜 최씨는 나를 사랑채로 잡아끌었다. 최씨는 자기 부인이 병을 앓아온 내력을 이야기하면서 한숨을 쉬었다. 악성빈혈이라는 진단을 받고 병원에서도 어쩔 수 없다는 말을 들었으며 그 뒤 좋다는 약, 유명하다는 도사와 무당에 이르기까지 병을 고치기 위해 안 해 본 것이 없다고 했다.

"병만 고쳐 주신다면 땅을 몇 천 평이라도 드리겠습니다."

집주인 최씨는 실낱같은 희망이라도 놓치지 않으려는 심정으로 그렇게 말을 했다. 사람들이 나보고 용하다지만 죽을 사람을 살릴 수야 없는 노릇. 그러나 죽을병이 아니라면 침과 뜸으로 금방 효과가 날 것이니 나는 최씨를 앞세우고 환자가 있는 안방으로 갔다.

최씨 부인은 보는 사람이 안타까울 정도로 심하게 야위어 있었다. 나는 먼저 내가 손을 댈만한 상태인지 아닌지를 살펴보았다. 위(胃)의 기운을 살필 수 있는 발등의 충양(衝陽)혈의 맥을 짚어 맥이 잡히지 않으면 불길한 것인데, 최씨 부인은 아주 약하기는 해도 충양(衝陽)에 맥이 잡혔다. 그렇다면 아직 희망이 있다는 뜻이었다.

악성빈혈에는 뜸이 최고다. 뜸은 혈액을 만들어내는 작용을 크게 향상시켜주므로 뜸을 매일 뜨면 빠르면 한 달 안에 혈액 성분이 많이 되돌아온다.

나는 먼저 몸 전체 기혈(氣血)의 균형을 잡기 위해 팔의 곡지(曲池)혈과 다리의 삼리(三里)혈, 배에서 위(胃)의 기(氣)가 모여드는 중완(中脘)혈을 잡았다. 그리고 가슴에 있으면서 심장의 기(氣)가 모여드는 거궐(巨闕)혈, 등에 폐의 기(氣)가 흘러드는 폐유(肺兪)혈, 간장의 기가 흘러드는 간유(肝兪)혈, 등허리에 신장(腎臟)의 기가 흘러드는 신유(腎兪)혈로 오장(五臟)의 기능을 활발하게 했다. 여자의 병은 모두 자궁이 그 뿌리이니 자궁을 튼튼하게 하는 안쪽 복숭아뼈 위의 삼음교(三陰交)혈과 배꼽 아래 중극(中極)혈, 그 위에 수도(水道)혈을 더했다. 그리고 설사를 하고 장에 출혈이 있으므로 허리에 대장의 기가 흘러드는 대장유(大腸兪)에 침을 놓고 뜸을 떴다.

다음 날 환자는 그 동안 계속되던 설사가 딱 그치고 몸에 열도 내렸다. 사흘 뒤에는 식욕을 되찾아 미음 대신 밥을 조금씩 먹기 시작했고 점차 기력도 되찾아갔다. 그 동안 죽음을 기다리듯 누워만 있던 환자가 어느 정도 거동을 하자 최씨 집은 잔칫집 분위기로 바뀌었다. 그리고 이 소문이 동네에 화제가 되면서 여기저기에서 환자들이 모여들어 최씨집 사랑채는 북새통을 이루었다.

하룻밤 묵고 지나려던 동네에서 최씨 부인을 돌보느라 사흘을 보내고 몰려오는 동네 사람들을 봐주느라 이틀을 더 지내고 나서 나는 야반도주하듯이 새벽에 아무도 모르게 마을을 빠져 나오고 말았다. 어찌나 사람들이 꼬리에 꼬리를 물고 찾아오는지 먼 동네까지 소문이 퍼져 환자가 끝이 없어 보이는 데다가, 달라고 하지도 않은 땅을 주겠다고 했던 최씨가 점점 불편한 심기를 드러냈기 때문이다. 그러더니 마지막날 밤에는 내가 잠이 들지 않은 줄도 모르고 옆방에서 한숨을 쉬며 "죽일 놈, 죽일 놈" 하며 원망을 했다.

나중에 들어 알게 된 이야기지만 최씨는 땅을 주겠다던 마음이 변한 자신을 죽일 놈이라며 자책하였다고 한다. 흔히 급한 환자를 둔 가족들은 다급한 나머지 술자나 의사가 바라지도 않는 약속을 하고 상황이 바뀌면 그 약속을 없었던 일로 해 주기를 바란다.

만약 그들이 주겠다고 약속한 대로 내가 다 받았다면 아마 나는 엄청난 부자가 되었을 것이다. 그러나 나는 한 번도 그런 터무니없는 대가를 받은 적이 없다. 누구하나 주지도 않았지만 혹시 누군가 주려해도 타당한 대가가 아니므로 당연히 받지 않았을 것이다.

5. 지혈에도 침뜸이 그만

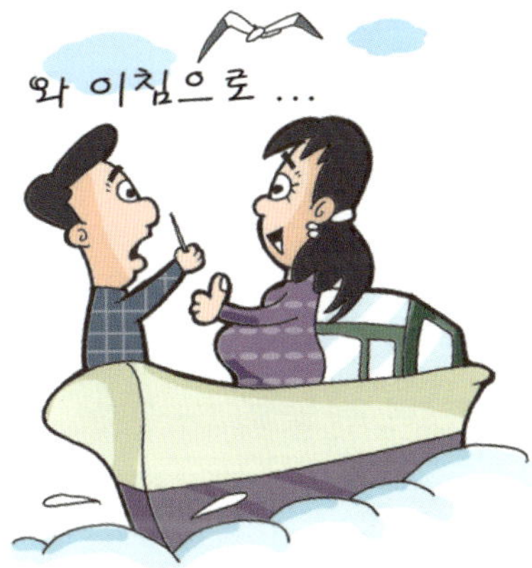

남쪽의 외딴 섬들을 찾아다니며 무료 진료를 하던 때의 일이다. 진도 부근의 관매도로 가는 배에서 어떤 젊은 부인이 심하게 구토를 하며 괴로워하고 있었다. 처음에 나는 얼핏 보고 배멀미를 심하게 하는 것으로 여겼는데 눈여겨보니 임신 구토 증세였다.

'뜸 한 번이면 딱 그치는데 …….'

속으로 이런 생각을 하면서 그 젊은 부인에게 다가갔다. 내가 침구사라는 것을 밝히고 임신으로 인한 구토는 뜸 한 번으로 금방 편해진다고 설명을 해 주었다. 그런데 그 부인은 손을 내저었다. 임산부가 침뜸을 하면 큰일 난다는 말을 들었다며 질겁했다.

순간, 나는 실망했다. 침뜸을 몰라도 너무 모르는구나 싶었다. 알고 있는 것이라고는 그저 침뜸은 무섭고, 큰일 나고, 아프다는 헛소문이 전부였다. 누가 이렇게 침뜸을 망쳐놓았는가. 침뜸이 무섭고 큰일 나고 아프기만 한 것이라면 어떻게 수천 년을 이어져 내려올 수 있었겠는가. 침뜸 말고 어떤 의술이 수천 년 동안 셀 수도 없이 많은 사람들의 임상을 통해서 그 효과가 증명되고 발전되었단 말인가. 현재 지구상에 퍼져 있는 의술 가운데 침뜸만큼 오래되고 수많은 사람들을 통해 부작용이 없음이 증명된 의술은 없다.

그러므로 조심해야 하고 삼가야 하는 것이 많은 임산부에게 침뜸은 고맙기 그지없는 의술이다. 부작용이 걱정되어 약도 마음 놓고 쓸 수 없으니 아프면 아픈 대로 앓고 넘겨야 하는 임산부의 고통을 덜어줄 수 있는 침과 뜸은 그야말로 하늘의 축복과도 같은 의술이다.

나는 그 젊은 부인에게 여러 가지 설명을 해야 했다. 내가 그 부인을 도와주기 위해서는 침뜸에 대해서 이해를 시켜야 했기 때문이다. 침뜸이 제대로 알려져 있어서 그 부인이 이미 침뜸에 대해 이해하고 있었다면 임신구토 증세를 1분도 안 되는 시간에 뜸으로 가라앉힐 수 있었을 텐데, 설명하고 이해시키는 일을 새삼스럽게 해야 하다니 한편으로는 답답했다. 따지고 보면 남을 돕는 일도 마음 따라가는 대로 할 수 있는 일이 아니고 쉬운 일도 아니다. 더구나 침뜸을 잘못 알고 있는 사람들을 침뜸으로 돕는다는 것은 정말 어려운 일이다.

한참 설명을 듣고 나서도 망설이던 그 젊은 부인은 다시 구토 증세가 나는지 얼굴을 한껏 찡그리며 구토를 억지로 참았다. 잠시 후 젊은 부인은 치료를 해 달라고 했다.

나는 젊은 부인의 명치 밑 거궐(巨闕)혈에 뜸을 떠 주었다. 쌀알 반톨 만한 크기로 뜸 일곱장을 잠깐 사이에 떠 주고 나자 그 부인은 속이 편해졌다고 했다.

"울렁거리던 것이 정말 멈췄어요."

젊은 부인은 그렇게 말하고 환하게 웃었다. 그러자 옆에서 말없이 구경하던 사람들이 고개를 끄덕이며 모두 나를 신기해했다.

그런 일이 있어서인지 섬에 도착해 짐을 풀자마자 치료를 받으려는 사람들이 내가 거처로 정한 집으로 몰려오기 시작했다. 가장 먼저 찾아온 노인은 왼쪽 귀를 손으로 감싸쥐고 왔다. 감기를 앓고 나서 중이염이 되어 고름과 말간 진물이 섞여 나온다고 했다. 고름이나 진물은 침과 뜸으로 쉽게 멎게 할 수 있다. 나는 노인의 양쪽 귀 뒤, 귓불이 닿는 곳인 예풍(翳風)혈에 깊게 침을 놓았다. 20여 분이 지나 침을 뽑고 노인의 귀 안을 살펴보니 진물이 뽀송뽀송하게 말라붙어 있었다. 노인은 귀가 아프지도 않고 뽀송뽀송해졌다고 좋아하며 서둘러 가려고 했다. 내가 집에서 할 수 있는 뜸 치료법을 알려주려

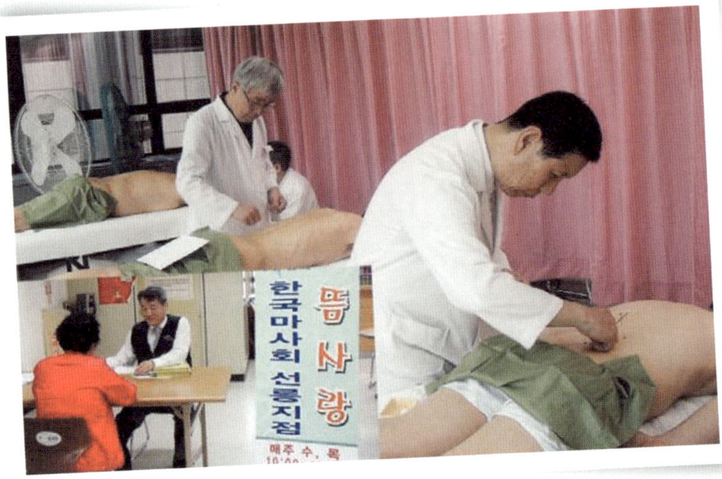

〈뜸사랑〉 선릉봉사실.
국회, 감사원, 대기업, 한국마사회 같은 공공기관 등이 노령화 사회에 접어든 우리나라에서는 '뜸사랑 봉사' 같은 활동이 절실하다고 판단해 이를 적극 유치하면서 더욱 활성화되고 있다. '뜸사랑' 봉사는 1984년 이후 1건의 의료사고도 없이 운영되고 있다.

고 불러 세웠으나 노인은 내쳐 대문을 빠져나가며 소리쳤다.

"정말 신통한 도사님이 오셨으니 얼른 가서 우리 할망구 데려올라요."

그 다음에는 마른기침을 하며 손자를 등에 업고 온 할머니였다. 할머니는 목구멍이 간질간질하면서 기침이 나온다고 했다. 등에 업힌 손자는 잠이 들어 있었는데 할머니 등에서 침을 질질 흘리고 있었다.

내가 할머니의 양쪽 귀를 잡아 약간 들어올리자 할머니는 기침을 멈췄다. 내가 잡았던 귀를 놓자 조금 있다가 할머니는 다시 마른기침을 시작했다. 다시 귀를 잡아 올리면 기침이 멈추고 놓으면 기침이 나왔다. 그러자 할머니가 나를 올려다보며 말했다.

"어떻게나 용한지 선상님이 귀만 잡아줘도 기침이 멎는다요, 글쎄."

폐나 기관지에 이상이 없는데 나오는 심한 기침은 후두(喉頭)에서 생긴다. 목구멍이 간질간질하면서 나오는 마른기침은 귀 뒤 예풍(風)혈과 턱 아래 염천(廉泉)혈에 침을 놓으면 대개 그 자리에서 딱 그친다. 나는 할머니에게 나중에라도 혹시 목이 간질간질하면서 기침이 날 때는 귀를 잡아 올려주면 마른기침에 특효혈(特效穴)인 귀 뒤 예풍혈에 자극을 주는 결과가 되어서 기침이 훨씬 줄어든다고 알려 주었다.

그리고 나서 할머니의 손자가 침을 많이 흘리는 증상을 그치게 해주려고 아이의 입 양옆의 지창(地倉)혈과 입 아래에 승장(承漿)혈에 침을 놓아주었다. 아이는 어찌나 곤히 자는지 침을 놓아도 약간 움칠할 뿐 계속 잠에 빠져있었다. 곧 아이의 입가는 마르고 더 이상 입 밖으로 침을 흘리지 않았다.

섬 마을 사람들은 침뜸이 아주 기가 막히게 잘 듣는다. 의료혜택을 받지 못해 약에 대한 내성이 생기지 않아 그런지 웬만큼 오래된 만성병이나 고질병이 침 한 방, 뜸 한 번에 그냥 낫는다. 그렇게 침 한 방, 뜸 한번으로 병이 나을 때의 기분은 정말 대단하다. 가슴 한 가득 뿌듯하게 차 오르는 그 희열을 누가 짐작이나 하랴. 그러나 한편으론 왜 더 일찍 오지 않았나 하는 아쉬움과 함께 자책감도 든다.

저녁식사 시간이 거의 다 되었을 때, 한 아주머니가 리어카에 실려 왔다. 그 아주머니는 갑자기 시작된 하혈이 멈추질 않아 거의 실신하기 직전이었다. 이렇게 육지에서 멀리 떨어진 섬 마을에 응급환자가 생기면 큰 일이 아닐 수 없다. 육지의 병원까지는 먼길이니 출혈이 심하면 가는 도중에 생명을 잃을 수도 있다.

저녁식사 시간이 가까워 집으로 돌아가던 사람들이 다시 모여들었다. 아주머니를 리어카에 싣고 달려온 아저씨는 발을 동동 구르고 있었고, 모여 든 사람들 모두 안절부절이었다. 사람들은 뜸으로 출혈을 멈추게 할 수 있다는 걸 모르고 있었다. 급한 마음에 지푸라기라도 잡으려는 심정으로 나에게 달려왔겠지만 사실 제대로 잘 온 것이었다.

여자들의 하혈(下血)은 뜸을 뜨면 금새 멎는다. 엄지발가락 발톱 모서리 바깥쪽 대돈(大敦)혈에 뜸을 뜨면 쏟아지던 하혈이 멎는다. 내가 뜸을 뜨고 몇 분 지나지 않아 아주머니가 하혈을 그치자 사람들은 모두 눈이 휘둥그레졌다. 너무나 다급하게 여겼던 일이 뜸으로 간단하게 해결되었으니 신기하기 그지없었을 것이다.

뜸이 지혈(止血)에 잘 듣는다는 사실을 누구나 알고 있으면 얼마나 좋은가. 뜸으로 지혈을 하면 지혈뿐만 아니라 출혈을 일으킨 근본적인 원인도 치료하는 효과까지 얻을 수 있으니 말이다.

예를 들어 치질로 출혈이 될 때 머리 정수리에 있는 백회(百會)혈에 뜸을 뜨면 출혈이 거짓말처럼 멎는다. 직장출혈이 심하면 대변 볼 때 힘만 주어도 소변 나오는 것처럼 직장(直腸)에서 피가 뿜어져 나오는데 이럴 때에도 백회(百會)에 뜸을 뜨면 피가 딱 그친다. 치질이나 직장출혈 같은 병은 재발율이 높고 잘 낫지 않는 것으로 유명한데 이 병에는 백회(百會)에 뜸을 뜨는 것이 최고다. 사람에 따라 차이는 있지만 짧게는 한 달, 길게는 서너 달 계속해서 뜸을 뜨면 완치할 수 있다.

몰려든 사람들을 모두 치료하고 밤이 깊어 잠자리에 들자마자 다섯 살 짜리 여자아이가 업혀왔다. 감기인데 몸이 펄펄 끓고 헛소리를 하고 있었다. 뜸은 열을 내리게 하는 데에도 그만이다. 아무리 열이 높아도 등에 있는 풍문(風門)혈에만 뜸을 뜨면 그 자리에서 열이 내린다. 뜸을 뜨고 나서 열이 내리자 푹 잠이 든 아이의 얼굴이 그렇게 편해 보일 수가 없었다. 아이의 편한 얼굴이 그 날의 피로를 깨끗이 씻어주었다.

섬 방문 치료 일정을 마치고 돌아오는 길에서도 환자를 만났다. 버스 뒷좌석에 앉은 중학생 아이가 갑자기 코피를 흘렸다. 보통 코피가 나면 사람들은 머리를 뒤로 젖힌다. 의사들은 그렇게 하지 말라고 해도 사람들은 당장 코피가 밖으로 나오지 않도록 하는 게 최선인 줄 알고 머리를 뒤로 젖힌다.

코피를 멈추게 하는 것도 침과 뜸만 있으면 간단하다. 코피는 대개 한 쪽이 터지게 마련인데, 코피가 나는 코의 반대 쪽에 팔에 있는 극문(門)혈에 침을 꽂으면 곧 멈춘다. 그 아이도 침을 꽂자 금방 코피가 딱 그쳤다. 그런 광경을 보게 되는 사람들은 모두 신기하다고 한마디씩 한다. 그러면 나는 거기에 한마디 덧붙인다.

"출혈, 열, 통증 이런 거 침 한 방, 뜸 한 번이면 딱 그칩니다. 한 번 해보세요."

6. 이갈이, 코골이, 임질, 냉증도 침뜸으로 뚝!

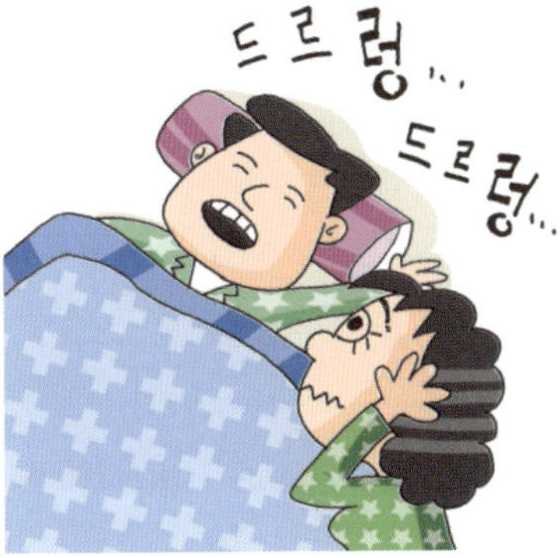

"밤에 잘 때 이빨 가는 거 침으로 고칠 수 없나요?"

침술원 근처에 있는 한 찻집 주인 아주머니가 나에게 물었다. 그 아주머니는 곧 결혼을 한 딸이 잘 때 이빨을 가는 버릇이 있는데 혹시나 결혼한 첫날밤에 쫓겨오면 어쩌느냐며 걱정을 했다.

고치고 싶으면 "고쳐주세요" 라고 해야지, "고칠 수 없나요?"는 무언가. 그래서 나는 조금 어깃장을 놓았다.

"옛날에 이빨 가는 거 뺨따귀를 따악 소리나게 때리면 딱 그친다는 말이 있는데, 못 들어보셨어요?"

사실, 이 옛말에는 일리가 있다. 잠을 잘 때 이빨을 가는 것은 위턱뼈와 아래턱뼈가 연결된 부위가 경련을 일으키기 때문이다. 따라서 그 부위에 강한 자극을 주어 경련을 그치게 한다는 이치이다. 침치료는 그 이치 그대로이되 빰따귀 대신 침으로 근육과 신경을 조절하여 근본적으로 치료를 하는 방법이다.

이빨을 가는 증상을 치료하는 지점은 경련이 일어나는 진원지로, 귀 앞에 있으면서 입을 다물면 우묵해지고 입을 벌리면 뼈가 두드러지는 하관(下關)혈이다. 하관(下關)에 침을 놓으면 이빨 가는 증상이 거짓말처럼 딱 그친다.

며칠 뒤 그 아주머니와 딸이 함께 치료를 받으러 왔다. 마지못해 끌려왔는지 아가씨는 내키지 않는 표정을 하고 있었다. 그래서 내가 한마디했다.

"만약 나한테 치료받으러 오지 않았으면 아마 시집가기 전날까지 밤마다 어머니한테 빰을 맞아야 했을 지도 몰라요."

아가씨는 이게 무슨 소리인가 싶어 눈이 휘둥그래 해졌고 아주머니는 빙긋이 소리 없이 웃었다.

하관(下關)혈은 코골이에도 특효혈(穴)이다. 코를 골고 있는 사람을 잘 살펴보자. 코를 골고 있는 사람 치고 입을 벌리지 않는 이가 없다. 입으로 숨을 쉬는 것과 코골이의 관계는 눕는 자세로도 알 수 있다. 코골이는 바로 누웠을 때 심하다. 심하게 코를 고는 사람도 옆으로 누이면 코를 골지 않거나 덜 곤다.

이는 입이 벌어지면 코가 막히기 때문이다. 그리고 코가 막히면 입으로 숨을 쉴 수밖에 없다. 이렇게 턱이 벌어지면 입이 벌어지고 입이 벌어지면 코가 막혀 입으로 숨을 쉬게 된다. 다시 말해 코로 숨을 쉬면서 코골이가 유발되는 것이다.

따라서 코골이가 심한 사람에게는 턱관절이 힘을 갖게 해주어야 한다. 나이가 들면 턱관절에 힘이 약해져 잠을 자거나 넋을 놓고 있을 때 턱이 벌어진다. 그리고 아주 피곤한 날에는 젊은 사람도 턱관절이 힘을 잃어 입이 벌어지고 코를 골며 자게 된다.

턱관절을 튼튼하게 하는 데에는 하관(下關)혈이 으뜸이다. 하관(下關)은 위턱뼈와 아래턱뼈가 정교하게 맞물리는 자리이다. 하관(下關)에 침을 놓을 때는 뻐근할 정도로 약간 깊숙하게 놓는다. 그래야 관절 안쪽까지 충분한 자극이 가기 때문이다.

코를 고는 사람 중에 코에 이상이 있어 고는 사람이 있다. 이럴 때는 하관(下關)과 함께 앞머리 중앙이면서 머리털이 난 부위에서 위쪽으로 약간 위에 있는 상성(上星)혈과 두 눈썹머리 연결선의 중간점인 인당(印堂)혈에도 침을 놓는다. 상성(上星)과 인당(印堂)은 코막힘을 포함한 콧병 전체와 앞머리 두통에 좋은 자리이다.

침과 뜸의 놀라운 단방(單方) 효과는 이것 말고도 많다. 아주 오래 전의 일이다. 격투기 해설을 하던 L씨가 며칠간의 지

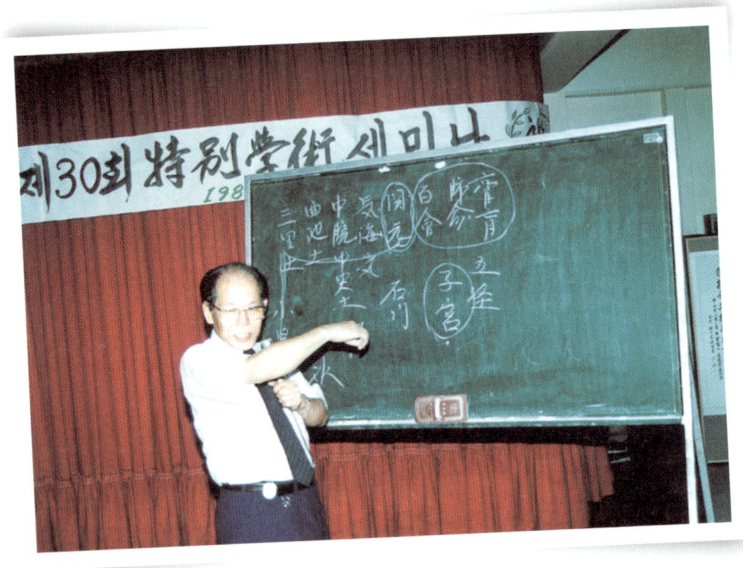

1980년대 한국침구사 협회에서 주최한 특별학술세미나 강연

방 출장을 마치고 돌아오는 길에 급히 나를 찾아왔다. 그는 급성 임질에 걸려 고름이 나온다며 무슨 방법이 없겠느냐고 했다. 집에 가면 부인이 반갑게 끌어당길 텐데 이를 어쩌면 좋으냐며 울상을 지었다. L씨는 당장 하루 정도야 핑계를 대고 피할 수 있지만 더 이상 피하면 들통이 날 게 뻔하다면서 통사정을 했다.

"선생님, 그 유명한 침 한 방, 뜸 한 번으로 해결이 안되겠습니까?"

"아무리 신통한 술자라 해도 하늘이 내린 벌은 어쩔 수가 없는데, 어쩌지요?"

내가 나무라는 투로 슬쩍 말끝을 돌리자 그는 표정이 일그러졌다. 사실 이렇게 급성 임질로 고름이 나는 것은 뜸 한 번으로 고름을 멈추게 할 수 있다. 하지만 부인을 두고서 딴 짓을 한 L씨의 부탁을 순순히 들어줄 수는 없었다.

내가 방법이 있으나 가르쳐 주지 않는 듯한 기미를 보이자 그는 곤혹스런 표정을 지으면서 "다시는 이런 일이 없을 것"이라며 "이번만 봐 달라"고 싹싹 빌었다.

"나한테 그러지 말고 부인한테 직접 빌면 용서해 주지 않을까요?"

내 말에 L씨는 고개를 절래절래 흔들었다.

"선생님한테는 한 번만 빌면 그만이지만 마누라한테는 한 번 빌미를 주었다 하면 늙어죽을 때까지 두고두고 빌어야 합니다. 그러니, 제발, 제발!"

나는 당황해서 쩔쩔매는 그에게 다시 한 번 다짐을 받고 뜸 치료를 해 주었다. 다리 안쪽 복숭아뼈 위의 삼음교(三陰交)혈에서 1촌(寸) 아래 지점에 콩알만한 크기인 대두대(大豆大)로 뜸을 뜨자 질질 흐르던 고름이 거짓말처럼 멈췄다. L씨는 "진짜네, 진짜네"를 연발하며 몇 번이나 고맙다는 인사를 남기고 집으로 향했다.

침과 뜸은 고름이나 진물을 멈추게 하는데 놀라운 효과를 보인다. 여자들이 흔히 앓는 냉증도 침이나 뜸으로 간단하게 치료할 수 있다. 따지고 보면 냉도 헌 데서 나오는 진물이다. 그런데도 쉽게 낫지 않는다. 병원에 다니면 괜찮다가 조금 지나면 다시 재발하는 것이 보통이다. 냉이 흐를 때 다리 안쪽 복숭아뼈 조금 위 삼음교(三陰交)혈에 침을 놓아 보자. 병원에 다녀도 잘 낫지 않던 냉이 딱 그친다. 고름이 나올 때는 삼음교(三陰交) 아래 1촌(寸) 부위에 뜸을 뜨면 된다.

7. 아이의 병은 부모의 책임

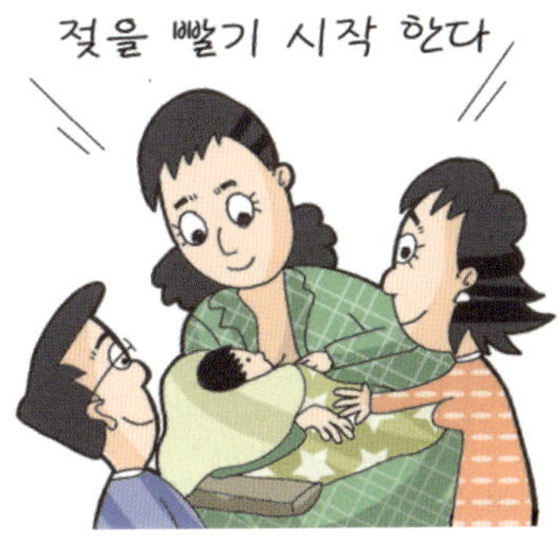

1963년 가을, 강원도 원주를 출발해 서울로 가는 기차 안에서 일어난 일이다.

아기에게 젖을 물리고 있던 아기엄마가 "아야"하고 비명을 지르더니 아기의 뺨을 찰싹 하고 소리가 나게 내리쳤다. 아기는 곧 숨이 넘어갈 뜻 울어 제쳤고 아기엄마도 젖꼭지를 쓸어 쥐고는 금방 울음이 터질 듯 했다. 조용하던 열차 안이 아기 울음소리로 소란해졌다. 나는 건너편 앞자리에 앉아 울상이 된 아기엄마를 안쓰럽게 쳐다 보았다.

'젖꼭지를 물었다가 느닷없이 뺨을 얻어맞은 아기는 무슨 죄가 있나. 또 아기엄마는 얼마나 놀랐으면 저도 모르게 아기를 때렸을까.'

보나마나 아기는 입안이 헐었을 터. 입안이 헐어 젖이 닿으면 쓰라리니 젖을 빨지 못하는 것이 분명했다. 하지만 젊은 엄마가 그걸 모르고 자꾸 젖을 입에 물리니 아기가 짜증을 내다가 젖꼭지를 물게 된 것이다.

침 한 번이면 되는데, 침 한 번이면 금방 아기가 젖을 빨 수 있는데. 아기엄마가 그걸 모르니 엄마도 아기도 고생이 아닌가. 나는 그걸 알고 있으니 나서지 않을 수가 없었다. 나는 아기엄마에게 침구사라고 밝히고 말을 건넸다.

"아기가 입이 헐어서 젖을 빨지 못하는 거 알고 있어요? 침을 놓으면 입 헌데가 금방 아프지 않게 되어 젖을 먹을 수 있는데. 어때요, 아기에게 침을 놓아줄까요?"

내가 침 이야기를 하자 주위에 있던 사람들의 시선이 집중되었다. 아기엄마는 우는 아기를 달래며 어쩔 줄 몰라 했다.

"그렇지 않아도 애가 젖을 잘 먹지 않고 보채기만 해서 큰 탈이 난 게 아닌가 걱정을 하고 있었어요. 하지만 갓난아기인데 침 맞아도 괜찮나요?"

"그럼, 침은 나이 먹은 노인들이나 맞는 거라고 알고 있었어요?"

침을 몰라도 너무 모른다는 생각에 나는 잠시 허탈했다. 침의 효과가 무엇인가. 몸의 자연치유능력을 일깨우는 일이다. 그러니 자연치유능력이 왕성한 갓난아기가 노인보다 훨씬 침 효과가 큰 것은 당연하지 않겠는가.

"병원에선 침보다 굵은 주사도 맞으면서 뭘 그래요?"

나는 엄마 품에서 계속 우는 아이의 손을 잡고 살펴보고 아기엄마에게 다시 물었다.

"침 세 개만 놓으면 되는데. 침을 놓고 아기가 금방 젖을 먹나 못 먹나 한 번 볼까요?"

아기엄마는 사람들의 이목을 의식하며 눈으로 동의를 구하고 있었다. 누구도 선뜻 답하지 않았지만 모두 한번 해보라고 하자는 눈빛이었다.

소리를 지르며 울던 아기도 자기에게 사람들의 시선이 모여드는 것을 느꼈는지 울음이 잦아들기 시작했다. 나는 안주머니에서 침통을 꺼내 열고 아기엄마에게 내가 쓰는 가느다란 침을 보여주었다.

"이 침은 맞을 때 아프지 않아요. 보세요. 주사바늘에 비하면 비교도 안 될 정도로 가늘죠? 침 끝이 솔잎모양으로 만들어져 있어 주사바늘처럼 살을 째면서 들어가지 않고 살 사이를 비집고 들어가니 아프지 않은 거예요."

나는 아기엄마에게 "침이 아픈지 아프지 않은지 먼저 맞아봐요" 하면서 팔목에 침을 꽂았다. "어때요?" 하고 묻자 아기엄마는 맥없이 웃었다. "벌써 침이 들어갔어요?" 하며 아기엄마는 자기 팔목을 내려다보았다. 그리고 아기를 내가 있는 쪽으로 살짝 내밀었다.

갓난아기가 입안이 헐어서 젖을 먹지 않고 보챌 때는 병 부위에 있는 혈자리를 직접 치료한다. 입안이 허는 것은 대개 위(胃)의 음액(陰液)이 부족하기 때문이다. 이럴 때는 위(胃)의 경락(經絡)인 족양명위경(足陽明胃經) 중에서 입과 가까운 지창(地倉)혈에 침을 놓아 입이 헐어 아픈 통증을 잠재우고 동시에 병의 근본인 위(胃)의 음액(陰液) 부족을 조절한다. 그리고 아랫입술 아래 우묵한 곳인 승장(承漿)혈에 침을 놓아 위(胃) 음액(陰液)의 기운을 보탰다. 이렇게 위(胃)의 균형을 바로 잡으면 입안 헌 데가 쓰라리고 아픈 통증이 멎고 빨리 낫는다.

내가 아기의 입 귀퉁이 양옆의 지창(地倉) 두 군데와 아랫입술 아래 승장(承漿)에 침을 놓자 주위에 있던 사람들은 흥미로운 눈초리로 아기를 지켜보았다. 침을 꽂은 지 5분 정도 지난 뒤 내가 아기엄마에게 젖을 물려보라고 말했다. 여러 사람의 시선이 몰려 있는 게 부담스러운 듯 아기엄마는 조금 돌아앉아 사람들에게 등을 보이며 아기를 끌어안았고 아기는 침을 꽂은 채로 젖을 물더니 곧 젖을 빨기 시작했다.

내가 마다했지만 굳이 연락처를 받아간 아기엄마가 며칠 뒤에 왕진을 와 달라는 연락을 했다. 아기엄마는 동네 부인들을 불러모아 놓고 나를 기다리고 있었다. 대개 엇비슷한 또래이거나 차이가 나 봐야 열살 안쪽이고 또 같은 연예계의 식구들이라 자연스럽게 한 동네에 모여 살게 되었다는 부인들은,

코미디언의 부인인 그 아기엄마의 이야기를 듣고 너무 신기해서 자기들 아이도 침을 한번 맞혀볼까 해서 모였다고 했다.

가장 먼저, 한 부인이 네 살 난 아이를 나에게 보였다. 바로 앞에서 쳐다보니 아이의 눈이 이상했다. 눈을 곁눈질로 흘기듯이 보는 사시(斜視)였다. 나는 부인에게 바로 물었다.

"이 아이, 전에 심하게 경기(驚氣)한 적 있지요?"

"네. 젖먹이일 때, 머리에 열이 펄펄 끓고 목이 뻣뻣해지고 손발에 경련이 일어나는데……. 이러다가 애 죽겠구나 했을 정도였어요."

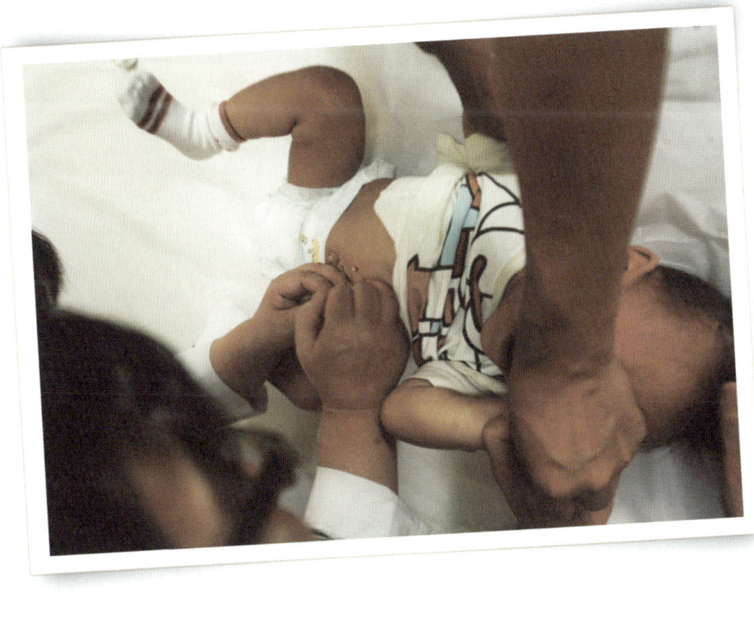

갓난아이들은 신주 · 중완 등에 뜸을 하면 병 없이 잘 자란다.

"사시는 거의 다 그 경기 때문에 오는 거예요. 그거 아셨어요?"

갓난아기의 경기는 무섭다. 갓난아기는 한겨울 추운 날씨에 발가벗겨 놓아도 잘 놀 정도로 불덩어리이다. 그래서 병으로 열이 나면 불에 열을 더하는 격. 쉽게 설명하면, 경기는 뇌가 열에 못 견디고 삶아지면서 발생하게 된다. 너무 뜨거워 뇌에 이상이 생기면 뇌성마비가 되고 뇌성마비는 아니더라도 눈 근육에 마비가 일어나면 사시가 되고 만다.

그러니 아이에게 고열은 위험을 알리는 사이렌이다. 갓난아기가 경기를 할 때 높은 열만 내리게 할 수 있다면 일단 큰 불상사는 피할 수 있다. 침은 열을 내려주는 아주 뛰어난 응급의료기구이다. 침만큼 간단하고 빠르게 전혀 부작용이 없이 열을 내려주는 방법은 없다고 해도 과언이 아니다. 그러니까 젖먹이일 때 아이와 가장 가까이 붙어있는 아이의 엄마가 침을 알고 침으로 간단하게 열을 내리는 방법을 알고 있다면 그 아이는 큰 불상사는 면할 수 있다.

높은 열을 가라앉히려면 침으로 귀 끝을 한 번 살짝 찌르면 된다. 귓바퀴를 앞으로 꺾어서 귀 위쪽에 꺾임이 생긴 귀 끝인 이첨(耳尖)혈을 찔러 피를 조금 내면 언제인지도 모르게 열이 내린다. 귀 끝의 이첨(耳尖)은 침으로 찔러 피를 내도 아프지 않아 손가락 끝을 따서 열을 내리는 것보다 훨씬 수월하다.

나는 그 부인에게 말했다.

"아이의 사시는 어머니의 책임이에요."

아주 난감한 표정을 짓는 부인에게 나는 덧붙여 말했다.

"아이가 경기를 할 때 열을 잡아주지 못해 사시가 된 것은 지난 일이니 할 수 없지요. 그러나 이제부터 사시를 고치느냐 못 고치느냐 하는 책임은 어머니에게 있습니다. 사시는 틀림없이 고칠 수 있어요. 한 6개월 정도면 고칠 수 있지요. 그러니 어머니가 아이를 데리고 꾸준하게 치료하러 다니느냐 그렇게 못 하느냐에 달려 있습니다."

부인이 말했다.

"애를 고칠 수 있다면 몇 년이라도 데리고 다니지 못할 게 뭐가 있어요? 그렇게 오랫동안 치료하려면 치료비가 문제지요."

"그럼, 치료비 고민을 해결해 드리면 아이를 데리고 매일 침술원으로 오시겠어요?"

"아, 그렇게만 해 주신다면 매일 서너 번씩이라도 데리고 다니지요."

부인은 겸연쩍게 웃으며 말했다.

언뜻 생각하면 치료비가 가장 큰 문제 같아 보이지만 사실 치료비는 문제가 아니다. 병을 고치는 술자에게 돈은 다음이다. 치료비가 없거나 부담이 되어서 어린아이가 나에게 치료를 받으러 오지 못하면 나는 죄를 짓는 셈이다. 침이나 뜸이 누구나 쉽게 배워서 쓸 수 있는 만인의 의술이라는 사실을 알아챈다면 나중에는 부인이 직접 침뜸으로 아이를 치료할 수도 있다.

그 뒤로 한 달 남짓 그 부인은 아이를 매일 데리고 와 치료를 받다가 어느 날 발길을 뚝 끊었다. 내가 여러 번 조급하게 생각하지 말라고 당부를 했지만 부인은 "왜 빨리 낫지 않느냐"며 투정을 심하게 하더니 결국 초반에 포기하고 말았다.

그로부터 30년이 조금 더 지난 1994년 가을, 아기를 품에 안은 30대 초반의 부인이 진료실에 들어섰다. 뒤이어 친정어머니로 보이는 나이든 부인이 따랐고, 다시 그 뒤로 예닐곱 살 정도 된 남자아이를 앞세운 부인이 따라 들어왔다. 나이든 부인이 앞으로 나서며 반갑게 인사를 했다.

"아유, 선생님. 안녕하세요. 혹시 저 생각나세요?"

나는 그 부인을 자세히 보았다. 그러나 누구인지 금방 기억나지 않았다. 나처럼 매일 새로운 사람들을 대하다 보면 사람을 기억하기가 쉽지 않다. 나는 이리저리 기억을 더듬으려 애를 썼다. 나이든 부인이 짧게 몇 마디 더했다.

"저, 옛날에 원주에서 서울로 오는 열차에서 갓난아기한테 침을 놔 주셨던 ……."

아, 그랬다. 그 때 그 아기엄마였다. 그러고 보니 노년이 가까워 주름살이 많아져서 그렇지 얼굴 윤곽은 그대로였다. 내가 알아차리고 반가운 내색을 하자 그녀는 아기를 안은 30대 초반의 부인을 가리켰다.

"그 때 침 맞고 금방 젖 빨던 그 아기가 커서 지금 이렇게 아기엄마가 됐어요."

아하, 참! 이것이 세월이었다. 아기가 커서 아기를 낳은 세월. 그 젖먹이가 커서 젖을 못 먹고 보채는 젖먹이를 안고 나에게 왔다.

젖먹이를 안은 아기엄마는 아기가 탈이 나서 고생한 지가 두 달도 넘었는데 자기가 갓난아기였을 때 침 맞고 나았던 이야기를 친정어머니에게서 듣고 물어 물어 어렵게 나를 찾아왔다고 했다. 그리고 어머니가 해 준 이야기 중에 아이의 사시를 침뜸으로 고칠 수 있다고 했던 부분도 있어서 같은 동네에 사는 아이와 아이엄마를 함께 데리고 왔다고 했다.

그러자 함께 온 아이엄마가 조심스럽게 아주 작은 목소리로 "정말 침뜸으로 사시를 고칠 수 있어요?" 하고 물었다. 아이엄마는 초조한 눈빛을 하고 있었다. 나는 바로 대꾸하지 않고 먼저 아이를 바라보았다. 아이엄마는 애 타는 목소리로 정말 고칠 수 있느냐고 재차 물었다. 내 대답은 언제나 그대로였다.

"어머니가 꾸준히 애를 데리고 치료하러 다니면 사시는 틀림없이 고칠 수 있습니다."

"정말요? 정말 ……."

말을 잇지 못하는 아이엄마는 아이를 부둥켜안더니 막 울었다. 아이엄마는 울다 말고 "너무 좋아서 그래요"하고는 살짝 웃어 보였다.

"그 동안 어떻게든 고쳐보려고 이 약 저 약 다 먹여보고 여기저기 데리고 다녀봤지만 그대로였어요. 병원에서는 수술을 시키자고 하는데 어린 것을 수술대에 눕히는 게 애처롭고 끔찍해서 얼마나 고민을 했는지 몰라요. 그런데 수술하지 않고도 나을 수 있다니 얼마나 고마운 일이에요. 고맙습니다. 정말 고맙습니다."

사시는 눈을 움직이는 힘줄에 이상이 생긴 것이다, 먼저 눈과 가장 밀접하고 또 힘줄의 기능을 주관하는 간(肝)을 다스려야 한다. 그래서 등에서 간(肝)의 기가 흘러드는 간유(肝兪)혈, 발등에 있으면서 간(肝)의 원기(原氣)가 머무는 태충(太衝)혈이 중요하다. 몸 전체 기혈(氣血)의 균형이 잡히도록 팔에 곡지(曲池)혈, 다리에 삼리(三里)혈, 배에 중완(中脘)혈에 침을 놓고 뜸을 뜬다.

병 부위 직접 치료로는 양쪽 눈꼬리 바깥에 동자료(瞳子)혈, 양 눈썹 안쪽 끝에 찬죽(竹)혈, 양쪽 눈구석의 정명(睛明)혈을 써서 눈 부위의 기(氣)와 혈(血)을 소통시키고 얽힌 힘줄을 풀게 한다. 그리고 치료 혈자리의 사총사로 꼽는 사총혈

(四總穴) 중에서 얼굴 부위의 병에 특효인 합곡(合谷)혈로 눈 주위에 흐르는 경락(經絡)의 열을 내리고, 뒷머리뼈 아래쪽에 풍지(風池)혈, 천주(天柱)혈로 위로 오르는 기를 다스린다. 머리의 백회(百會)혈, 통천(通天)혈로는 아래로 처져 내려가는 기(氣)를 다스려 뻣뻣하게 굳은 힘줄을 부드럽게 한다.

5개월 뒤 그 아이의 눈은 정상이 되었다. 사시를 병원에서 수술하면 뒤로 잡아당기는 것 같은 통증 때문에 심하게 후유증을 겪어야 하는데 그런 고통 없이 낫게 되었으니 얼마나 다행스러운 일인가.

그 아이의 치료를 위해 직장까지 휴직했던 아이엄마는 다시 복직을 했다. 어느 날, 아이엄마가 나에게 작은 선물꾸러미를 내밀었다. 그 속에는 만년필과 짧은 편지가 들어있었다.

"존경하는 원장님. 사랑과 인술로 ○○이를 치료해 주신 많은 시간들, 따스함과 인자함으로 ○○이를 감싸주신 많은 날들, 그 은혜는 저희들 가슴속에 평생 간직될 겁니다. 그리하여 훗날 ○○이도 남에게 베푸는 사람으로 자라리라 확신합니다. 원장님께 너무 소중하고 큰 것을 받았기에 마음 속 깊이 진심으로 감사드립니다. 늘 건강하시고 늘 행복하십시오. 그리고 빠른 시일 내에 침구대학 설립의 꿈을 꼭 이루시길 항상 빌겠습니다."

■ 침뜸만화

어린이 경풍

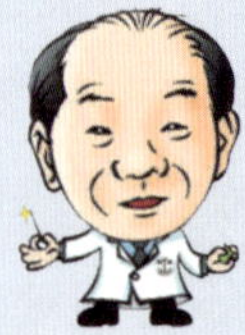

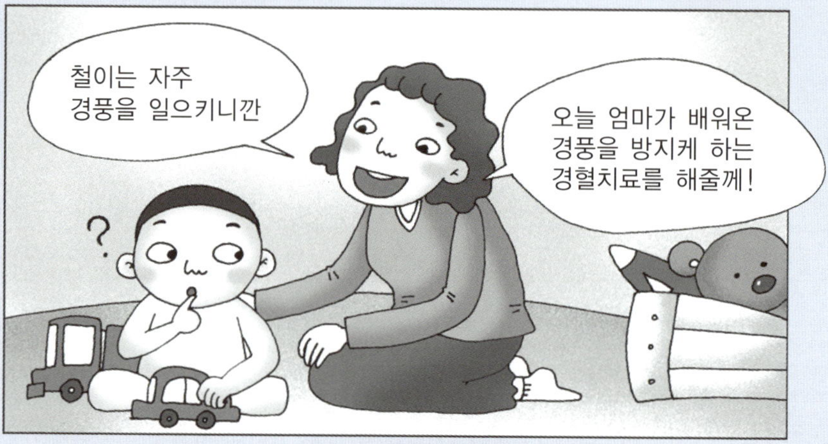
철이는 자주
경풍을 일으키니깐
오늘 엄마가 배워온
경풍을 방지케 하는
경혈치료를 해줄께!
?

경풍

어린이에게 일어나는 전신경련을 말한다. 경기(驚氣)라고도 한다.
어린이들은 뇌가 발육단계에 있기 때문에 성인에 비해 조절기능에 미숙하고, 각종 변화에 적응하지 못해 경련을 일으키기 쉽다. 보통 발열(發熱)이 원인이 되기도 하고, 뇌 등의 감염 또는 병의 말기에 중독성으로 나타나기도 한다. 격렬한 흥분 등 신경증에 의한 것이 있는데, 발작을 일으키면 혀를 물지 않도록 거즈를 어금니에 물려 놓는 등의 응급조치를 취해야 한다.

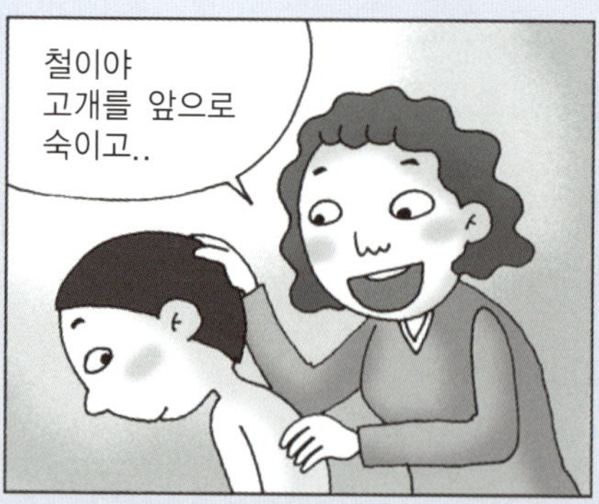
철이야
고개를 앞으로
숙이고..

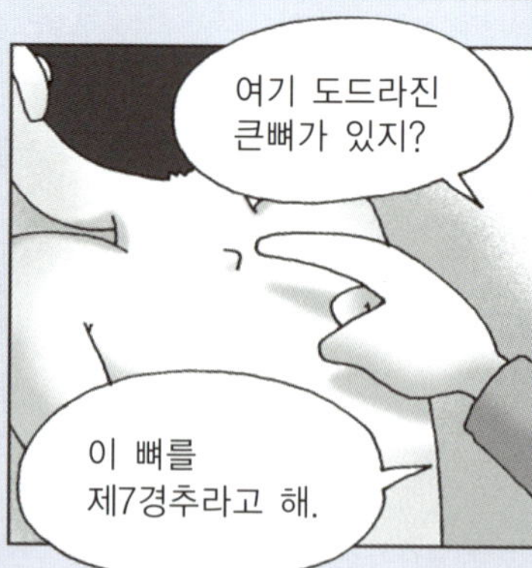
여기 도드라진
큰뼈가 있지?
이 뼈를
제7경추라고 해.

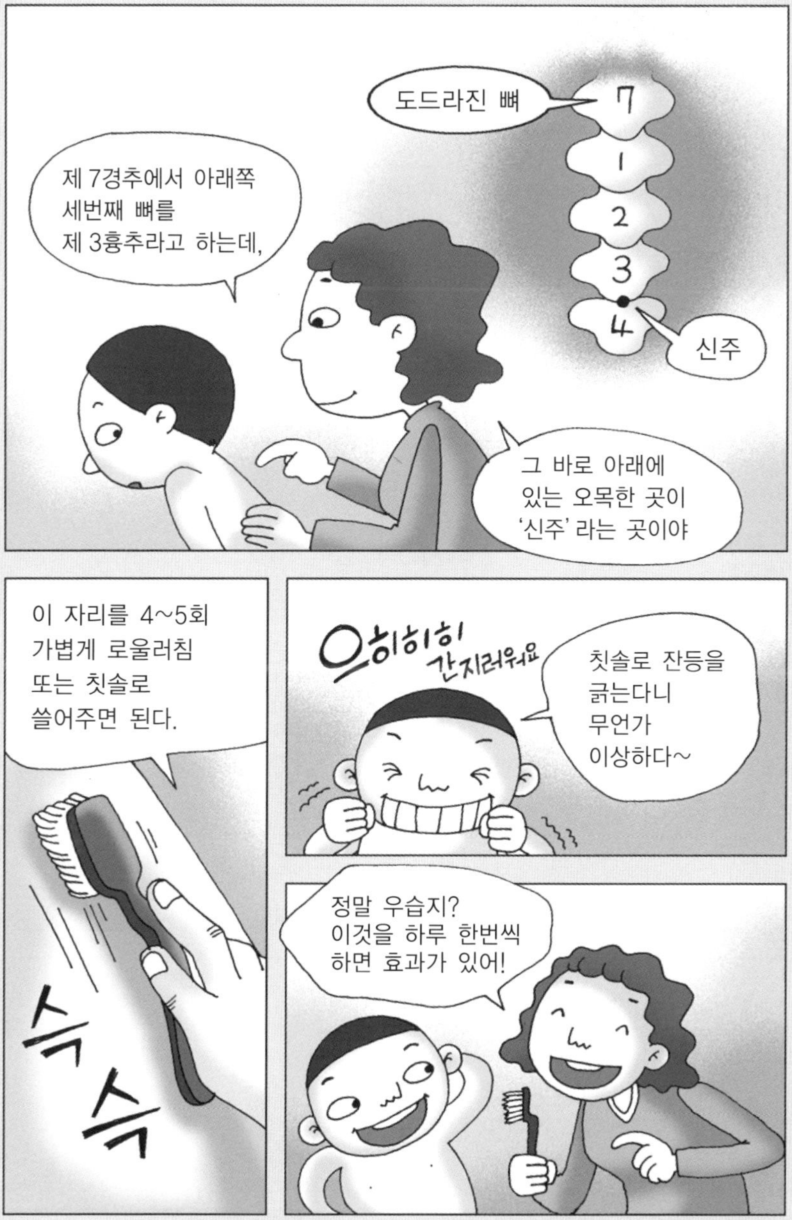
도드라진 뼈
7
1
2
3
4
제 7경추에서 아래쪽
세번째 뼈를
제 3흉추라고 하는데,
신주
그 바로 아래에
있는 오목한 곳이
'신주' 라는 곳이야
이 자리를 4~5회
가볍게 로울러침
또는 칫솔로
쓸어주면 된다.
슥슥
으히히히
간지러워요
칫솔로 잔등을
긁는다니
무언가
이상하다~
정말 우습지?
이것을 하루 한번씩
하면 효과가 있어!

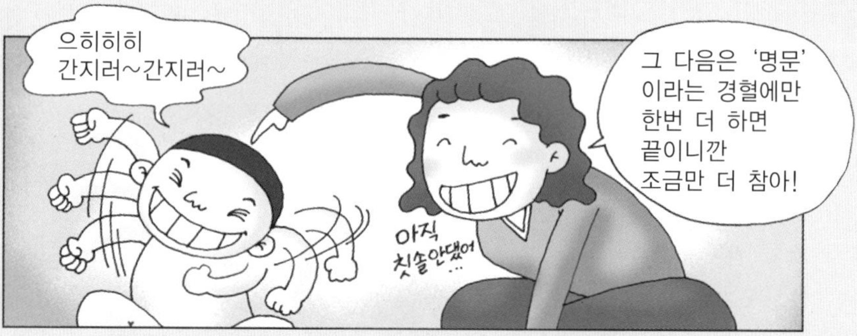
으히히히
간지러~간지러~
그 다음은 '명문'
이라는 경혈에만
한번 더 하면
끝이니깐
조금만 더 참아!
아직
칫솔안댔어
...

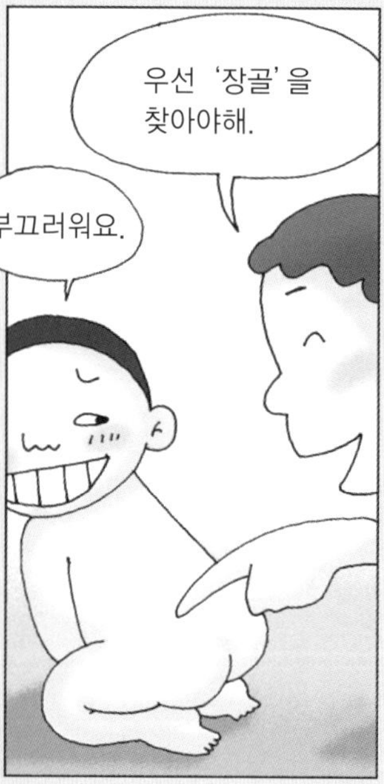
우선 '장골'을
찾아야해.
부끄러워요.

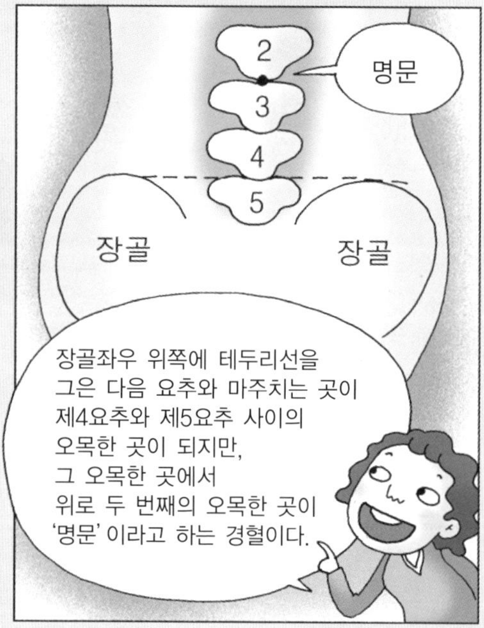

명문(命門)

명문(命門)은 생명의 문을 가리킨다.
이 혈은 신유(腎俞)의 중간에 있고
사람의 생명에 중요한 문호(門戶)이며
신(腎)은 인체의 근본(根本)이므로 명문(命門)이라 하였다.

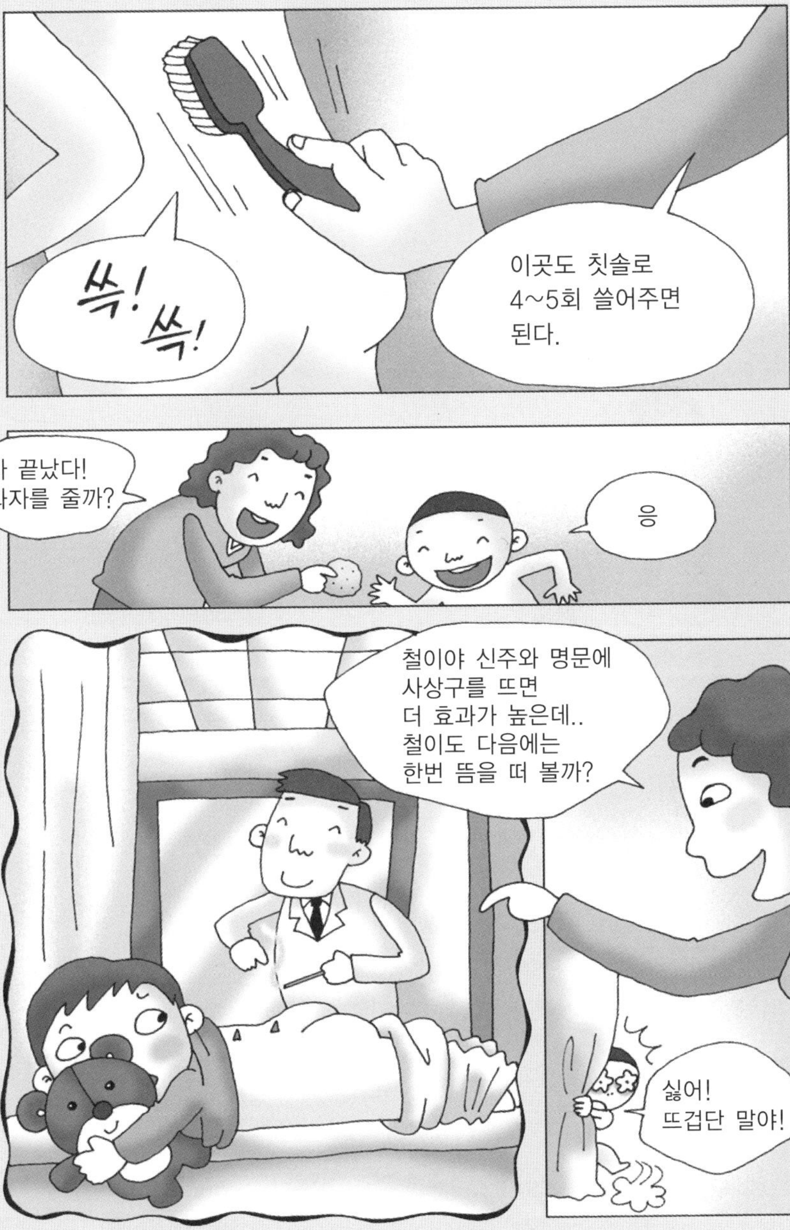
쓱! 쓱!
이곳도 칫솔로
4~5회 쓸어주면
된다.
자 끝났다!
과자를 줄까?
응
철이야 신주와 명문에
사상구를 뜨면
더 효과가 높은데..
철이도 다음에는
한번 뜸을 떠 볼까?
싫어!
뜨겁단 말야!

8. 공부 잘하게 하는 뜸

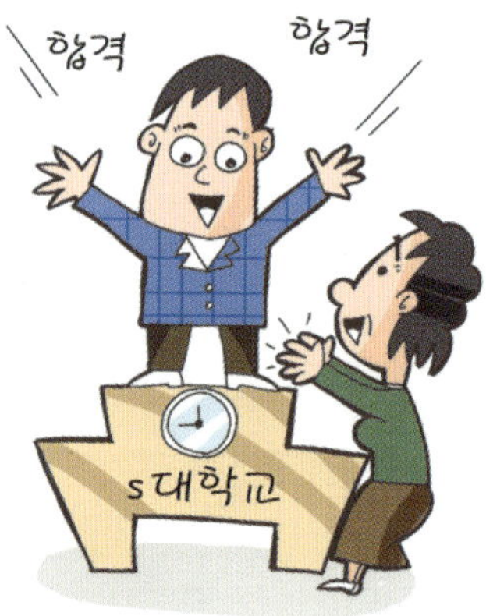

"공부 잘 하는 뜸은 없나요?"

축농증을 치료받으러 온 J군의 어머니가 나에게 물었다. 아이를 데리고 온 어머니라면 누구나 거의 한 번쯤 이렇게 묻는다.

"아직도 그걸 모르셨어요?"

내가 눈을 크게 뜨고 표정을 바꾸며 정색을 하고 되묻자 J군의 어머니는 눈을 반짝였다.

중학교 3학년인 J군은 초등학교에 다닐 때는 늘 우등생이었는데 중학생이 되어서는 성적이 신통치 않은 모양이었다. 하긴, 축농증이 있으니 공부가 될 리 없다.

"축농증이 있으면 코가 답답하고 머리가 무겁기 때문에 집중력이 떨어지지요."

축농증은 코의 병. 그러나 코는 폐(肺)의 끝이니 코와 함께 폐(肺)를 치료해야 완전히 고칠 수 있다.

축농증의 뿌리는 대개 감기다. 그래서 등에 있는 폐유(肺兪)혈과 고황(膏肓)혈로 폐(肺)를 튼튼하게 했다. 아울러 배꼽 아래의 기해(氣海)혈로 원기를 든든하게 했고, 관원(關元)혈로 소장(小腸)에서 영양을 잘 흡수하게 했다. 팔꿈치 주횡문 끝에 있는 곡지(曲池)혈, 다리의 삼리(三里)혈, 배의 중완(中脘)혈을 써서 몸 전체 기혈(氣血)의 균형을 잡았다. 몸 전체 기혈(氣血)이 균형을 이루면 내장이 튼튼해지고 체력이 증강되어 웬만한 피로나 감기, 잔병은 얼씬도 하지 못한다. 또한 머리에 백회(百會)혈로 혈액순환을 좋게 했다.

잎사귀에 해당하는 코의 치료를 위해서는 우선 양쪽 눈썹 사이의 한가운데 인당(印堂)혈에 침을 내리 꽂았다. 축농증이 걸리면 콧구멍을 좌우로 나누는 비중격(鼻中隔)이 높이 솟는데 고름이 찬 비중격에 침을 올려 꽂았다. 그리고 콧망울 양옆 영향(迎香)혈에 침을 바로 꽂았다. 침을 놓고 조금 있으면 코가 시원하게 뚫린다.

J군은 침을 놓은 지 5분도 되지 않아 코가 시원하게 뚫렸다고 말했다. 옆에서 지켜보던 그 어머니는 너무 신기하다고 감탄하더니 이왕이면 침뜸으로 공부도 잘하게 해줄 수 없느냐고 부탁을 하는 것이었다.

왜 없겠는가. 죽어 가는 사람도 살리는 침뜸인데 공부 잘하게 하는 일이 무어 어렵겠는가. 공부는 이해력과 기억력이 좋으면 잘 할 수 있다. 이해력과 기억력은 집중력에 달려 있다. 머리의 백회(百會)혈로 뇌의 혈액순환을 좋게 하여 집중력을 높여 주면 자연히 이해력과 기억력이 좋아진다.

이 뜸 처방은 톡톡히 효과를 본 어머니들이 은밀하게 친한 사람에게만 살짝 귓뜸 해주는 비방 중의 비방이었다. 그러나 진짜 비방의 가치는 그 효과에 있는 것이고 그 효과는 많은 사람이 볼수록 가치가 있는 것이니 이제 더 이상 비방으로 감춰줘서는 안 된다.

오래 전부터 나는 대학입시 합격자 발표가 있는 날이면 감사 전화를 몇 통씩 받는다. 아이가 대학에 합격했다고 기뻐하면서 다 뜸 덕분이었다고 고마워하는 어머니들의 전화이다. 묘하게도 뜸을 열심히 하고 세칭 일류대학에 합격한 집에서 전화가 온다.

진료실에서 그 전화 이야기를 전해 듣는 사람들은 모두 이렇게 한마디씩 한다.

"그 뜸이 서울대학교 붙는 뜸일세."

어린아이에게는 침이나 뜸을 함부로 해서는 안 된다는 말이 있으나 이는 사실과 다르다. 옛날 침은 지금 널리 쓰이고 있는 호침(毫鍼)이라고 부르는 머리카락처럼 가는 침과는 달리 굵었다. 그래서 서툰 사람이 놓으면 상처가 크게 날 우려가 있었고 능숙한 사람도 가끔 환자의 몸에 큰 멍을 남기곤 했다. 게다가 소독 방법이나 시설이 지금처럼 발전하지도 못했던 시절이라 침이 들어간 자리에 염증이 생기는 경우가 종종 있었다. 어린아이에게 침을 함부로 놓아서는 안 된다는 속설은, 피부며 조직이 여리고 약하며 성인에 비해 저항력이 떨어지는 어린아이에게는 조심 또 조심해서 침을 놓아야 한다는 말이 와전된 것으로 보인다.

나는 아이를 병치레 없이 잘 자라게 하려면 반드시 부모가 침과 뜸을 알아야 한다고 믿는다. 우리 아이들은 말할 것도 없고 손자들이 어렸을 때부터 나는 그 아이들에게 침을 놓고

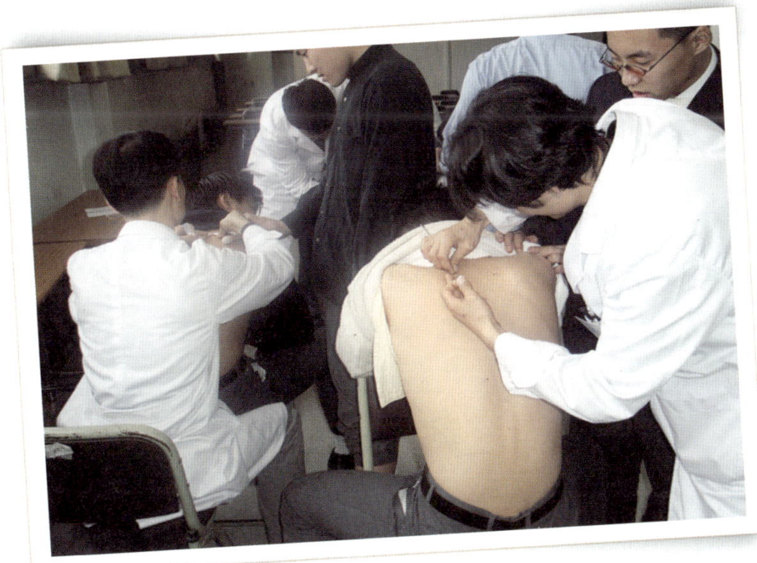

서울시교육청의 공식 요청으로 실시한 중 · 고교생 대상 금연침 시술

뜸을 떠 왔다. 특히 손자들은 태어난 지 얼마 되지 않은 갓난 아기였을 때부터 뜸을 떠 주었다. 태어나고 열흘에서 닷새, 가장 빨리 뜬 손자는 세상에 나고 이틀 만에 뜸을 떴는데 감기에 걸리거나 체하는 일 거의 없이 지금까지 건강하게 잘 자라고 있다.

젖먹이, 이른바 유아(乳兒)는 신주(身柱)혈 한 군데에만 뜸을 떠 주면 잘 먹고 잘 놀고 잘 자며 잘 자란다. 목 뒤쪽에 있는 신주(身柱)는 이름 그대로 몸의 기둥. 새싹이라 할 수 있는 젖먹이들은 몸의 기둥을 잘 세워 주면 나머지는 만사형통이다. 특히 밤만 되면 자지 않고 보채며 우는 야명증(夜鳴症)은 신주(身柱)에 뜸 몇 장 뜨고 나면 신기하게 딱 그친다. 밤마다 우는 아기 안고 달래느라 잠도 못 자는 젊은 부모가 있다면 반드시 해 볼 일이다.

설사를 할 때는 중완(中脘)이 좋다. 줄줄 흐르던 설사가 딱 멎는다. 젖먹이가 갑자기 열이 올라 온몸이 펄펄 끓을 때에는 등에 있는 신주(身柱)혈에 뜸을 몇 장 뜨면 된다. 뜸을 뜨고 잠시 기다리면 바로 열이 내린다.

열 살 전후의 소아(小兒)에게는 중완(中脘)혈과 폐유(肺兪)혈과 백회(百會)혈이 요혈(要穴)이다. 배에 있는 중완(中脘)은 잘 먹고 잘 소화하게 하는 자리이면서, 팔회혈(八會穴) 중 부(腑)의 회(會)이니 육부(六腑)의 병증(病症)을 치료하는 효과가 있는 혈(穴)이다. 등의 폐유(肺兪)는 폐(肺)의 기(氣)가 흘러드는 혈(穴)로 만병의 근원인 감기의 예방 효과가 매우 탁월하다. 머리의 백회(百會)는 앞서 말한 바와 같이 머리를 맑게 하고 총명하게 하는 자리이다.

얼핏 봐도 아이들의 침자리, 뜸자리는 어른보다 훨씬 적다. 내가 쓰고 있는 건강 뜸 처방인 무극보양뜸도 혈(穴)을 줄이고 줄인 것인데 아이들은 이보다 훨씬 적다. 이는 아이들이 어른에 비해 새 몸이므로 침과 뜸의 효과가 빠르고 좋기 때문이다. 그러니 몸에 병이 있는 아이가 아니라면 더 욕심 내지 말고 이들 몇 자리에만 꾸준히 뜸을 뜨면 그것으로 족하다.

나는 부모와 함께 오는 아이에게는 모두 뜸자리를 잡아 주고, 부모에게 꾸준히 뜸을 떠 주면 건강하고 똑똑하게 자랄 거라고 일러준다. 어릴 적 건강은 평생 건강의 기초이다. 건강은 재산 중에 으뜸이니 침뜸을 알면 큰 재산을 거저 얻는 것과 같다.

9. 예쁜 손으로 가위 바위 보

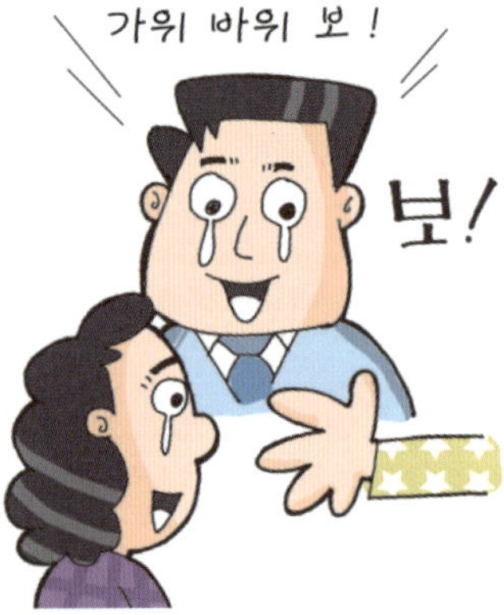

심근경색으로 죽을 고비를 넘기고 침과 뜸으로 건강을 되찾았으나 나는 침술원의 문을 열지 않았다. 내가 죽음의 경계를 오가는 사이에 침구사 제도의 부활은 다시 물거품이 되어 있었다.

1980년 10월 12일, 당시 보사부 장관이었던 천명기씨의 침구사제도를 부활시킨다는 발표에 기뻐 어쩔 줄 몰라하던 것도 옛 일. 어찌된 일인지, 천명기씨의 공언(公言)은 유보되었다가 결국 아무 설명도 없이 공언(空言)이 되어버렸다. 뒤늦게 이 사실을 접한 나는 다시 한 번 탄식하지 않을 수 없었고 '대한민국의 침의 운명은 이렇게 막을 내리고 마는가' 하는 깊은 허무가 밀려왔다.

그 때 나는 다시는 침을 잡지 않겠다는 생각을 하기도 했다. 그러나 침뜸과의 인연을 끊는 일은 쉽지 않았다. 시간이 흐르자 억울한 심정에 눌려 있던 침뜸에 대한 사랑이 비죽비죽 고개를 내밀기 시작했다.

그러던 중 오래 전부터 생각해 오던 본격적인 의료 봉사 활동에 생각이 미쳤다. 물론 그 전에도 아내와 아이들을 이끌고 낙도나 산골 오지, 무의촌 등으로 봉사활동을 나가곤 했지만 본격적인 의료 봉사 활동은 그 때가 시작이었다.

장애가 있는 어린아이들을 무료로 치료하게 된 것도 그 즈음의 일이다. 나는 1980년대 중반부터 시작한 이 일을 10년 동안 계속 했다. 장애 어린이들을 치료하는 날은 매주 목요일이었다. 그래서 목요일 아침은 유난히 활기찼다. 몸이 불편한 아이들, 정신이 불편한 아이들이지만 그래도 아이는 아이. 비록 몸이 마음대로 안되고 목소리는 느리고 둔하지만 서로 장난치고 싸우고 다시 화해하기를 반복했다.

다섯 살인 정아도 아이들과 장난치며 차례를 기다리고 있었다. 정아 엄마가 정아를 데리고 목요일마다 내게 온 것이 어느 덧 1년. 정아는 뇌성마비로 몸을 마음대로 움직이지 못했는데 처음 정아를 데리고 왔을 때 정아 엄마는 절망에 가까운 애처로운 얼굴이었다. 하긴, 그런 절망이 어디 정아 엄마뿐이랴. 목요일에 아이를 데리고 오는 엄마들은 처음에는 한결같이 절망 속에서 한 가닥 희망이라도 붙잡으려는 안타까운 얼굴이었다. 그런데 시간이 지나면서 아이들의 상태가 호전되자 얼굴이 퍽 밝아졌다.

그 아이들을 데리고 다녀야 하는 엄마들의 노고를 생각하면 사실 일주일 내내 치료를 하고 봉사를 해도 모자란다. 장애 어린이의 엄마는 아이를 혼자 두고는 아무 데도 가지 못한다. 하나부터 열까지 아이가 필요로 하는 일을 해 주며 자신을 희생해야 한다. 그 어머니들이 실천하는 사랑에 비하면 내가 해줄 수 있는 일은 아주 작은 것이다.

뇌성마비를 포함하는 선천적 신체장애와 정신지체는 대개 뇌(腦)에 탈이 나서 생긴다. 태(胎) 중에 있을 때부터 이상이 있는 경우도 있지만 태어난 뒤에 탈이 나는 수가 더 많다. 건강하게 태어난 아기의 뇌를 탈나게 하는 원인으로는 고열(高熱)이 으뜸이다. 열이 심해지면 열성 경기를 할 수도 있으니 매우 조심해야 한다. 아이의 뇌성마비 역시 고열의 후유증인 경우가 많다.

장애 어린이 의료 봉사 활동을 하면서 나는 특히 뇌성마비 어린이를 많이 치료하게 되었다. 뇌성마비 또한 그 증상에 따라 종류가 다양해, 몸만 제 마음대로 가누지 못할 뿐 정신 능력은 비장애 어린이보다 총명한 아이가 있는가 하면 신체장애에 정신 능력까지 떨어지는 아이도 있다. 총명한 아이는 총명한 아이대로 정신 능력까지 떨어지는 아이는 그 아이대로 마음이 쓰리는 일이 아닐 수 없었다.

"정아, 들어와요."

내가 부르자 정아는 엄마보다 앞서서 마비된 한쪽 발을 약간 끌면서 혼자 걸어왔다. 안아 올려 진료대 위에 앉혀 주면 정아는 띄엄띄엄 말하기는 하지만 "고맙습니다" 하고 또박또박 힘주어 말한다.

"어디, 우리 정아 예쁜 손 좀 볼까?"

정아의 오른손은 예쁜 손이다. 마비되어 손가락이 펴지지 않는 오른손을 정아와 나는 물론 정아 엄마, 정아 아빠도 예쁜 손이라 부른다. 손을 폈다 쥐었다 함은 물론이거니와 손가락 하나 마음대로 까딱하지 못하는 정아의 오른손을 치료하기 위해 처음 치료를 시작할 때부터 그렇게 불렀다.

침을 마비된 반대쪽인 왼손에 놓고 정아에게 오른손으로 침자루를 건드려 흔드는 장난을 시키면서 예쁜 손으로 해 보라고 자꾸 시켰다. 정아 엄마가 집에서 과자를 건네 줄 때도 "예쁜 손으로 받아야지" 했고 정아 아빠 역시 퇴근해서 뽀뽀할 때도 예쁜 손에 먼저 했다.

나는 며칠 전 정아 아빠가 전화한 뒤부터 정아의 예쁜 손이 아주 궁금했다. 정아 아빠는 아침에 출근하자마자 내게 전화를 해 다짜고짜 이렇게 큰 소리로 말하며 아주 좋아했다.

"보를 냈어요. 정아가 보를 냈습니다."

나는 무슨 소리인지 얼른 알아듣지 못하고 가만히 있었다.

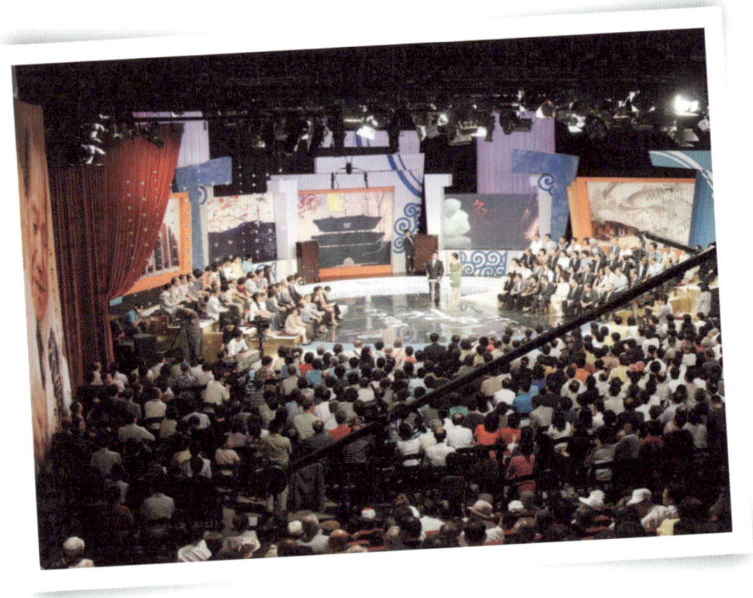

KBS 제1텔레비전 추석 특집 〈구당 김남수 선생의 침뜸 이야기〉 공개홀 녹화장면. 전국 각지에서 올라온 1천여 명의 방청객들로 대성황을 이뤘다.

"어제 저녁에요, 정아하고 가위 바위 보를 했는데 정아가 보를 내더라고요. 오늘 아침에도 일어나자마자 해봤는데 정아가 또 보를 냈어요."

정아 아빠는 몹시 기쁜 모양이었다. 그 동안 조금씩 손의 마비가 풀려 가위를 낼 수 있게 되더니 며칠 전부터는 드디어 불편했던 오른 손을 완전히 펼 수 있게 된 것이었다. 그러니 정아의 부모가 어찌 기쁘지 않을 수 있을까.

나는 그 전화를 받고 목요일을 기다렸다. 목요일에는 아침

일찍부터 정아가 오기를 기다렸고 또 정아의 차례가 되기를 기다렸다.

"자, 우리 예쁜 손으로 가위 바위 보 한 번 해볼까?"

정아는 나를 한 번 쳐다보고 옆에 서 있는 엄마를 한번 쳐다보았다. 정아 엄마는 입가에 웃음을 띠고 정아를 바라보았다.

"예쁜 손으로 가위, 바위, 보!"

"보오."

조금 늦게 정아가 소리를 따라하며 힘을 주어 손가락을 폈다. 쫙 펴지는 못했지만 다섯 손가락에 모두 힘이 들어가 있었다. 장하고 기특했다.

'그래, 장하다. 기특하다, 아이야. 나도 정말 기쁘구나.'

뇌성마비 치료는 종류와 증상에 따라 차이가 많다. 우리 전통의학에는 동병이치 이병동치(同病異治 異病同治)라는 말이 있다. 쉽게 말해, 병은 같더라도 증상이 다르면 다른 방법으로 치료하고 병은 다르더라도 증상이 같으면 같은 방법으로 치료하라는 뜻이다. 뿐만 아니라 환자 개개인의 특성과 상태와 증상을 고려해 처방을 내리고 치료해야 최고의 효과를 낼 수 있다는 의미이며 아울러 21세기 의학의 화두(話頭)인 맞춤의학을 실천하는 앞선 자세라고 할 수 있다. 따라서 손이나 발, 팔, 다리 등 아이가 불편해 하는 부위를 중심으로 치료를 해 나가야 한다.

그럼에도 불구하고 뇌성마비를 치료하는 데에도 요혈(要穴)은 있다. 요혈 중 가장 으뜸은 백회(百會)혈이다. 머리 꼭대기에 있어 하늘과 가장 가까운 자리이면서 백 가지 기운이 모여드는 혈(穴)이기 때문이다. 그리고 이런 아이들의 머리를 꼼꼼하게 만져보면 웃자란 듯 솟아있거나 덜 발육한 것처럼 움푹 꺼진 자리가 있다. 그 곳이 바로 아시혈(阿是穴)로, 정해져 있는 침자리는 아니지만 병을 치료하는데 매우 중요한 자리이다. 이 아시혈을 찾아 침을 놓는다.

그리고 배에 있는 중완(中脘)혈에 침과 뜸을 떠서 잘 먹고 잘 소화하게 해 주고 팔의 곡지에도 침을 놓고 뜸을 떠서 몸의 균형을 잡아준다. 등에 있는 폐유(肺兪)혈도 반드시 침놓고 뜸떠야 하는데 이는 폐(肺)의 열로 인해 뇌성마비가 오는 수가 많기 때문이다.

중국에서는 어린이의 신체 및 정신장애를 침으로 고쳐서 큰 효과를 보고 있다. 우리 나라에서도 이 소식을 들은 장애 어린이를 둔 젊은 부모들이 너도나도 앞다투어 중국으로 향하고 있는 실정이다. 국내에서도 침과 뜸으로 효과를 볼 수 있건만 제도적 장치가 막혀 치료하고 있지 못하고 있는 현실은 장애 어린이를 둔 부모의 어깨에 이중 삼중의 짐을 지우는 결과인 동시에 국가가 국민의 건강을 외면하는 무책임한 처

사이다. 하루빨리 침구사 제도가 제정되어 병으로 고통받는 사람들의 손을 잡아줄 수 있는 길이 생기길 간절히 바란다.

10. 김재규 정보부장이 나를 부른 까닭은…

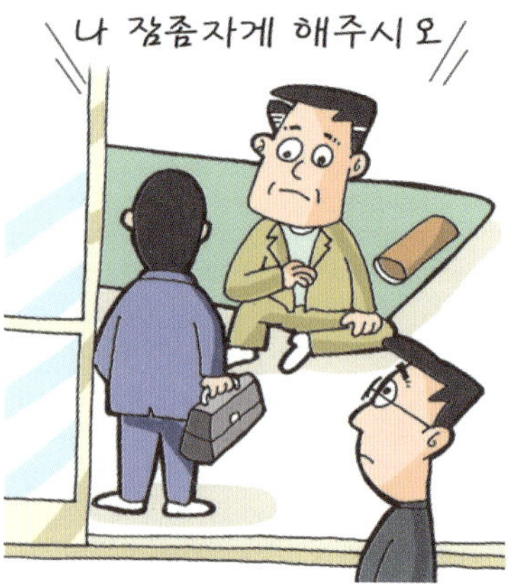

30년 전만 해도 우리 나라에는 병원이 드물었다. 그러니 응급실은 더 드물었다. 그 때 사람들은 한밤중에 위급한 일이 생기면 침구사를 부르러 왔다. 의료인의 수가 적기 때문이기도 했지만 침과 뜸의 응급구조 효과가 워낙 좋기 때문이었다.

나 역시 부르는 사람이 있으면 자다가도 일어나 따라나서야 했다. 병원 응급실과 긴급구조대가 자리 잡으면서 지금은 그런 일이 없어졌지만, 응급시설이 없던 시절에는 침구사가 긴급구조대였고 응급실 역할도 했다. 그래서 그 때에는 한밤중에 잠을 설치는 일이 많았다.

야간 통행금지가 있던 1979년 봄이었다. 김재규 중앙정보부장이 통금이 시작되는 자정이 넘은 시간에 나를 사택으로 불렀다.

그가 보낸 자동차는 인적이 끊긴 밤길을 한 번도 서지 않고 단숨에 내달렸다. 비상등을 번쩍이며 달리는 차안에서 운전하는 사람에게 무슨 일이냐고 물었으나 "지시에 따를 뿐이라 잘 모르겠다"는 대답만 들었다. 날아가는 새도 떨어뜨린다는 말이 있을 만큼 대단한 권세를 누리는 김재규 중앙정보부장이 이렇게 야심한 시간에 유명한 의사들과 시설 좋은 병원을 제쳐두고 굳이 나를 부른 이유가 무엇일까? 궁금했다.

캄캄한 밤중에 하도 빨리 달려 도착한 까닭에 처음에는 어디가 어디인지 분간을 하기 어려웠다. 궁금증을 누르며 안내하는 사람을 따라 집안으로 들어서니 김재규 중앙정보부장이 기다렸다는 듯한 표정을 지으며 일어섰다. 널찍하고 조용한 방에 그 혼자였다. 급한 환자는 보이지 않고 조금 전에 황급하게 달리던 숨 가쁜 분위기와는 딴판으로 집안이 고요해 어리둥절하기까지 했다.

인사치레가 간단히 끝나자 김 부장이 낮은 목소리로 말했다.

"나 잠 좀 자게 해주시오."

잠이 오지 않는 불면증은 원인이 여러 가지이나 대부분 마음의 병으로 심장(心臟)에 화(火)가 몰리거나 간(肝)의 경맥

(經脈)인 족궐음간경(足厥陰肝經)이 흥분해서 일어난다. 그래서 나는 우선 심(心)의 화(火)를 가라앉히기 위해 손목 안쪽으로 심장(心臟)의 원기가 드나드는 출입문인 신문(神門)혈과 심장(心臟)의 기(氣)가 모이는 거궐(巨闕)혈에 침을 놓았다. 간(肝) 경맥(經脈)의 흥분은 발등의 첫째와 둘째 발가락 사이에 있으며 족궐음간경(足厥陰肝經)의 흥분을 억제하는 행간(行間)혈과, 족궐음간경(足厥陰肝經)이 지나가고 두부(頭部)의 혈액순환을 촉진하는 백회(百會)혈로 수습했다.

김재규 중앙정보부장의 불면증은 매우 복합적인 원인에서 왔다. 김 부장은 신경을 많이 쓰고 생각할 일이 많아 밤이 돼도 기(氣)가 여전히 들떠서 잠을 잘 이루지 못했다. 아울러 간(肝)이 심하게 탈이 나 있었다. 그는 만성 간염을 앓고 있었는데 그로 인한 심한 가려움증으로 고생하고 있었다. 가려움증이 특히 심한 양팔과 등에는 간(肝)에 병이 있는 사람에게 나타나는 간반(肝斑)이 몹시 심했다. 해독 기능이 있는 간(肝)에 탈이 나 독소를 없애지 못하니 그 독으로 인해 피부가 가렵고 간반도 심한 것이 분명했다.

원인이 이러하니 간(肝)에 대한 치료도 해야 했다. 간(肝)을 다스리기 위해 첫째 발몸뼈와 둘째 발몸뼈가 갈라진 사이에 있으면서 간장의 원기가 모여있는 태충(太衝)혈과 간(肝)의 기(氣)가 모이는 가슴의 기문(期門)혈을 선택했다. 그리고

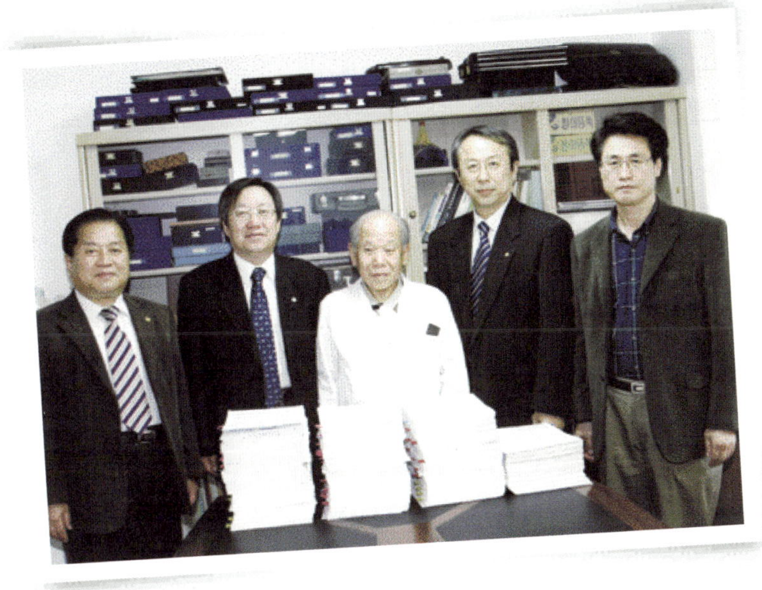

침구사법 부활을 위한 10만 명 서명지를 보건복지부에 전달하고 있다.

간장의 기가 흘러드는 등에 있는 간유(肝兪)혈을 잡았는데 간유(肝兪)는 불면증에 특효다.

그리고 신(腎)의 기능을 북돋아 독소를 잘 배설하도록 하기 위해 다리 안쪽 복사뼈 위에 있는 축빈(築賓)혈을 골랐다. 피부는 폐(肺)와 대장(大腸)이 주관하니 폐(肺)의 기(氣)가 흘러드는 폐유(肺兪)혈과 수양명대장경(手陽明大腸經)의 혈(穴)로 어깨마루 바깥쪽에 있는 견우(肩髃)혈을 써서 가려움증을 가라앉혔다. 아울러 간(肝)의 혈액 저장 기능을 돕고 혈액을 깨끗하게 해 피부병이 낫도록 무릎 뼈 안쪽 위 모서리 위에 있는 혈해(血海)혈을 선택했다. 간(肝)의 기능이 정상이 되기 위해서는 비위(脾胃)의 기능이 대단히 중요하다. 그래서 배 위에 위(胃)의 기(氣)가 모이는 중완(中脘)혈과 그 양 옆에 있는 양문(梁門)혈에 침을 놓았다.

침을 놓고 뜸을 뜨는 사이 김재규 중앙정보부장은 잠이 들었다. 나는 유침해 둔 침을 거두고 가만히 그 집을 나왔다.

김 부장은 다음날 자정에도 나를 불렀다. 김 부장이 잠든 것을 확인하고 나오긴 했지만 다시 나를 부른다는 것은 그 역시 침뜸의 효과를 인정한다는 의미였다. 김 부장은 "편히 자서 살 것 같다"며 나를 무척 반겼다.

"그 동안 좋다는 약도 먹어보았고 유명한 의사에게도 치료를 받아보았지만 낫지 않았소. 그래서 속는 셈치고 그 용하다는 침이나 한 번 맞아보자고 했던 것인데 이렇게 쉽게 나았으니 ……. 이럴 줄 알았으면 애당초 침을 맞을 걸 괜히 고생만 했지 뭐요. 다만, 직책상 한밤중에 왕진을 부탁할 수밖에 없으니 환자 하나 구하는 것으로 여기고 너그럽게 받아주시오."

김 부장은 꽤 오래 전부터 잠을 푹 자지 못했는데 그럴 때마다 병원에서 약을 처방 받았다고 말했다. 그렇지 않아도 간이 나쁜데 신경안정제나 수면제같이 독한 약을 먹으니 엎친데 덮친 격으로 병이 깊어질 수밖에 없었다.

침뜸으로 효과를 본 다음날부터 한동안 나는 밤마다 김재규 중앙정보부장 사택으로 출근했다. 그 사이 김 부장과 나는 상당히 가까워졌는데 침뜸의 덕을 톡톡히 본 그는 침구술의 맥이 끊어질 지도 모른다는 내 말을 듣고 상당히 안타까워했다.

"근래 20년 동안 우리 나라 침구술은 오히려 퇴보했습니다."

"아니, 왜요?"

"국민의료법이 의료법으로 개정되면서 신규 침구사 양성의 길이 막혀 버렸습니다. 실질적으로 침구사 제도가 폐지된 셈이지요."

그 동안 침구사 제도를 다시 세우기 위해 백방으로 노력했으나 늘 마지막에 가서 실패했던 과정을 설명하자 김재규 중앙정보부장은 탄식을 했다.

"각하가 마음을 바꾸시면 가능할 것 같기도 합니다만 ……."

심각한 표정으로 내 말을 듣던 김 부장은 내게 박정희 대통령과의 자리를 만들어 보겠노라 약조를 했다. 그리고 우여곡절 끝에 확답을 받을 수 있었다.

"10월 30일로 잡았소. 잊지 마시오."

김 부장은 침구사제도가 폐지된 이유와 청원한 침구사법이 번번이 폐기되는 이유를 알리며 대통령령으로 입법하도록 하자는 이야기를 대통령에게 전했다고 했다. 나는 대통령 만나는 날을 손꼽아 기다렸다. 그런데 …….

1979년 10월 26일, 김재규 중앙정보부장에 의해 박정희 대통령이 목숨을 잃는 사건이 발생했다. 김 부장이 대통령을 향해 방아쇠를 당겼다는 것이었다. 처음 뉴스를 접하는 순간, 나는 꿈인지 생시인지 분간할 수가 없었다. 김 부장은 전날인 25일에도 치료를 받으며 "궁정동에서 회의가 있었는데 부마사건을 마무리 하지 못해 내일 삽교천 준공식에 다녀와 다시 회의를 하기로 했다"고 말했었다.

김재규 중앙정보부장의 총격과 박정희 대통령의 죽음으로 침구사제도 부활은 다시 물거품이 되었다. 허탈하지 않을 수 없었다.

나는 이때서야 대한민국에서의 침의 운명이라는 것을 깨닫게 되었다. 이때부터 침사법 입법문제는 단념하고 생각이 법보다는 술을 남겨 놓자는 쪽으로 기울어 침술원이라는 문을 열어놓았다.

김재규 중앙정보부장이 4일만 더 참았다면 온 세상 환자들의 비명도 있음이 없고 보이지 않는 나의 마음 고생도 없을 것이다.

11. '국민 구급 침뜸'과 '중풍 없는 나라'를 위하여

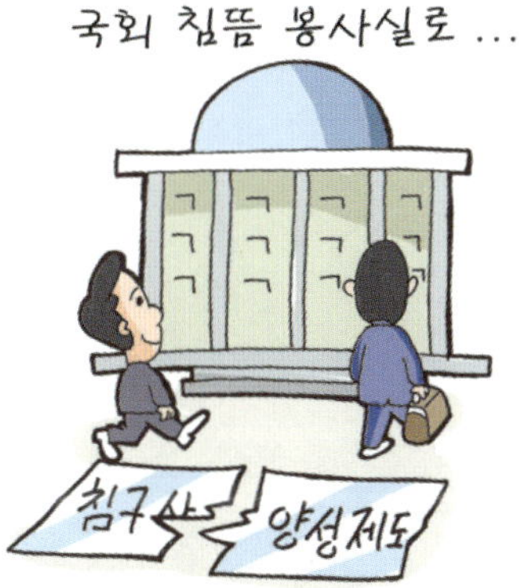

박정희 군사정부 초기, 침구사 양성제도를 폐지하는 바람에 내 인생은 완전히 달라졌다. 침뜸을 알리고 침구사 제도를 부활시키기 위해 도서산간벽지에서부터 대통령 집무실까지 침 통과 뜸쑥 쌈지를 들고 다니지 않은 곳이 없다. 몇 년 전부터는 국회에서 침뜸진료실을 만들고 진료요청을 해 와서 의료봉사를 나가고 있다. 이제 국회에도 침뜸이 많이 알려져 있고 직원들 중에는 침뜸을 배운 사람도 적지 않다. 현직 국회의원 중에서는 이연숙 의원이 침뜸을 열심히 배우고 현장에서 활용하고 있다.

2000년 어느 날, 국회 침뜸봉사실. 국회의원 한 사람이 쓰러졌다는 연락이 왔다. 침뜸을 배운 국회 사무처의 국장 한 분이 침으로 응급조치를 했는데 얼른 깨어나질 않는다며 나를 급히 불렀다. 달려가 환자의 상태를 보니 침으로 응급치료를 잘 해 놓아 목숨이 끊어지거나 몸의 반쪽을 못 쓰게 될 고비는 넘긴 상태였다. 그러나 아직 정신이 돌아오지 않은데다 얼굴이 하얗게 사색이 되어 있었다.

나는 침을 몇 군데 꽂아놓고 보통 중풍 7대 요혈(要穴)-백회(百會)혈, 곡빈(曲鬢)혈, 견정(肩井)혈, 풍시(風市)혈, 현종(懸鍾)혈, 다리의 삼리(三里)혈, 곡지(曲池)혈-이라고 부르는 자리에 한 장씩 뜸을 떴다. 뜸을 뜨고 잠시 기다리니 안색이

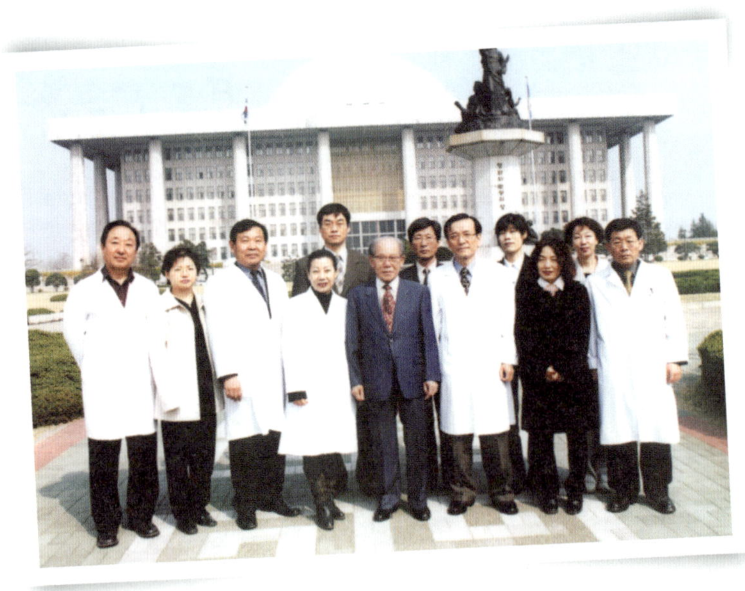

국회에서 국회 직원들 및 〈뜸사랑〉 봉사단과 함께

돌아오면서 팔다리를 조금씩 움직이기 시작했다. 그래서 다시 석 장씩 뜸을 떴다. 뜸을 뜨고 몇 초 지났을까. 정신을 잃었던 이가 정신이 깨어났다. 그 국회의원은 아무 일이 없었던 것처럼 그날부터 지금까지 건강하게 활동하고 있다.

같은 날 오후 4시 경, 한 보좌관이 다급하게 찾아왔다. 자기가 모시는 국회의원이 졸도를 했다는 것이었다. 서둘러 갔더니 혼수가 되어 비성(鼻聲)으로 코를 곪고 있었다. 졸도한 사람은 우선 각성을 시켜야 한다. 각성을 시키기 위해 구급으로 사혈(瀉血)을 하려고 새끼손가락 끝의 소택(少澤)혈을 삼릉침으로 찔렀다. 막 피를 내고 닦으려고 하고 있는데 어떤 국회의원이 들어와 "침으로 나을 것 같으냐"며 "그만 두라"고 소리쳤다. 그러더니 "나 ○○○입니다, 정신 차리세요" 하면서 자신의 이름을 되풀이하며 환자를 흔들어 댔다.

그가 하도 우악스럽게 구는 통에 나는 환자를 놓을 수밖에 없었다. '빨리 처치를 해야 하는데' 하면서 그가 하는 양을 보고 있는데 119 구급대가 도착했다. 나중에 들은 바에 의하면 병원으로 실려 간 국회의원은 뇌수술을 했다고 한다. 하지만 양쪽에서 부축을 받아 다녀야 하고 말도 하지를 못하는 상태라고 했다.

병원에서 퇴원한 뒤 필자가 구급으로 사혈을 해서 그나마 덜한 것 아니냐는 이야기를 듣고 그 국회의원이 부축을 받으며 침뜸치료를 받으러 왔다. 약 반년 이상 침뜸치료를 받고 인터뷰를 할 정도로 말도 하게 됐고 혼자서도 다닐 수 있게 되긴 했다.

사실 더 위중했던 이는 아침에 쓰러진 국회의원이었다. 그는 뇌출혈이 심했다. 하지만 금방 치료를 제대로 해놓으니 괜찮았다. 뇌출혈로 쓰러졌을 때는 치료보다 구급이 급하다. 먼저 쓰러진 국회의원은 국회 사무처의 국장이 십선혈(十宣穴-위급할 때 쓰는 혈자리 또는 처방으로 열 손가락 말단 부위)을 찔러 사혈(瀉血)도 했고, 두 눈썹머리 연결점의 중간지점인 인당(印堂)혈과 코와 윗입술 사이의 인중(人中)혈에도 사혈을 했다. 응급처치로 위기를 넘긴 뒤에는 중풍 7대 요혈(要穴)에 치료를 하면 된다.

깨어난 국회의원은 구급혈(救急穴)을 적절하게 쓴 것만으로 충분히 괜찮았지만 본인이 원해 몇 차례 치료를 받았다. 한 사람은 제때 구급 침뜸치료를 받아 건강하고 다른 한 사람은 치료를 받지 못해 거동이 불편해진 것을 보면서 나는 침뜸이 우리 생활 가까이에 있어야 한다는 것을 또다시 강조할 수밖에 없었다.

예부터 중풍은 '병중지왕(病中之王)이라 했다. 고(古) 의서에서 "풍자는 왕자야(風者 王者也)"라고 하였듯이 병 중에서 나쁘기로 으뜸이다. 빨리 낫지도 않고 빨리 죽지도 않으면서 남을 괴롭힌다. 긴 병에 효자 없다고 병석에 누워 있는 시간이 길다 보면 전 가족이 싫어하게 되는 것이 중풍이다.

중풍이란 한 번 왔다하면 아무리 잘 치료한다고 하여도 그 흔적은 남아 있다. 따라서 예방하는 것이 가장 중요하다. 나는 중풍 위험이 높은 동맥경화나 고혈압 환자들에게 뜸자리를 정하여 주면서 뜸을 뜨게 한다. 뜸을 꾸준히 뜬 사람 중에는 뇌졸중을 일으키는 경우도, 중풍으로 고생한 사람도 없었다.

뜸을 뜬 사람들은 병원에서 혈액 검사를 하면 모든 혈액 성분이 정상으로 돌아왔다거나 좋아졌다고 한다. 혈관도 피가 만들어낸 것이라 탄력 있는 혈관은 높은 압력이 가해져도 잘 터지지 않고 잘 막히지도 않는다. 그러므로 뜸은 각종 중풍의 확실한 예방책이다.

또한 중풍으로 쓰러졌을 때를 대비하여 응급조치를 할 수 있는 침뜸술을 사람들이 상식 차원에서 기본적으로 배우기를 바란다. 나는 인명구조의 한 방법으로 구급 침을 가르쳐야 한다고 생각한다. 인공호흡이나 부목을 대는 방법은 가르치면서 그보다 훨씬 쉬운 구급 침을 가르치지 않는 처사를 이해하기 어렵다. 구급 침과 뜸은 중풍 없는 나라 만드는데 지대한 공헌을 할 것이 분명함에도 말이다.

12. 평양 민족의상전 수행 주치의는 침뜸

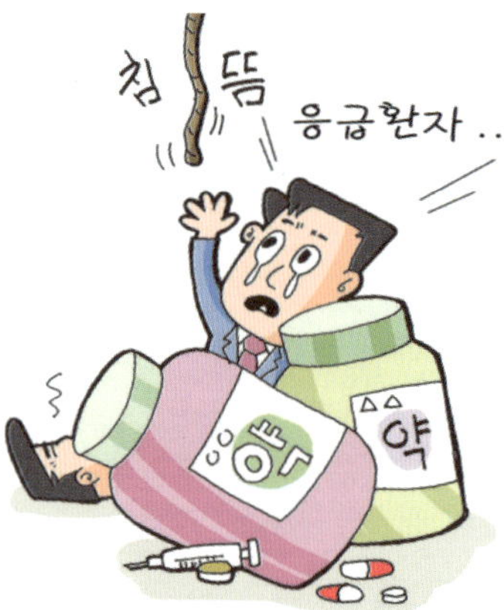

침과 뜸은 구급의술로도 대단히 유용하다. 응급치료를 요하는 상황에서 약이 효과를 발휘하기는 쉽지 않다. 질병을 잡고 증상을 가라앉힐 수 있는 약이 다 준비되어 있어야 하기 때문인데 응급상황에서 병에 따라 약이 다 준비되어 있기는 대단히 어렵다.

그러나 침은 언제 어디서든 어떤 응급 상황에서든 쓸 수가 있다. 준비되어 있는 침이 모자라면 바로 끓는 물이나 불에 소독하여 사용하면 된다. 침은 주사기와 달리 구멍이 없어서 소독이 쉽고 위급시 급하게 소독해도 비교적 안전하다. 예전에는 상투에다 찔렀다 뺐다 하여 쓰던가 입에 물거나 콧김을 쐬어 썼는데 이는 쇠로 만든 침에 붙어 있을지도 모르는 녹을 제거하려는 의도가 컸다. 현재 사용되고 있는 침은 스테인레스

스틸(stainless steel)이라는 합금으로 만든다.

어쨌든 침만큼 휴대가 간편한 의료기구는 없다. 그래서 침 좀 놓을 줄 아는 사람은 구급용으로 늘 침을 지니고 다닌다.

뜸도 마찬가지이다. 뜸쑥 한줌과 향, 향에 불을 당길 수 있는 라이터만 있으면 되니 때와 장소를 가리지 않는다. 침통과 뜸쑥, 알코올 솜 등을 담은 왕진가방 겸 구급상자는 양복 안 주머니에 쏙 들어갈 만큼 작다.

2001년 6월 평양 민족의상전 주최팀과 함께 북에 갔을 때 침과 뜸이 구급용으로도 얼마나 효과적으로 쓰일 수 있는지 새삼 확인하는 일이 벌어졌다. 평양공항에 도착하여 비행기에서 막 내렸을 때의 일이다. 한 사람을 일행 여러 명이 부축해 나오고 있었다. 얼굴이 창백한 것이 심하게 토한 듯했다. 그는 비행기에서 내린 뒤에도 심하게 토하며 전혀 힘을 쓰지 못했다.

힘들어하는 모습을 보고만 있을 수 없어서 버스에 오르자마자 환자에게 다가가 침구사임을 밝히고 침을 맞겠느냐고 물었다. 말할 기운도 없는지 그는 말없이 고개를 끄덕였다. 양쪽 합곡(合谷)혈에 침을 놓고 잠시 유침을 해 두었다. 버스를 타고 목적지로 가는 중에 돌아보니 속이 가라앉았는지 멀쩡하게 앉아 일행과 이야기를 나누고 있었다. 나중에 알고 보니 그는 민족의상전에 나갈 여성모델이었다. 그는 평소에도 멀미를 가끔 한다고 했다. 멀미하는 사람은 비행기, 기차, 택시, 배를 가리지 않는다. 약을 미리 먹고 타도 별 소용이 없는 경우가 많다. 멀미의 예방과 치료에는 백회(百會)에 뜸을 하는 것이 제일이다.

평양공항에서 뜸쑥을 갑자기 꺼낼 수가 없어서 침만 놓았는데 버스를 타고 가는 동안 멀미를 하지 않았고 얼굴도 붉게 혈색이 돌아와 안정을 완전히 되찾았다. 덕분에 나는 용한 사람으로 소문이 나 평양에 있는 동안 줄곧 민족의상전 진행팀의 수행 주치의가 됐다. 하지만 내가 용한 사람이 아니라 침이 용한 것이다.

나는 남쪽의 침을 살리기 위해 북쪽의 침뜸 현황을 알아보고 서로 교류할 수 있는 길을 모색하러 갔다. 거기에 수행주치의라는 역할이 하나 더 생긴 셈이었다. 숙소에 도착해서 얼마 있지 않아 나는 다시 불려갔다. 민족의상전의 진행 중책을 맡은 여성 한 명이 감기 몸살로 몹시 괴로워하고 있다고 했다. 체온을 재어보니 열이 39℃가 넘고 기침에 콧물, 두통으로 아주 힘들어했다. 그대로라면 행사 진행은커녕 일어나 걸어 다니기도 힘든 형편이었다.

나는 풍문(風門)혈과 폐유(肺兪)혈에 뜸을 떠 주었다. 풍문(風門)은 인체 내로 바람이 들어오는 문(門)으로 풍사(風邪)의 일종인 감기를 다스리는 중요한 혈(穴)이고 폐유(肺兪)는 폐의 기가 흘러드는 자리이다. 열을 내리는 작용을 하는 목 뒤의 대추(大椎)혈과 상완(上腕)에 있으면서 인체의 외피(外皮)를 주관하는 외관(外關)혈에 침을 놓았다. 옛날부터 외관(外關)은 유행성 감기나 두통, 추위로 인해 생기는 열병을 일컫는 상한(傷寒)에 잘 듣는 것으로 알려진 혈이다. 팔다리 쑤실 때 특효인 혈(穴)이며 뼈와 골수의 병증을 다스리는 현종(懸鍾)혈에는 비스듬하게 사자(斜刺)로 침을 놓았다. 또 기침을 없애기 위해서 천돌(天突)혈과 염천(廉泉)혈에도 자침을 했다. 잠시 유침을 해 두었더니 잠시 후 열이 떨어지고 몸이 한결 가벼워졌다고 했다.

침을 놓은 내가 놀랄 정도로 침은 빠른 효과를 냈다. 침 몇 개로 없으면 안 될 중요한 사람이 일을 할 수 있었으니 얼마나 다행한 일인가.

치료해야 할 환자가 한 사람 더 있었다. 민족의상전 모델의 총책임을 맡고 있던 여성이었는데 한쪽 다리를 거의 쓰지 못해 제대로 걷지도 못할 정도로 디스크가 심해 자칫하다가는 행사에 나가지 못할 지경이었다. 그는 내가 침구사라는 것을 알고 먼저 치료를 청해 왔다.

허리디스크의 시작은 대개 요통이고 그 중에서도 신(腎)이 허해서 오는 요통이다. 뼈는 신(腎)에 속하니 신(腎)이 허해지면 뼈가 튼실하지 못해 탈이 나고 만다. 신(腎)을 도와 정(精)

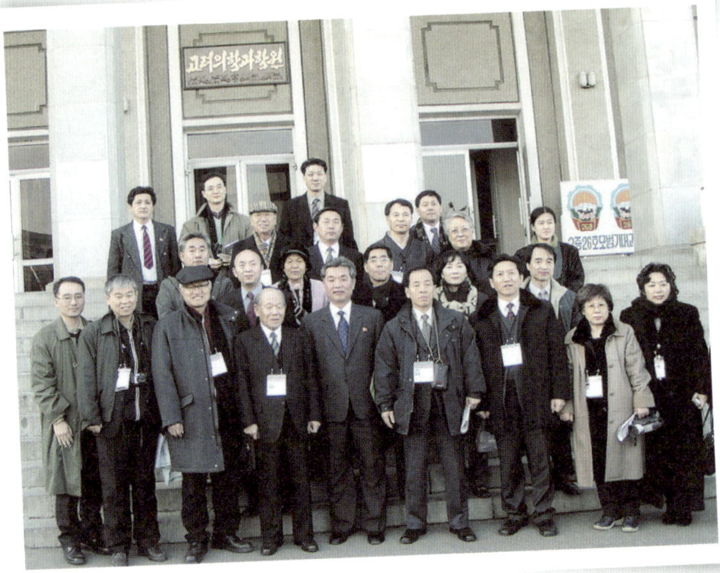

제1회 통일침뜸학습토론회를 마치고 남북 참가자들이 평양고려의학과학원 앞에서 기념사진을 찍었다.(2004년 2월)

을 보태고 허리와 등골뼈를 강하게 하는 자리로는 신유(腎兪)혈이 으뜸이다.

그리고는 탈이 난 부위가 어디인지 알기 위해 요추를 차례로 눌러 내려갔다. 이렇게 눌러가다 보면 환자가 자기도 모르게 아파서 소리를 지르는 부위가 있는데 그 자리의 요추가 디스크의 원인이다. 가장 아픈 자리와 그 위 아래 요추 사이에 혈(穴)자리를 하나씩 잡으면 총 3개의 자리가 나오는데 이 3개의 자리에 모두 침을 놓고 뜸을 뜬다. 발목 뒤쪽의 곤륜(崑

崙)혈과 오금 가운데의 위중(委中)혈에 침을 놓아 막혔던 경락(經絡)의 흐름을 소통시키면 혈(血)의 흐름이 활발해지면서 통증도 서서히 가라앉는다.

그리고 허리 아래 양쪽에 눈자위처럼 움푹한 요안(腰眼)부위를 만져보면 아픈 쪽에 손가락 만하게 커진 상태로 왔다갔다하는 힘줄이 만져질 텐데 그 힘줄이 가장 크게 만져지는 곳 한가운데에 뜸을 뜬다. 다시 엉덩이 꼬리뼈에서 옆으로 차근차근 눌러가다 보면 소스라치게 놀랄 정도로 아픈 자리가 있다. 이 자리를 아시혈(阿是穴)로 삼아 침을 놓는데 살이 두툼한 엉덩이이니 기다란 환도침을 깊숙이 놓아서 자극이 다리 아래까지 찌릿하게 가도록 찔러야 한다.

뼈와 뼈 사이를 잇는 힘줄과 힘살에 기혈(氣血)을 북돋우며 근(筋)의 정기(正氣)가 모이는 자리인 양릉천(陽陵泉)혈에도 침을 놓고 뜸을 뜬다. 아울러 허리 근육의 힘을 받쳐주는 배의 복직근(腹直筋) 위, 배꼽 옆의 천추(天樞)혈과 그 아래의 대거(大巨)혈에 침을 놓는다. 종아리나 발가락 끝까지 뻗치듯 아파할 때는 대퇴부 뒤쪽 가운데에 있는 은문(殷門)혈과 종아리에 있는 승근(承筋)혈에도 침을 놓는다.

또한 허리가 약한 것은 허리뿐 아니라 몸 전체가 허하기 때문이기도 하니 몸 전체를 건강하게 하기 위해 무극보양뜸을 떴다. 팔 양쪽의 곡지(曲池)혈과 다리 양쪽의 삼리(三里)혈에,

배 가운데 중완(中脘)혈을 더해 몸 전체 기혈(氣血)의 균형을 바로 잡는다. 배꼽 아래 기해(氣海)혈과 관원(關元)혈로 원기(原氣)를 더해 신정(腎精)을 촉진하면 전체와 뿌리의 치료가 동시에 이루어진다. 머리 정수리의 백회(百會)혈로 기혈(氣血)의 흐름을 원활하게 하고 등의 폐유(肺兪)혈과 고황(膏肓)혈로 맑은 기(氣)를 잘 흡수하여 순행시키도록 해 준다.

이렇게 침을 놓고 뜸을 떴더니 아주 시원하다며 일어나 걸었다. 그가 행사진행자로서의 역할을 제대로 수행했음은 당연한 일이다. 그는 "그 동안 다리를 전혀 쓸 수가 없었는데 침 한번에 다 나았다"며 아주 신기해했다. 나는 극찬보다 그가 통증이 없어지고 행사를 문제없이 해 낼 수 있었다는 사실에 더 다행함을 느꼈다.

침맞고 병 나았다는 소문이 돌면 없던 환자도 생긴다는 말이 있다. 평양에서도 그랬다. 일정이 워낙 빡빡했던 데다 설레임과 긴장이 심해 환자가 속출했다. 의상전에 출연할 모델의 미용을 맡은 이가자씨가 오른 팔이 말을 안 들어 큰 일이라며 찾아왔다. 중책을 맡은 사람이 팔이 올라가지도 않고 돌아가지도 않으니 보통 일이 아니었다. 이른바 견비통이었다.

나는 우선 무극보양뜸 자리에 뜸을 떴다. 그리고 목 뒤에 있는 대추(大椎)혈과 아픈 팔 쪽의 견정(肩井)혈, 천종(天宗)혈, 비노(臂臑)혈에 침을 놓아 뭉친 어깨의 근육이 풀어지게 했다. 그리고 어깨 끝부분 2개의 함요처 중 앞쪽에 해당하는 견우(肩髃)혈에는 환도를 이용해 아래쪽으로 비스듬하게 침을 찔러 넣었다.

이가자씨 역시 단번에 치료가 됐다. 그는 민족의상전을 무사히 치렀고 지금도 팔에 아무 이상이 없다고 한다. 침뜸이 아니었다면 어떻게 되었을까. 행사가 차질 없이 진행되기 위해서는 진행하는 사람의 건강에 이상이 없어야 한다. 갑자기 생기는 이상 증상에 대처할 때 침의 위력이 얼마나 큰지 뚜렷이 느꼈다. 평양에서 나는 침을 아주 잘 써먹었다.

북쪽 방문 중 언론사 취재진 등과 묘향산에 가게 됐는데 거기서도 또 한차례 응급환자가 발생했다. 점심을 야외에서 먹었는데 그 중 한 사람이 열이 나면서 토하며 배가 아프고 추워 죽겠다며 고통을 호소했다. 침을 맞을 때는 편안한 자세로 눕는 게 가장 좋지만 장소가 여의치 않아 할 수 없이 돌 위에 걸터앉도록 했다.

이럴 때 배가 아픈 걸 가라앉게 하려면 소화가 되게 해야 한다. 그래서 우선 합곡(合谷)에 침을 놓았다. 설사를 하기에 설사를 멎게 하는 특효혈(特效穴)인 양구(梁丘)혈에도 침을 놓았다. 잠시 후 그는 배 속이 훈훈해진다고 했다.

토하고 나면 으슬으슬해지게 마련인데 이 때 위(胃)를 편하게 해줘야 한기가 가라앉는다. 야외라 웃옷을 벗고 누우라고 할 수 없어 옷을 조금만 올리라고 했다. 그리고는 위를 편하게 하는 치료를 했다. 격유(膈兪)혈에 침을 놓고 지양(至陽)혈에 뜸을 떠 주었다. 비(脾)와 위(胃)를 동시에 다스리는 중완(中脘)혈과 거궐(巨闕)혈에도 뜸을 떠 주었다. 그는 복통을 동반한 각종 증세가 편하게 가라앉았다고 하더니 바로 일어나 걸어다녔다.

한줌의 침과 뜸쑥만 가지고 다니면 어디든지 쓸 수 있으니 이런 의학이 어디 있는가! 그래서 침구사는 이동병원이고 침뜸은 종합치료기라고 하는 것이다. 세균성인 것과 수술해야 할 것을 빼고는 침뜸으로 다 치료할 수 있다.

설령 수술을 한다 하더라도 그 전에 우선 생명을 이어 놓게 할 수 있는 것이 침이다. 침으로 지혈을 시킬 수도 있다. 그래서 북한과 중국에서는 특수부대원들에게 침을 가르치고 있다. 따지고 보면 침뜸을 반드시 가르쳐야 할 곳이 군대이기 때문이다. 제 5공화국 시절에는 우리 나라에서도 특수부대원들에게 침을 가르쳤다.

나는 119구조대나 스튜어디스 등 응급상황에 대처해야 하는 사람들은 반드시 침뜸을 알아둬야 한다고 생각한다. 또한 침뜸은 등산가들에게도 필수이다. 발을 삐었거나 허리를 다쳤거나 심한 타박상을 당했을 때 침과 뜸은 대단히 유용하다. 벌에 쏘이거나 지네에 물렸다거나 독사 등에 물렸을 때 물린 자리에 뜸을 뜨면 그 자리에서 독성이 사라진다. 이렇게 좋은 방법을 몰라서 나중에 생명까지 빼앗기고 어려운 지경에 빠지는 것이다. 그래서 나는 늘 등산 다니는 사람들에게는 뜸쑥을 꼭 가지고 다니라고 한다.

침뜸은 누구나 다 알고 있어야 한다. 옛날에는 글을 아는 사람들은 거의 대부분 교양으로 침뜸을 공부하고 익혔다. 동네에서 지식인이라고 하면 다 침을 할 줄 알았다. 다만 양반은 내놓고 할 수 없어서 소문이 크게 나지 않았을 뿐이지 집안에서는 다 했다. 의술은 사대부가 하는 일이 아니라고 하면서도 식솔들의 가벼운 병은 의원을 부르지 않고 해결할 수 있어야 진정한 지식인이라고 할 수 있었다.

침과 뜸은 민간의술이다. 그래서 누구나 쉽게 배울 수 있다. 깊은 병을 치료하기 위해서는 꽤 오랫동안 배우고 익혀야 하지만 응급질환이나 가벼운 증상은 쉽게 익혀서 유용하게 쓸 수 있다. 응급요령을 가르칠 때 팔다리에 부목 대는 법만 가르칠 게 아니라 침 놓는 법도 같이 가르치면 된다. 응급한 상황에서 요긴하게 쓸 수 있는 침뜸 요령을 열 가지나 스무 가지만 가르쳐도 응급실에 실려오는 환자의 수가 뚝 떨어질 게 분명하다.

13. 통증도 흉터도 싹 물러가라, 구당 화상침

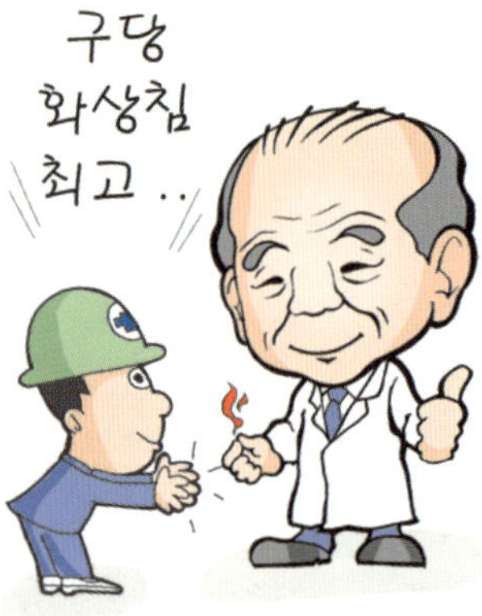

2003년 1월 2일 새해 벽두부터 화상 환자가 찾아왔다. K씨는 온 얼굴에 물집이 잡히고, 뒷머리만 조금 남아있을 뿐 머리카락까지 모두 타 버린 상태였다. 건축 공사 현장에서 동료들과 큰 드럼통에 쓰다 남은 나무 장작을 넣고 불을 쪼이고 있었는데 맞은 편에 있던 동료가 불이 약하다며 시너를 부었던 것이 화근이었다. 시너를 들이부은 동료는 멀쩡했지만 그는 때마침 불어온 바람에 불길을 고스란히 뒤집어쓰면서 심한 화상을 입었다.

황급히 병원으로 갔으나 병원에서 들은 말은, 안면 전 부위 2도 화상이라는 진단과 돌이킬 방법이 없으니 상처가 아문 뒤 피부 이식 수술을 해야 한다는 대답 뿐. 눈을 뜨지 못하게 하는 화기(火氣)도, 비명을 지르게 하는 통증도 잡아 주지 못했다. 이대로 간다면 제 얼굴 찾기는 이미 그른 일이었다. 크게 낙담하고 있는데 동료 중 한 사람이 제안을 했다.

"화상을 침으로 고치는 침구사가 있다는 말을 들었다는 겁니다. 그랬더니 다른 사람도 TV에서 보았다며 가 보자고 하더군요."

나는 그에게 잘 왔다고 안심시켰다. 그리고 즉시 치료에 들어갔다.

화상 침은 아주 간단하다. 화상을 입은 부위에 침을 꽂기만 하면 되니 말이다. 나는 화상을 입은 부위와 그 주변에 침을 촘촘하게 꽂기 시작했다. 화상은 외상이므로 아시혈(阿是穴)이 매우 중요하다. 상처 부위의 아시혈은 화기(火氣)와 통증을 없애고 상처를 빨리 아물게 하며 피부조직을 흉터 없이 깨끗이 회복시키는 데에 결정적인 치료점이다. 그래서 화상은 아시혈만으로도 치료가 된다고 할 수 있을 정도이다.

아울러 인체의 치유능력을 돕기 위해 몇 군데 경혈에도 침을 놓았다. 등의 풍문(風門)혈은 옛날부터 몸의 열기를 없애고 여기에 뜸을 뜨면 크게 곪는 종기나 옴 등이 없어진다고 했다. 나는 풍문(風門)에 침을 놓아 화상의 뜨거운 기운을 없애고 상처가 허는 것을 막았다.

폐주피모(肺主皮毛)라 하여 피부의 탈은 피부를 주관하는 장기인 폐(肺)를 도와야 깨끗하게 낫는 것이니, 등에서 폐의 기가 흘러드는 폐유(肺兪)혈로 화상을 입어 손상된 피부의 조직을 복구시켰다.

아랫다리 안쪽에 축빈(築賓)혈은 해독(解毒)에 특효가 있는 혈로서 태독(胎毒)이나 매독(梅毒) 같은 병의 독이나 약의 독까지 없앤다. 그래서 축빈(築賓)에 침을 놓아 화상에서 생긴 독을 없앴다.

화상 상처에는 피가 몰리고 백혈구가 모여 진물이 흐르니, 피를 만드는 장기인 비(脾)에 속한 경혈(經穴)이며 어혈을 없애는 혈해(血海)혈을 택했다. 이렇게 하면 혈액과 백혈구를 조절하고 도와 병균의 침입을 막을 수 있고 상처가 곪지 않는다.

마지막으로, 바깥 팔목 위쪽에 외관(外關)혈을 선택했다. 외관(外關)은 글자 그대로 몸의 외부에 관계하며 동시에 통증을 없애주는 마취혈(痲醉穴)이다. 따라서 외관(外關)에 침을 놓아 통증을 가라앉히고 상처가 난 피부가 빨리 회복되도록 도왔다.

침을 놓고 2~3분쯤 지나니 화상을 입은 얼굴에서 진물이 좔좔 쏟아지기 시작했다. 다시 20분 정도 흐르자 진물이 그쳤다. 10분 정도 더 유침해 두었다 침을 거두는데 그가 말했다.

"이제 살 것 같습니다. 악을 쓰게 아프고 화끈거리던 것이 거짓말처럼 사라졌어요. 감사합니다."

나는 내일 한 번 더 들르라고 하면서 서너 번 치료받으면 다 나을 것이라고 이야기했다. 그러자 그가 다시 물었다.

"병원에서는 피부 이식 수술을 해야 한다고 하던데 그건 어떻게 할까요?"

나는 화상침의 효과가 얼마나 대단한지 알 수 있을 것이라면서 그런 걱정은 하지 않아도 된다고 그를 안심시켰다.

다음 날 다시 찾아온 그는 한결 안정을 찾은 모습이었다. 화상을 당한 뒤 너무 아파 잠을 거의 자지 못했는데 어제는 편히 잤다며 아주 좋아했다. 그날 그는 30~40분 정도 침을 맞고 집에 돌아갔다. 나흘 째 되던 날 다시 나를 찾아온 그의 얼굴에는 딱지가 잔뜩 앉아있었다. 그는 딱지 때문에 잔뜩 우그러진 얼굴로 이렇게 빨리 나을 줄은 몰랐다면 신기해 했다.

"이제 딱지만 떨어지면 됩니다. 지금은 딱지가 딱딱하지만 하루 이틀 지나면 저절로 떨어질 겁니다. 그러면 주름 하나 없는 맨질맨질한 새 살이 드러날 테고요."

"그럼 언제 다시 올까요?"

"이제 오실 필요 없어요. 가만히 있어도 딱지는 그냥 떨어질 테니까요."

다시 올 필요가 없다고 했는데도 그는 며칠 뒤 다시 왔다. 딱지가 다 떨어지고 깨끗해진 얼굴로 인사를 하고 싶어서 왔다고 했다. 하마터면 얼굴 화상으로 여생을 괴로움 속에서 보낼 뻔했던 그 환자를 보면서 나는 화상 침을 개발한 것이 얼마나 다행인지 새삼 느꼈다.

2003년 설 연휴가 시작되던 1월 31일 오전 6시, 또 한 명의 심한 화상 환자가 침술원을 찾았다. 올해 32세인 S씨는 화상을 고치기 위해 거창에서 올라왔다.

"거창에서는 어제 출발했습니다. 그런데 중간에 차가 고장나서 진료시간에 늦어버렸습니다."

"어쩌다 다치셨어요?"

"집에 불이 났습니다. 옷 하나 못 건지고 홀랑 타 버렸습니다. 집이 불타 없어진 건 얼굴 데인 것에 비하면 참을 만합니다."

S씨는 얼굴과 목이 다 데이고 양쪽 귀까지 타버린 상태였다. 불이 난 것은 1월 28일로 화상도 그 날 입었다. 그 동안 S씨는 경상남도에 있는 한 종합병원에 입원해 있었는데 병원에서 안면 2도 화상은 최소 한 달 이상 치료해야 하고 피부 이식 수술을 받을 각오를 하라는 말을 들었다고 했다. 흉측한 몰골로 살아가야 하나 하는 심정에 절망하고 있는데, 가족 중 한 사람이 예전에 나를 방송에서 보았던 기억이 떠올렸다고 했다. 당장 인터넷에 들어가 나를 찾아냈고 그렇게 찾아왔다고 했다.

"2도 화상은 2~3번만 침을 맞으면 다 낫습니다. 불에 덴 지

며칠 지나긴 했지만 보아하니 흉터도 지지 않을 것 같고요."

그는 진료대에 누워 얌전하게 침을 맞았다. 유침해 두고 잠시 기다리는데 S씨의 숨소리가 낮아지면서 일정해졌다. 통증이 가라앉으면서 편안해지면 대부분의 환자가 잠이 든다. 침을 거두고 있는데 S씨가 잠에서 깨었다. S씨 역시 화끈거리던 화기가 다 빠져나간 것 같고 아프지도 않으며 짧은 시간이었지만 정말 달게 잘 잤다며 좋아했다.

화상은 흉터도 흉터지만 당장엔 통증이 더 큰 문제이다. 불에 덴 자식 보채듯 한다는 말이 있을 정도로 화상으로 인한 통증은 대단하다. 아직도 불 속에 있는 듯 덴 자리는 화끈거리고 쓰리고 아프다. 화상 침의 가장 좋은 점은 통증이 금방 수그러진다는 사실이다. 이는 환자들이 편안하게 잠이 드는 것을 보아도 알 수 있지만 환자들 스스로 아픈 게 없어졌다고 말하는 데서 확인할 수 있다.

그리고 화상 침은 흉터 없이 잘 낫게 한다. 2도 이상의 화상은 아무리 화상 부위가 좁아도 낫는데 시간이 오래 걸린다. 화상 부위가 넓은 때는 더하다. 상처가 아무는 데에만 1달 이상 걸리는 경우가 태반이다. 그런데 화상에 침을 놓으면 대개 일주일에서 열흘이면 낫는다.

처음에 환자와 그 가족들은 화상 침을 놓은 부위에서 진물이 줄줄 흐르는 것을 보고 놀란다. 그러나 원리를 알면 놀랄 일이 아니라 환영할 일이다. 진물은 백혈구가 모여 있는 말간 피가 아닌가. 그리고 백혈구는 인체가 가지고 있는 면역력의 본체이다. 인체 내에 병원균이 들어오면 모여들어 싸우는 병사가 바로 백혈구이다. 그러니 진물이 난다는 것은 백혈구가 힘차게 활동하고 있다는 증거이다.

S씨 역시 침을 3번 맞고 화상이 완전히 나았다. 그는 고맙다는 인사를 몇 번이나 하고서 진료실을 나섰다.

내가 침의 화상 치료 효과를 처음 확인한 것은 1986년 1월이었다. 그날 왕진을 갔다 늦게 돌아온 집에는 놀라운 일이 벌어져 있었다. 아내가 얼굴과 가슴에 온통 화상을 입고 신음하고 있는 것이었다. 그날 따라 아이들도 유난히 귀가가 늦어 아내는 혼자 방안에 누워서 고통을 참아내느라 애쓰고 있었다.

내 얼굴을 보자 신음을 뱉어내던 아내의 얼굴에 화색이 돌았다. 아내의 얼굴은 물집이 생겨 심하게 부풀어올랐고, 가슴은 살이 옷에 묻어날 만큼 심하게 데어 있었다. 아내는 손가락으로 자기 얼굴과 가슴에 꽂혀있는 침 몇 개를 가리켰다. 뜻을 알아차린 나는 황급히 침통을 꺼내 아내에게 침을 놓았다.

침을 놓고 10분 정도 지나자, 거칠었던 아내의 숨소리가 한결 편안해지고 잔뜩 찡그렸던 얼굴에도 여유가 살아났다. 아내는 아리고 뜨겁던 통증이 많이 가셨다며 화상을 입게 된 사정을 말하기 시작했다.

"연탄불 갈 시간이 돼서 아궁이에 불을 살피러 갔는데 그만 미끄러졌지 뭐예요. 그 와중에 물솥을 엎었는데 솥 가득 들어있던 펄펄 끓는 물이 그만 ……."

집안에 아무도 없다는 데에 생각이 미치자 처음에는 절망감이 밀려왔다고 했다. 그러다 아내는 내가 평소에 화상을 침으로 치료하면 아주 잘 낫는다고 했던 말을 떠올렸다. 아내는 침을 찾아 급한 대로 데인 자리에 침을 놓기 시작했다. 침을 배우지 않은 사람은 자신의 얼굴과 가슴에는 침을 놓기가 그렇게 쉽지 않은데 아내는 견디기 어려운 통증까지 참아가며 침을 놓았다. 그렇게 쩔쩔매던 참에 내가 나타난 것이었다.

아내는 뜨거운 화기(火氣)가 가라앉고 통증도 사라지자 "병원에 안가도 될까요?" 하고 물었다. 나는 아내의 얼굴을 쳐다보다가 픽 하고 웃고 말았다. 화상을 입은 아내가 낑낑대며 혼자 자기 몸에 침을 놓고 있는 모습이 머리 속에 그려졌기 때문이다.

별다른 방법이 없어서이기도 했지만 어쨌든 아내는 용감했다. 나는 그런 아내가 고마웠다. 침으로 화상을 치료할 수 있다고 하면, 보통 사람들은 물론 침구사들도 믿으려 하지 않는데 내 아내는 나의 말을 믿고 따라준 것이다.

사실 그 때까지 나는 본격적으로 화상 환자를 치료해본 적이 없었다. 다른 병으로 왔지만 손이나 발에 작은 화상을 입은 환자들을 치료해 준 정도였다. 그러면서도 내가 침이 화상에 탁월한 치료 효과를 발휘한다고 확신한 것은 침의 치료 원리 때문이다.

침은 진물이 나고 고름이 나는 부스럼이나 살갗이 헌 데에 잘 듣는다. 위궤양은 위가 헌 것이고 여자들에게 생기는 냉도 자궁이나 질이 헐어서 나오는 진물인데 침을 놓으면 딱 그친다. 귀에서 고름이 나오는 중이염 역시 침을 꽂으면 고름이 멎는다. 침으로 종기와 헌 데가 낫는다면 그 이치대로 화상도 나을 수 있지 않을까. 작은 화상이 흉터 없이 깨끗하게 낫는다면 똑같은 이치로 큰 화상도 분명히 낫지 않을까.

결국 아내는 나에게 나타난 첫 번째 화상 환자가 된 셈이었다. 화상이 침으로 상처 없이 나을 수 있느냐고 반문하는 사람들한테 증거를 보여줄 수 있는 절호의 기회가 온 것이었다. 아내가 화상을 입은 사건은 가슴 아픈 일이지만 반면에 화상을 극복할 수 있는 새로운 희망을 낳는 기회가 되었다.

화상을 입어 살이 문드러진 부위에 침을 놓을 정도로 용감한 아내는 이번에도 나를 믿어주었다. 아내는 집에서 화상 치료를 받았다. 보기 흉할 정도로 심했던 아내의 상처가 아물기 시작한 것은 화상을 입은 지 사흘째 되는 날이었다. 상처에서 흐르던 진물이 그치고 까맣게 딱지가 앉기 시작했다. 진물이 없어지면 통증이 사라졌다는 것이고 딱지가 생기면 그 다음에는 자연히 낫는다.

"이렇게 사흘이면 화상이 아무는 거요. 소감이 어떻소?"

나는 흐뭇해 하며 아내에게 물었다. 그러나 아내는 딱지가 검게 앉은 얼굴을 거울에 비춰보고 흉하다면서 등을 돌렸다.

화상 치료 엿새째 되는 날, 아내는 딱지가 우글쭈글해져서 아주 흉해 보이는 얼굴을 하고 침술원으로 나왔다. 내가 화상을 흉터 없이 낫게 할 수 있다는 증거를 여러 사람들에게 보여 주어야 한다며 펄쩍 뛰는 아내를 설득했기 때문이다. 나는 아내를 아침부터 저녁까지 침술원에 앉아 있게 했다. 침술원에 드나드는 사람들과 침으로 화상을 치료할 수 있다는 것을 믿지 않았던 사람들을 불러 아내의 얼굴을 보여주었다. 아내의 얼굴을 목도한 사람들은 이제 딱지가 벗겨지고 난 뒤의 모습을 몹시 궁금해했다.

여드레 째 되는 날 드디어 아내의 얼굴과 가슴에 있던 딱지가 벗겨졌다. 딱지는 허물이 벗어지듯 쉽게 떨어져 나갔다. 딱지가 벗겨지자 붉은 기가 도는 매끈매끈한 새 살이 그대로 드러났다. 원래부터 있었던 얼굴의 주름살도 보이지 않을 만큼 피부는 아주 깨끗해져 있었다. 모두들 믿어지지 않는다는 표정이었다.

소문이 퍼지자 아내의 친구 하나가 찾아왔다. 친구는 주름살이 없어진 아내의 얼굴을 가리키며 이렇게 말했다.

"이제부터 주름살 없애려면 화상 입고 침 맞으면 되겠네."

화상을 고치고 싶으면 침을 맞으시오. 정식으로 화상 치료에 성공하면서 나는 더욱 당당하게 주장할 수 있게 되었다. 아내의 화상이 나아가는 과정을 직접 목격한 사람들도 고개를 끄떡였다. 그러나 한편으로는 여전히 석연치 않은 표정을 하고 있었다. 혹시 우연이 아니냐, 너무 성급하게 자신하는 것 아니냐, 그런 말을 하고 싶은 것 같았다.

그러던 중 두 번째 화상 환자가 나타났다. 첫 번째 화상 침 치료 성공 이후 한달 가량 지나서였다. 점심시간이 거의 다 되었을 무렵, 갑자기 침술원 안이 시끄러워졌다. 곧이어 누군가 진료실의 문을 급하게 열었다. 침술원 근처에서 봉제사업을 하는 아주머니였다. 아주머니는 펄펄 끓는 곰국에 화상을 입고 업혀온 터였다.

치마를 걷어 올려보니, 오른쪽 다리에 화상이 몹시 심했다. 허벅지에서 발등까지 커다란 물집이 더덕더덕 크게 매달려 있었다. 아주머니는 화끈거리는 뜨거운 통증으로 몸을 뒤틀며 괴로워했다.

나는 먼저 상처 부위의 아시혈(阿是穴)에 침을 꽂아 나갔다. 아시혈에 침을 다 꽂은 뒤에는 치료 효과를 배가 시켜줄 다섯 군데 혈(穴)-풍문(風門)혈, 폐유(肺兪)혈, 축빈(築賓)혈, 혈해(血海)혈, 외관(外關)혈-에 침을 꽂았다.

침을 다 꽂고 나서 5분쯤 지나자 몸을 뒤틀며 괴로워하던 아주머니가 편안한 얼굴로 나를 쳐다보았다.

"선생님, 이제 좀 살 것 같아요."

잠시 후 아주머니는 편안하게 잠이 들었다.

다음 날부터 아주머니의 상처 부위에는 거무스름한 딱지가 붙기 시작했다. 사흘째 되는 날에는 상처에서 나던 진물이 멎고 딱지가 굳어지기 시작했으며 일주일 째 들어서자 딱지가 완전히 떨어지고 흉 하나 없이 깨끗하게 나왔다.

내가 치료해 놓고서 내가 믿을 수가 없었다. 이렇게 간단하고 쉬운 방법으로 거의 기적 같은 일이 또 일어나다니! 어쩌면 그렇게 빠르고 깨끗하게 나올 수 있단 말인가.

그 뒤 나는 화상 치료 사례를 기록하기 시작했다. 소형 비디오카메라를 준비했고, 주변 사람들에게 화상 환자를 무료로 치료하겠다고 널리 알렸다. 알음알음으로 전해들은 화상 환자들이 하나둘씩 찾아왔다. 설렁탕을 끓이다가 배 아래를 다 덴 설렁탕집 주인 아주머니, 가스 불에 얼굴을 덴 가스배관공, 고압선에 화상을 입은 전기공, 가스레인지를 켜다 옷에 불이 붙어 심한 화상을 입은 할머니, 뜨거운 밤을 먹다가 입술을 덴 아가씨, 목욕물에 덴 아기, 부엌일을 하다 화상을 입

화상치료 경과

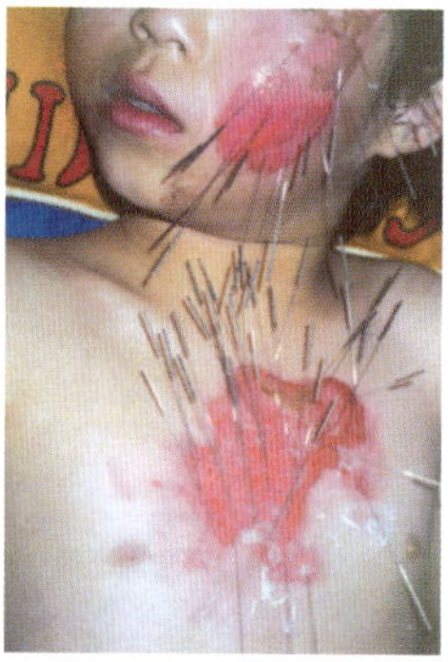

화상 당일

침을 화상 입은 부위에 1~3cm 간격으로 화상 정도에 따라 최소 30분 이상 꽂아 놓는다. 정도에 따라 통증은 5분~1시간 사이에 사라진다.

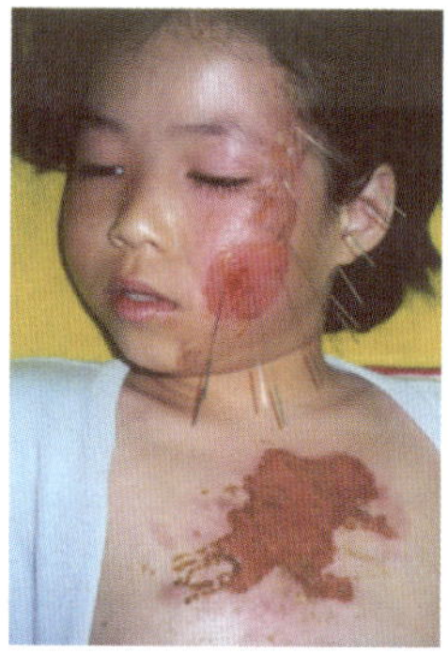

치료 첫날(17시간 후)

화상 부위의 손상된 표피를 일부러 제거하지는 않는다.

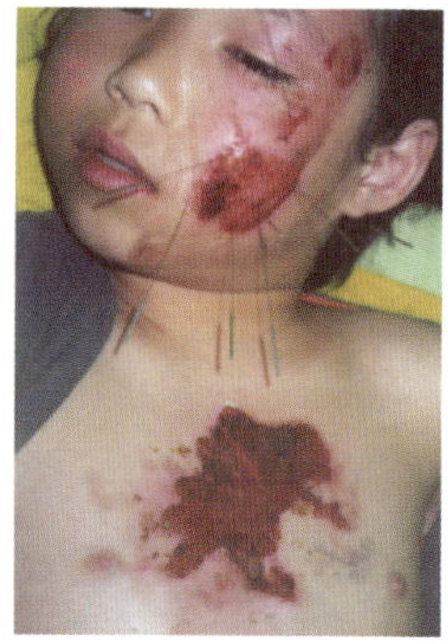

치료 이틀째

진물과 부종을 치료하면 치료의 결과물로 상피화(딱지)가 진행된다. 상피화가 진행되는 과정에서 진물이 나면 침 치료를 계속하고 진물이 나지 않으면 침 치료를 완료한다.

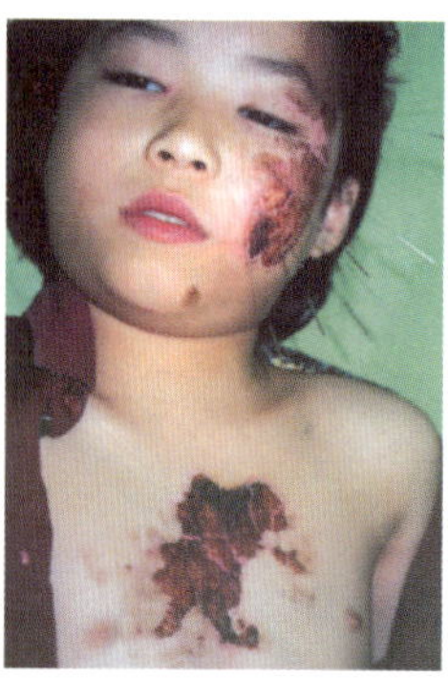

치료 일 주일째

상피화(딱지)가 진행될 때 딱지를 떼어내면 흉터가 남기도 하고 치료 시간도 더 오래 걸리므로 딱지를 억지로 떼어내지 않도록 한다.

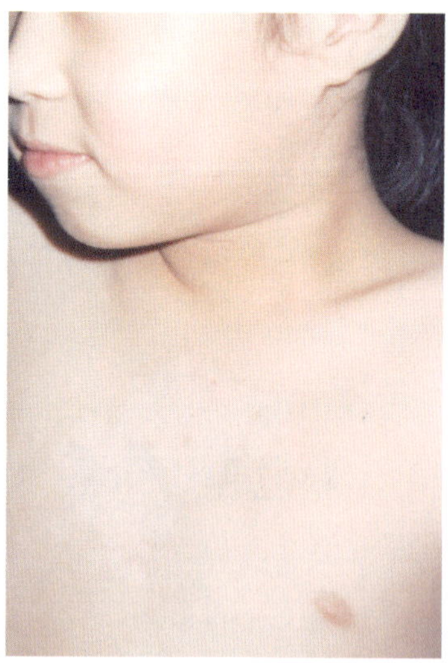

치료 한 달 후

육안으로는 흔적조차 확인할 수 없을 정도로 완치되었다.

은 주부 등 일일이 열거하기 어려울 정도였다.

결과는 모두 성공이었다. 침으로 화상을 치료할 수 있음이 알려진다면, 그래서 의사들이 침으로 화상을 치료하는 날이 온다면 대단히 많은 화상 환자들이 통증과 흉터와 후유증에서 벗어날 것이 자명했다.

약 4년 동안 나는 화상 치료 사례를 꾸준히 기록했다. 환자의 상태와 화상 정도, 화상을 입게 된 이유 등을 소상히 기록했고 소형 비디오 카메라로 상처가 나아가는 과정을 찍어 두었다. 제법 그럴싸한 자료가 수집되자 나는 기록을 들고 당시 연세대학병원에 있던 전세일 박사를 찾아갔다. 전세일 박사는 침구술에 일가견이 있었고 미국에서 침술 자격증을 취득한 이로 국내의 양의로서는 드물게 침뜸 뿐 아니라 대체의학 전반을 아우르는 전일의학 연구의 선구자라 할 만한 사람이다.

나는 전세일 박사에게 함께 연구할 것을 제안했고 그도 동감을 했다. 그러나 자신이 화상 분야의 전문의가 아니라 곤란하다고 했다. 대신 화상 전문의인 K박사를 소개해 주었다. 나는 K박사에게 화상 치료 기록을 보여 주고 화상 침을 놓는 방법에 대해서도 상세히 설명했다. K박사는 비상한 관심을 보였다. 그러나 그것뿐이었다. 개업의가 아니라 종합병원의 의사였던 K박사는 병원의 운영진을 설득해 내지 못했다.

현대의학과 침뜸의학이 협력하여 화상 침의 효과를 과학적으로 밝히고 싶었으나 결국 혼자 할 수밖에 없음을 깨달았다. 그러나 포기하지 않고 다시 화상 치료 기록을 수집하고 보완했다. 1994년 집대성한 자료를 바탕으로 세계침구학회연합회 국제침구학술 심포지엄에서 발표를 했다. 참가자들의 대단한 관심을 불러일으키고 찬사를 받았지만 아쉬움에 입맛이 씁쓸했다. 그저 침으로 화상을 치료할 수 있다는 사실을 널리 알린 것으로 만족해야 했다.

그 뒤 의사들에게 침을 가르치면서 나는 늘 침으로 화상을 치료할 수 있다는 말을 잊지 않았다. 그리고 그들의 침구술이 어느 수준에 이르면 화상 치료부터 가르쳤다.

화상의 침 치료 효과는 서서히 그 진가를 나타내기 시작했다. 화상을 입고 병원을 찾은 환자에게 침술을 시도한 의사들이 그 놀라운 효과를 직접 체험했던 것이다. 화끈거리는 통증에 자지러지게 울던 아이의 울음이 잦아들고 사나흘이면 딱지가 앉으며 일주일 정도면 거의 완치되는 과정을 직접 목격하면서 화상 침 치료는 나한테 침을 배우는 의사 학생들 사이에서도 화제 거리가 되었다.

나는 의학자(醫學者)가 아니라 의술자(醫術者)이다. 살아 있는 생명체와 한데 어우러져 살아 숨쉬는 술자이다. 그래서 의학이 설명하지 못한다 해도 생명 현상이 만들어내는 바는 믿고 따른다. 그럼에도 불구하고 2002년, 한양대학교 해부학교실 백두진 교수팀에게 『구당 화상 침법에 의한 흰쥐의 창상 치유효과』라는 제목으로 화상 침 치료의 기전을 밝히는 연구를 의뢰해 얼마 전 결과가 나왔다. 물론 결과는 '효과 있음'이다.

그러니 병원에 가야할 만큼 심각한 화상이 아니라면 덴 부위 가장자리 둘레에 침을 몇 개 살짝 꽂아보자. 침 꽂기는 보통 체했을 때 손가락을 따는 일보다 더 쉬운 일이니 별로 문제가 되지 않는다. 그리고 나서 5분 정도 지나면 통증이 없어짐을 느낄 수 있다. 그 뒤 별다른 통증 없이 며칠 안에 흔적도 없이 낫는 것을 확인할 수 있을 것이다.

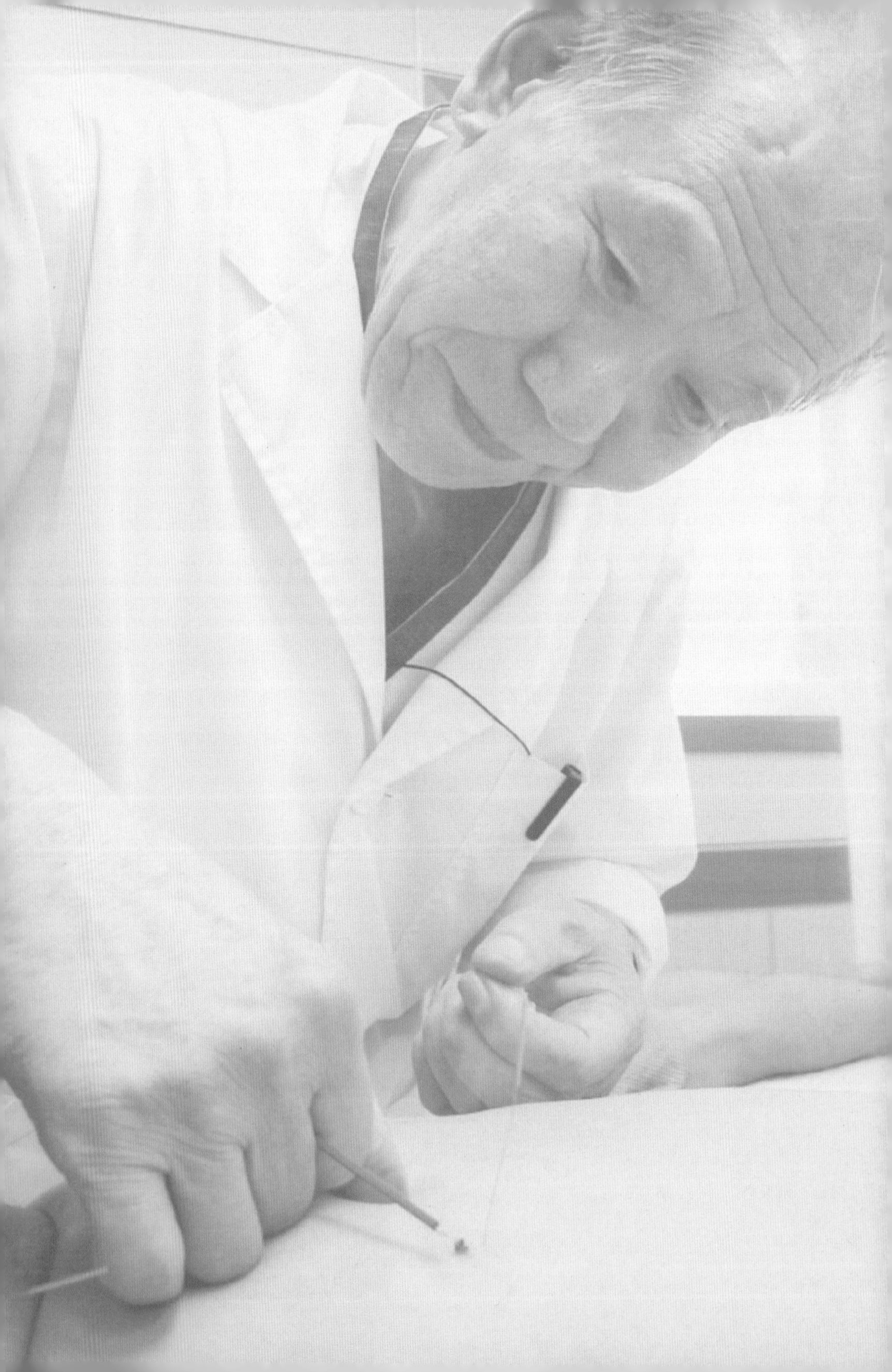

[부록]

평생건강을 위한 뜸요법
- 무극보양뜸

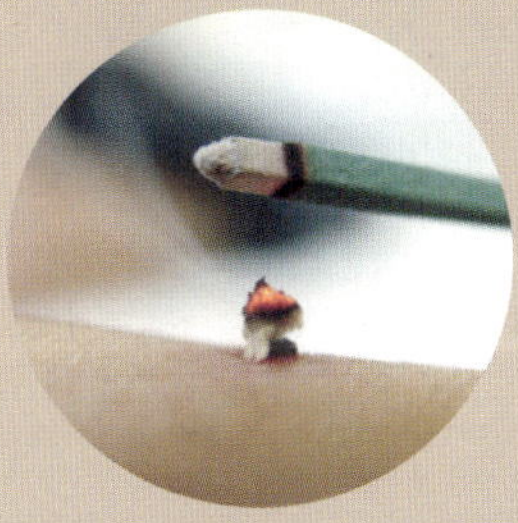

평생건강을 위한 뜸요법 - 무극보양뜸

1. 뜸이란 무엇인가

의학이 발달하지 못했던 원시 시대, 사람들은 병이 났을 때 아마도 본능과 경험에 의존했을 것이다. 경험에 의해 아픈 부분을 만지거나 누르고 주무르면 통증이 한결 줄어듦을 터득했을 터. 그러나 그때까지는 손으로 자극을 주는 수준이었을 것이다. 그러다 시간이 흐르고 인간의 경험이 쌓이면서 다양한 방법이 개발되고 정리되기에 이른다.

대다수의 전통 의술이 그러하듯이 뜸의 역사도 대단히 길어 문명의 여명기까지 거슬러 올라간다. 뜸의 기원에 대해 언급한 기록으로는 『황제내경』이 대표적이다. 『황제내경』은 체계적이며 세계적인 의학서로 침구 의학에 관한 내용을 담고 있다. 이 안에는 침술의 근원과 전래를 밝히는 기록이 남아 있다.

동쪽 지역은 천지가 시작되는 곳으로서 생선과 소금이 생산되는 지역이며 바다를 끼고 있다. 그곳 사람들은 물고기를 주로 먹고 짠 것을 좋아하는데, 모두 그곳에 사는 것을 편안하게 여기고, 그곳에서 나는 음식물을 즐긴다. (중략) 그들에게 발생하는 병은 대부분 옹양(癰瘍)인데, 그것을 치료할 때는 폄석(貶石: 돌침을 지칭함)을 사용해야 한다. 그러므로 폄석은 동방에서 전래되었다. (중략)

북방자는 (중략) 장이 차가워져 창만병(脹滿病)이 잘 발생하는데, 이를 치료하는 데는 쑥뜸이 마땅하다. 그러므로 쑥뜸은 북방에서 전래되었다.

— 『황제내경』중 「소문(素問)」편 '이법방의론(異法方宜論)' 중에서

여기서 동방이라 함은 중국 본토의 동방이나 한반도 일대를 지칭하고 북방은 만주의 서부 지대로부터 몽고 일대까지를 가리킨다. 이는 침술과 뜸술이 중국 본토보다는 동방과 북방 지역에서 먼저 사용되었음을 뜻하고 문자로 기록되면서 중국 본토 의학으로 발전되었다는 것을 의미한다.

뜸을 나타내는 한자 구(灸)는 오랠 구(久)와 불 화(火)가 합쳐진 글자로, 오래도록 타는 불을 뜻한다. 뜸의 치병 효과는 화상으로 생성된 이종단백질(異種蛋白質)에서부터 나온다. 피부 위에 뜸쑥을 직접 얹어 놓고 태워 가벼운 화상을 입히면 체내에 이종단백질이 생기는데, 이 이종단백질이 인체의 기능을 조절하여 병이 낫게 되는 것이다.

이종단백질은 그 종류와 개인의 특수한 체질에 따라 재채기, 콧물, 눈물, 두드러기 같은 다양한 알레르기 반응을 일으키거나 설사, 구토, 식중독과 같은 증상을 유발하기도 한다. 그러나 뜸으로 생긴 이종단백질은 부작용이 전혀 없을 뿐 아니라 체내의 면역 물질을 증가시키고 저항력을 높이는 구실을 한다.

일찍이 뜸의 치병 효과를 알아본 일본의 과학자들은 이미 한 세기 전에 뜸에 대한 연구를 시작했다. 일본에서 뜸 연구의 선구자로 존경받고 있는 이는 하라(原志免太郎) 박사이다. 하라 박사는 20세기 초 교토 의과대학을 졸업한 뒤 규슈대학의 의학부 위생학 연구실에서 일하면서 뜸에 대한 연구를 시작했다. 그의 저서 『만병에 효과 있는 뜸 요법』은 당시로서는 대단히 놀라운 인쇄 50판이 넘는 부수가 판매되었고 지금도 꾸준히 팔리고 있다. 그 뒤 하라 박사는 뜸의학연구소를 세우고 세상을 떠날 때까지 뜸 연구와 치료에 몰두했다.

하라 박사의 저서를 계기로 일본의 뜸 연구는 불이 붙었다. 의사들에 의해 속속 연구 결과가 발표되었고 각 의과 대학은 경쟁적으로 뜸의 효과를 과학적으로 밝히기 위한 연구에 매진했다. 일본이 제2차 세계대전에 패하면서 잠시 연구가 주춤하는 시기가 있었으나 1950년대 무렵부터 다시 뜸 연구가 재개되어 오늘에 이르고 있다.

이제까지의 연구 결과에 따르면 뜸을 뜨고 난 뒤에는 세포의 움직임이 활발해져서 피부와 점막의 상처가 쉽게 아물고 골절된 부위도 빨리 낫는 것으로 나타나고 있다. 혈액의 순환이 좋아지고 혈액의 성분도 변하는데 우선 적혈구 수치가 높아지면서 인체 내 산소의 양이 높아진다. 동시에 백혈구가 증가하고 백혈구 하나하나가 건강해지면서 혈액의 면역 작용이 높아진다. 또한 호르몬과 신경이 안정을 되찾고 내장의 기능도 정상으로 돌아온다. 무엇보다 놀라운 것은 진통 효과인데 약에도 반응을 보이지 않던 통증이 뜸에는 효과를 보인다.

2. 뜸의 일반적인 효과

1) 세포의 움직임을 활발하게 한다

사람의 몸을 이루고 있는 가장 작은 단위는 세포이다. 피부, 근육, 뼈, 신경, 혈관 등 몸을 이루고 있는 모든 것은 세포의 모임이다.

세포는 현미경이 있어야 볼 수 있을 만큼 작지만 생명을 가지고 활동하고 있다. 몸이 피로하거나 병이 들었다는 것은 세포의 활동이 둔해졌거나 병든 세포가 많아짐을 의미한다. 뜸이 통증을 잠재우고 병을 낫게 하는 것은 바로 세포의 움직임을 활발하게 도와주기 때문이다. 뜸은 세포의 움직임을 활성화시켜 움직임이 둔한 세포에는 힘을 주어 건강하게 만들고 병들었거나 죽은 세포는 체내에서 신속하게 배출시킨다.

2) 혈액의 순환을 좋게 한다

혈액은 온몸을 돌며 폐를 통해 들어온 산소와 장에서 흡수한 영양소를 세포에 전달한다. 아울러 세포에서 쓰고 배출한 노폐물과 이산화탄소를 폐와 배설 기관으로 운반한다. 따라서 혈액 순환이 원활하지 못하면 공급과 배출이 원활하지 못해 인체는 병이 들게 된다.

뜸을 뜨면 그 주위로 혈액이 모여든다. 그 과정에서 고여 있던 혈액은 자연스럽게 빠져나가고 혈액이 잘 닿지 않는 부위에는 혈액이 공급되면서 혈액 순환이 원활해진다.

3) 혈액의 성분에 변화를 준다

혈액 속에는 적혈구, 백혈구, 혈소판과 혈장이 들어 있다. 뜸을 뜨면 이들 혈액 성분의 조성이 개선된다.

산소를 운반하는 적혈구의 경우 혈액 1㎣속에 남자는 500

만 개, 여자는 450만 개 정도가 들어 있는데 뜸을 뜨면 적혈구의 수가 늘어난다. 혈액 속에 산소의 양이 늘어나 혈액이 신선해지는 것이다. 식균 작용을 하는 백혈구도 증가한다. 백혈구의 증가는 면역력의 증가로 이어져 감기 등 전염성 질병에 걸리는 일이 줄어든다. 혈액은 공기와 접촉하면 굳는 성질이 있다. 이와 같은 지혈 작용은 혈소판의 몫인데 혈관이 터지거나 출혈이 되었을 때 출혈되는 혈액의 양을 최소화하기 위한 인체의 작용이다. 뜸을 뜨면 이 지혈 작용이 현저하게 개선된다. 그 밖에 뜸은 혈액이 산성화되는 것을 막아 준다.

4) 호르몬의 분비 변화

호르몬은 내분비 기관에서 만들어지는 소량의 물질로 인체의 기능을 조절하는 역할을 한다. 호르몬의 역할은 성장, 생식, 소화, 소변 조절, 혈압 조절 등 다 열거할 수 없을 정도로 다양하다. 호르몬은 미량이지만 부족하거나 넘칠 경우 인체에 질병을 유발할 수 있다.

뜸의 장점은 현대 의학이 손을 쓰지 못하는 호르몬의 분비를 변화시킬 수 있다는 점이다. 호르몬을 분비하는 기관 또는 그 기관과 관련된 부위에 뜸을 뜨면 저절로 호르몬 분비량이 조절된다.

5) 신경 기능 및 내장 기능 조절

신경은 반사 작용을 일으켜 의식적인 행위와 관계없이 운동을 조절하거나 내장 기관의 기능을 조절한다. 또한 신경은 근육을 움직여 신체가 움직일 수 있게 해 주며 외부의 자극을 수용할 수 있게 해 준다.

뜸을 뜨면 신경 기능이 조절된다. 꼼짝하지 못하던 중풍 환자가 거동을 하게 되는 증상의 호전 같은 것이 모두 신경 기능이 향상되었기 때문이다. 피부에는 내장 기관의 움직임을 관할하는 신경이 분포되어 있는데 뜸은 이 지점에 자극을 가하여 신경 기능과 내장 기능을 조절한다.

6) 진통 작용

뜸의 탁월한 효과 가운데 하나가 진통 작용이다. 통증이 있는 부위는 그렇지 않은 부위보다 긴장되어 있는데 뜸을 뜨면 장이 완화되면서 통증이 가라앉는다. 이는 뜸을 뜨면 혈액의 흐름이 원활해지면서 노폐물이나 피로 물질이 신속하게 배출되고 굳어 있던 혈관과 근육이 이완되기 때문이다. 또한 과도하게 예민해져 있던 신경과 내장 기관도 정상을 되찾는다.

7) 전조(轉調)작용

뜸을 오래 뜨면 몸 상태가 전체적으로 호전된다. 두통 같은 만성 통증이 감소하고 감기나 전염성 질환에 잘 걸리지 않으며 알레르기 증상이 대폭 감소하며 질병 상태도 호전된다. 이는 뜸이 몸의 상태를 변화시키는 전조(轉調)작용을 하여 체질이 개선되었기 때문이다. 특히 뜸을 뜨면 딱히 병이라고 할 수는 없으나 불편함과 고통을 유발했던 증상들이 사라지는데 이것이 모두 뜸의 전조 작용, 다시 말해 체질 개선 작용이 뛰어난 덕분이다.

8) 못 · 혹 · 티눈에 효과

못이나 혹, 티눈은 피부의 각질이 변하여 조직이 석회화되어 굳어진 것이다. 뜸은 이런 각질에도 효과가 있다. 일례로 티눈은 보기에는 별것 아니지만 오래 걸으면 대단히 아프고 잘 뽑히지도 않는다. 뜸은 이럴 때도 아주 유용하다. 티눈 위에 한 번에 30장 이상 뜸을 뜨면 되는데 얼마 뒤 딱지와 함께 티눈이 떨어져 나간다. 못이나 혹, 티눈은 석회화된 각질이므로 뜸을 떠도 뜨겁지 않다.

2. 무극보양뜸

무극보양(無極保養)뜸이란 무엇인가

무극보양뜸은 내 치료술의 핵심이다. 무극보양뜸은 옛 의서(醫書)에 기록된 거의 모든 뜸술을 20여 년 동안 임상을 통해 검증하여 창안된 뒤, 약 40년간 수많은 환자들을 통해 그 효능을 입증한 뜸 요법이다.

무극보양뜸은 술자뿐 아니라 누구나 할 수 있기에 더 의의가 크다. 이전까지 뜸술은 전문 술자에 국한된 의술이었으나 무극보양뜸은 어느 누구나, 어떤 질병이나 쓸 수 있는 모든 이를 위한 의술이다.

무극보양뜸이 치료법이면서 보양법인 까닭은 경락 경혈의 정수(精髓)만을 골랐기 때문이다. 무극보양뜸의 뜸 자리는 인체 361개 경혈(經穴) 중 중요하고 귀한 것을 고르고 추린 자리이다. 또한 무극보양뜸은 조화의 원리에 따라 창안된 뜸 요법이다. 사람과 사람 사이에 조화와 궁합이 중요하듯이 경혈과 경혈 사이에도 조화는 대단히 중요하다. 무극보양뜸의 뜸 자리는 고대부터 지금까지, 갖가지 의서(醫書)에서 조화롭다고 인정한 경혈들의 조합이다.

뜸을 오래 뜨면 낫지 않는 병이 별로 없다. 무극보양뜸은 만성병을 치료하는 뜸 요법이며 아울러 질병을 사전에 예방하는 뜸 요법이다. 병이 있는 사람은 병을 벗어던지기 위해 무극보양뜸이 필요하고 건강한 이는 건강을 계속 유지하기 위해 무극보양뜸이 필요하다.

1) 삼리(三理)

삼리(三理)혈은 장수(長壽)혈이다. 일본에서 장수 가문으로 유명한 만평(萬平)의 집안은 3대에 걸쳐 6명이 100세가 넘도록 살았는데 만평(萬平) 집안의 장수 비결이 바로 삼리(三理)혈에 뜸을 뜨는 것이었다고 한다.

삼리(三理)혈을 장수혈이라고 부른 데에는 그만 한 이유가 있다. 사람은 나이가 들면 몸의 하부에 충만하던 기(氣)가 상체로 몰린다. 어린아이가 잠시도 가만히 있지를 못하고 뛰어다니는 행태나 노인이 다리에 힘이 없어지는 것이 모두 이런 이치이다.

다리의 삼리(三理)혈에 뜸을 뜨면 상체로 몰리던 기(氣)가 하체로 내려오면서 하체의 힘이 되살아난다. 이는 노인이 제발로 원하는 곳에 마음대로 갈 수 있는 행동의 자유를 의미할 뿐 아니라 기(氣)가 상체로 몰리지 않고 전신을 잘 순환해 건강해짐을 뜻한다.

족삼리는 아래로 기운을 끌어내리는 힘이 강한 자리여서 특별한 질병이 없는 한 어린이에게는 사용하지 않고 어른에게 쓰는 성인용 혈이다.

위 치

삼리(三理)혈은 무릎 아래에 있다. 지금 무릎 아래 부위를 살펴보자. 무릎 약간 아래 정강이뼈가 살짝 튀어나와 있는 부분이 있을 것이다. 바로 그 아래 부분을 만져 보면 정강이뼈 바로 옆에 약간 오목하게 들어간 부위가 만져질 터. 거기가 바로 삼리(三理) 혈이다. 삼리(三理)혈을 세게 누르면 뻐근한 압통이 느껴진다.

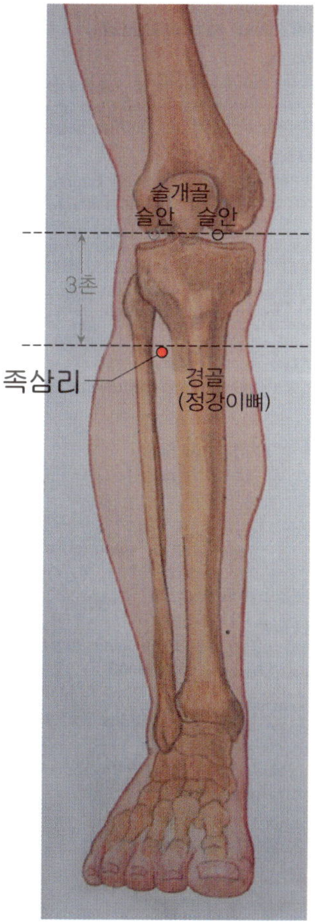

2) 곡지(曲池)

곡지(曲池)혈은 건강과 장수를 논할 때 빼놓을 수 없는 혈이다. 곡지(曲池)혈은 고혈압, 당뇨, 중풍 등 성인병 환자에게 필수적인 혈(穴)이다.

고혈압 환자가 곡지(曲池)혈에 뜸을 뜨면 대개 혈압이 정상화된다. 간혹 곡지(曲池)혈에 뜸을 떠서 혈압이 내리지 않는 이가 있으나 고혈압으로 인한 갖은 증상은 없어진다. 한번 걸리면 좀처럼 완치되지 않는다는 당뇨도 뜸을 꾸준히 뜨면 좋아지며 중풍도 예방된다. 그 밖에 곡지(曲池)혈에 뜸을 뜨면 피부가 고와지며 내장 기관이 튼튼해진다.

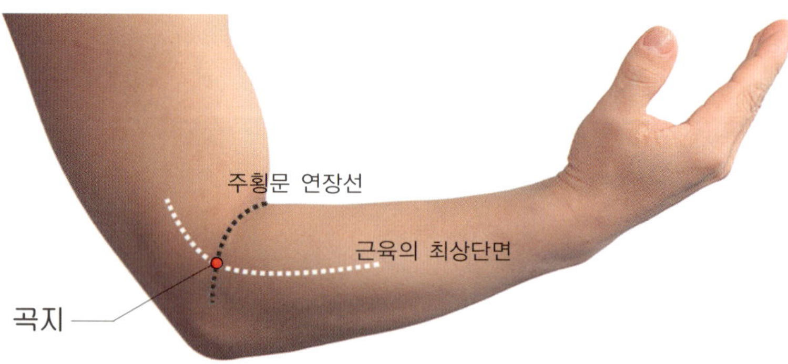

위 치

곡지(曲池)혈은 팔을 구부렸을 때 생기는 주름(주횡문) 끝에 있다. 팔을 쭉 폈을 때는 팔의 주름을 이은 선과 팔의 능선을 이은 선이 열십자(十字)로 만나는 점이다. 곡지(曲池)혈은 세게 누르면 찌르르하면서 뻐근하다.

3) 중완(中脘)

해부학적으로 중완(中脘)혈은 위장(胃臟)의 중앙이며 경락경혈학(經絡經穴學)적으로는 육부(六腑)의 정기(精氣)기 집합하는 부(腑)의 회(會)이다. 따라서 육부(六腑)의 병을 치료할 때 빼놓아서는 안 되는 혈(穴)이다.

중완(中脘)혈은 몸의 기혈(氣穴)이 순환하는 경락(經絡)이 출발하는 혈(穴)이다. 몸 전체에 영향을 미치는 경혈(經穴)로 고혈압, 위궤양, 소화 불량, 배앓이, 구토, 식욕 부진 등에 특히 효험이 있다.

위 치

배에서 가슴으로 갈비뼈를 더듬어 올라가다 보면 양쪽 갈비뼈

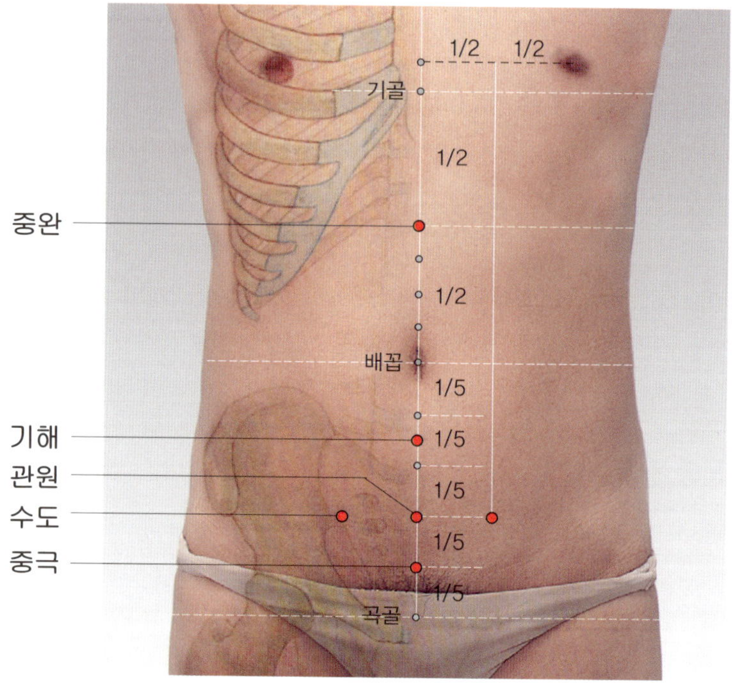

가 만나는 곳을 찾을 수 있다. 중완(中脘)혈은 이 지점과 배꼽의 중간 지점으로 몸을 좌우로 나누는 가운데 선 위에 있다.

4) 기해(氣海) · 관원(關元) / 남자

정(精)이라 함은 생명의 뿌리이며 생식 활동과 생명 활동을 가능하게 하는 기본 물질이고 몸을 구성하며 윤택하게 하고 생명력의 원천으로 몸체를 유지하게 하며 생명을 이어나갈 수 있게 해준다. 기해(氣海)혈과 관원(關元)혈은 정(精)이 모이는 자리이다.

기해(氣海)는 이름 그대로 기(氣)의 바다이다. 선천의 원기(元氣)가 모이는 곳으로 생명의 근원이다. 관원(關元)혈은 남자의 정(精)을 이루는 근본으로, 일흔여든 된 노인도 회춘을 하게 한다는 옛말이 있을 정도로 좋은 혈(穴)이다. 기해(氣海)혈과 관원(關元)혈에 뜸을 뜨면 활력이 솟고 피곤함을 잘 모를 뿐 아니라 생식력과 발기력이 눈에 띄게 좋아진다.

위 치

기해(氣海)혈과 관원(關元)혈은 배꼽 아래에 있다.
배꼽과 불두덩이뼈(치골)를 다섯 등분했을 때 배꼽에서 세 번째, 불두덩이뼈에서 두 번째 지점이 관원(關元)혈이다. 기해(氣海)혈은 다섯 등분 중 배꼽에서 첫 번째 지점과 두 번째 지점의 중앙이다. 다시 말해 배꼽과 불두덩이뼈 사이의 1.5/5 또는 3/10 되는 지점이다.

5) 중극(中極) · 수도(水道) / 여자

여자는 기해(氣海)혈과 관원(關元)혈 대신에 중극(中極)혈과 수도(水道)혈을 쓴다. 중극(中極)혈은 인체 내부의 수액

(水液)을 저장하는 방광(膀胱)에 가깝고 방광(膀胱)의 기(氣)가 모이는 곳이며 여자의 정(精)의 근원인 자궁(子宮) 위에 자리잡고 있다. 수도(水道)는 이름처럼 수액(水液)이 통하는 길이며 해부학적으로 난소(卵巢) 위에 위치하고 있어 여성 질환을 치료할 때 빼놓아서는 안 되는 혈(穴)이다.

위 치

중극(中極)혈과 수도(水道)혈은 배꼽 아래에 있다.
배꼽과 불두덩이뼈(치골)를 다섯 등분 했을 때 배꼽에서 네 번째, 불두덩이뼈에서 첫 번째 지점이 중극(中極)혈이다. 수도(水道)혈은 다섯 등분 중 배꼽에서 세 번째 지점의 가로선과, 젖꼭지의 세로로 이은 선의 중앙선이 만나는 점이다. 덧붙여 말하면 남자의 정력 증강 혈(穴)인 관원(關元)혈과 가로로 동일선상에서 좌우 양측에 있다.

6) 폐유(肺兪)

폐유(肺兪)혈은 폐(肺)의 기(氣)가 모이는 곳이다. 사람이 늙으면 등에서 자주 가렵고 찬바람이 나는 것 같았다가 답답한 느낌이 들며 뻣뻣하게 느껴지는 부위가 있는데 거기가 바

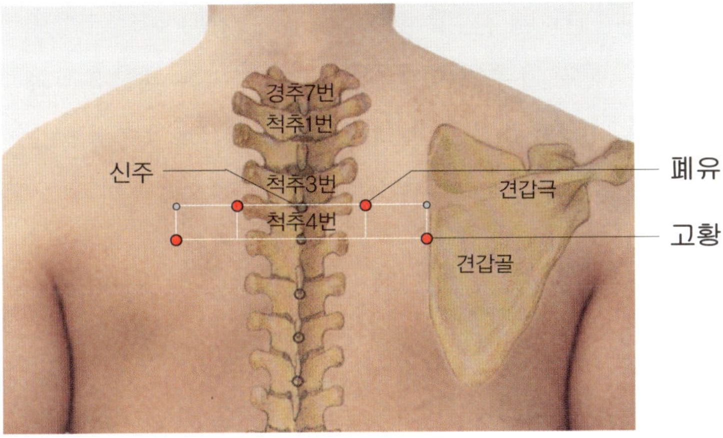

로 폐유(肺兪)혈이다.

나이가 많은 이들 가운데 과거에 폐(肺)를 앓았던 이가 상당히 많다. 그들이 어렸을 때는 폐렴이 많았고 젊어서는 결핵이 창궐했기 때문이다. 요새 젊은 사람들 중에서 폐(肺)가 좋지 않은 이들이 은근히 많다. 공기가 오염된 까닭이다. 그러므로 폐유(肺兪)혈은 늙은이건 젊은이건 너나 할 것 없이 꾸준히 뜸뜨면 좋은 혈(穴)이다.

위 치

폐유(肺兪)혈은 등에 있다. 고개를 약간 숙이면 뼈가 톡 튀어나 오는데 이것이 제7경추, 마지막 목뼈이다. 경추인지 흉추인지 확인하고 싶다면 고개를 좌우로 돌려 보면 된다. 고개만 돌렸을 때 뼈가 움직이면 경추이고 움직이지 않으면 흉추이다. 경추 아래로 흉추가 이어지는데 폐유혈은 제 3흉추와 제 4흉추 사이 쏙 들어간 지점과 날개뼈(견갑골) 모서리가 만나는 지점의 중앙이다. 다시 말해 몸의 중앙인 흉추에서 약간 옆에 좌우 한 개씩 있다.

7) 고황(膏肓)

고황(膏肓)혈은 심장(心臟)과 폐(肺)를 동시에 다스리는 혈(穴)로서 옛날부터 '고황(膏肓)혈에 병이 들면 불치'라고 할 만큼 중요한 혈(穴)이다. 옛 의서『의학입문(醫學入門)』에는 "고황(膏肓)혈은 백 가지 병을 맡고 있어 여기에 뜸을 뜨고 기해(氣海)혈과 삼리(三理)혈에 뜸을 뜨면 치료와 보양이 일시에 해결된다"고 했다.

고황(膏肓)혈에 뜸을 뜨면 마른 사람은 보기 좋게 살이 오르고 수십 년 고생하던 병이 몇 달 만에 호전된다.

위 치

고황(膏肓)혈은 등에 있다. 고개를 약간 숙이면 뼈가 톡 튀어나오는데 이것이 제7 경추, 마지막 목뼈이다. 고황(膏肓)혈은 그 아래로 이어지는 제4 흉추와 제5 흉추 사이에 쏙 들어간 부위와 견갑골 모서리가 만나는 지점이다.

8) 백회(百會)

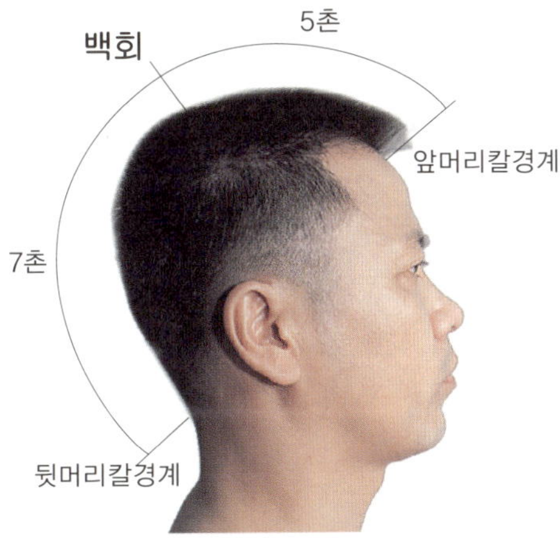

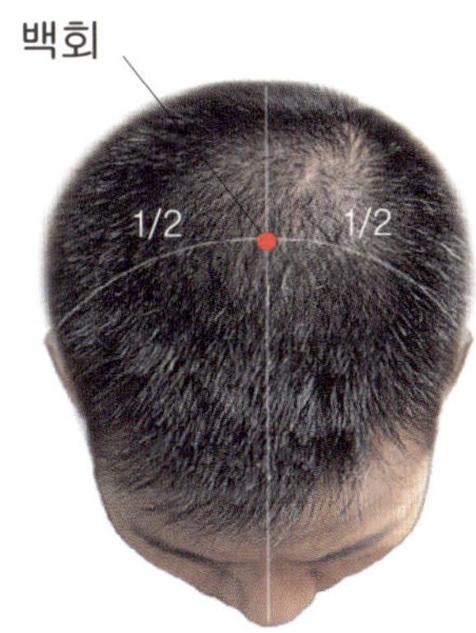

백회(百會)혈은 독맥(督脈), 족태양방광경(足太陽膀胱經), 수소양삼초경(手少陽三焦經), 족소양담경(足少陽膽經), 족궐음간경(足厥陰肝經)의 다섯 가지 경맥(經脈)이 모이는 자리이며 백 가지 기운이 모이는 곳이다. 머리의 정상에 있는 백회(百會)혈은 하늘의 기운을 직접 받아들이는 곳이며 양기(陽氣)를 고르게 한다.

백회(百會)혈의 뜸은 정신병, 간질, 두통과 같은 모든 머리의 질병에 효과가 있고 기억력과 집중력이 향상되어 총명하게 해 준다. 그러므로 어른과 아이에게 모두 좋은 혈(穴)이다.

위 치

백회(百會)혈은 머리 정수리에 있다. 양쪽 귓구멍에서 머리 위로 이어 올린 가상선을 긋고, 코 위로 인체의 중앙선을 그어 두 선이 열십자(十字)로 교차하는 점이 백회(百會)혈이다.

뜸쑥은 3년 이상 묵힌 쑥으로 만든 것이라야 한다. 그래야 독소는 빠지고 불이 잘 붙으며 끝까지 잘 타고 지나치게 뜨겁지 않다.

〈가〉 그림처럼 왼손을 가볍게 쥐고 엄지와 검지 사이로 뜸쑥을 살살 굴리면 뜸쑥이 실처럼 가늘고 길게 밀려나온다. 이때 손가락에 힘을 빼는 것이 요령. 손가락에 힘을 주면 뜸쑥이 잘 밀려나오지 않거나 단단해지는데 단단할수록 오래 타고 뜨겁다.

〈가〉
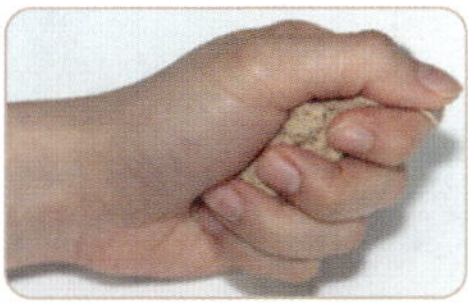

〈나〉 오른손 엄지와 검지로 밀려나온 뜸쑥을 살짝 집어 조금 떼어낸다. 떼어낸 뜸쑥은 원뿔의 형태를 하고 있는데 이것을 뜸봉이라고 한다. 뜸봉의 크기는 쌀알 반 톨만 하거나 쌀알만 한 크기가 적당하다.

〈나〉
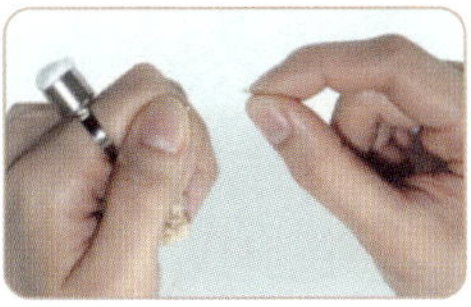

〈다〉 왼손 엄지손톱 위에 침이나 물을 살짝 묻힌다. (침 대신 뜸반지에 장착한 적신 솜에서 물을 묻혀 뜸 자리에 바르고 뜸봉을 붙이기도 한다.)

〈다〉
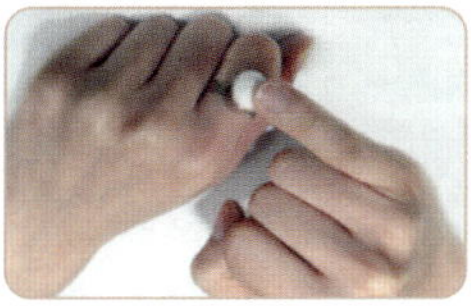

〈라〉 오른손으로 떼어낸 뜸봉을 왼손 엄지손톱 위에 살짝 얹어 물기를 묻힌다.

〈라〉
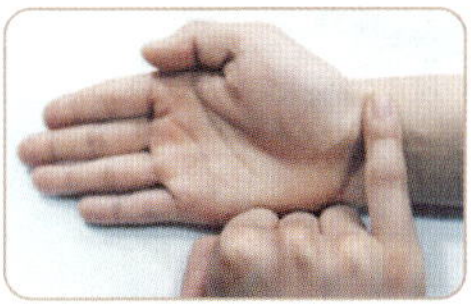

〈마〉 뜸봉을 뜸 자리에 옮겨 붙인다.

〈바〉 타고 있는 선향으로 뜸봉 끝에 살짝 불을 붙인다.

〈마〉
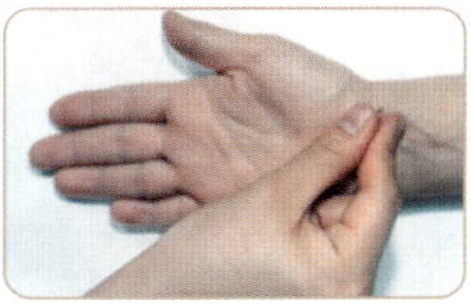

☞ 뜸은 보통 한 자리에 다섯 장씩 하는데 둘째 장부터는 〈다〉·〈라〉의 과정을 생략해도 된다. 뜸봉이 타고 남은 재 위에 새 뜸봉을 살짝 얹어 놓으면 잘 붙는다.

뜸쑥이 다 타면 재를 치운다. 이때 물에 살짝 적신 솜을 꼭 짜서 쓰면 재가 잘 닦인다. 솜에 물이 많이 묻어 있으면 뜸 자리에 물집이 잡힐 수 있으니 물을 꼭 짜내도록 한다. 물 솜은 손에 물기가 묻어나지 않으면서 촉촉함을 느낄 수 있는 정도가 가장 좋다.

〈바〉
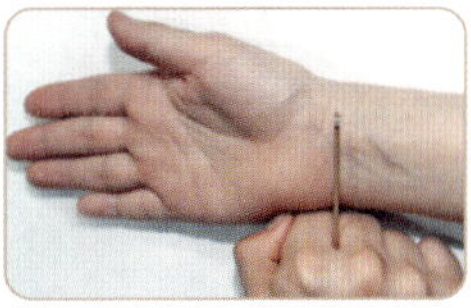

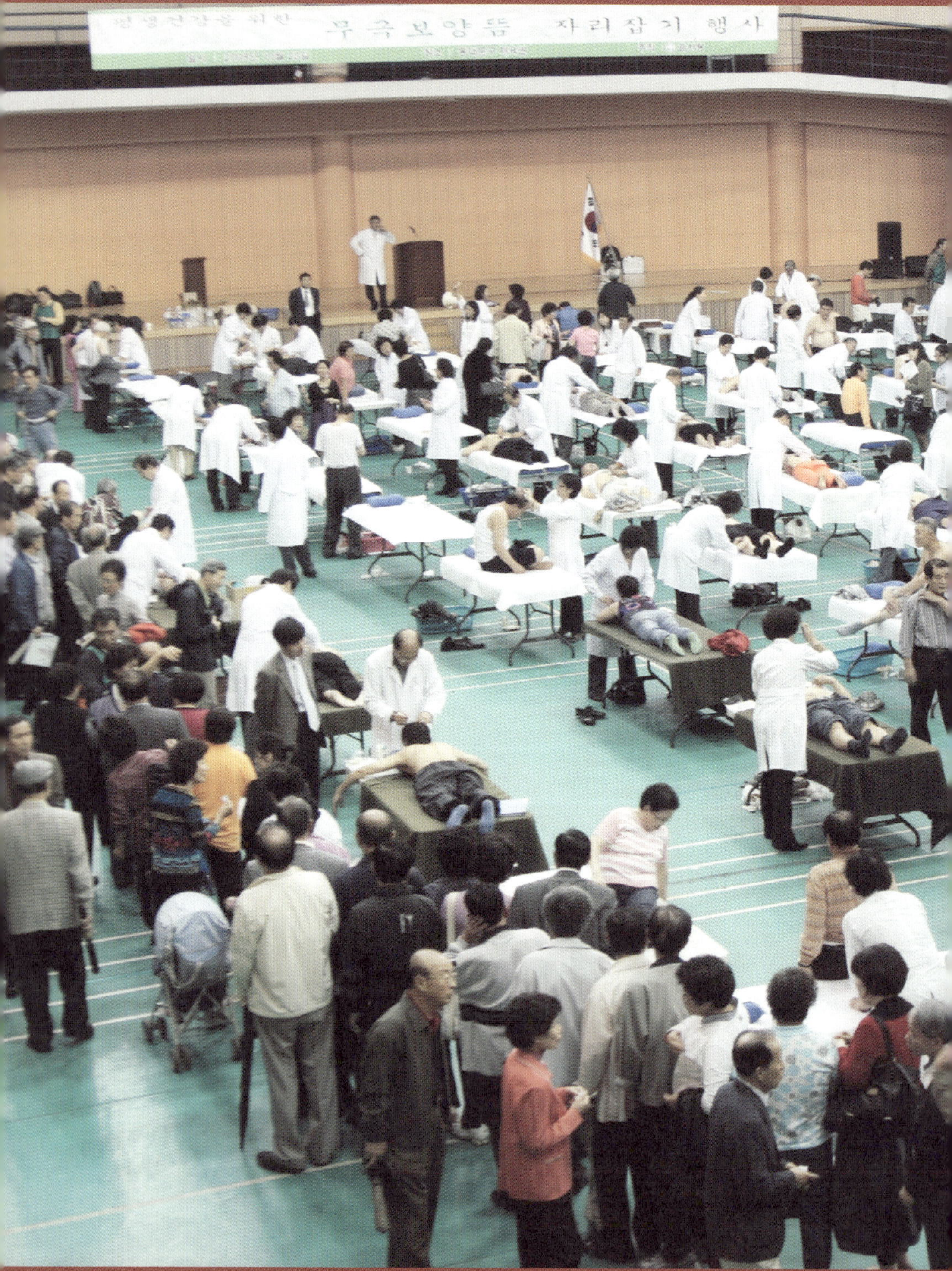
평생건강을 위한
무극보양뜸 자리잡기 행사

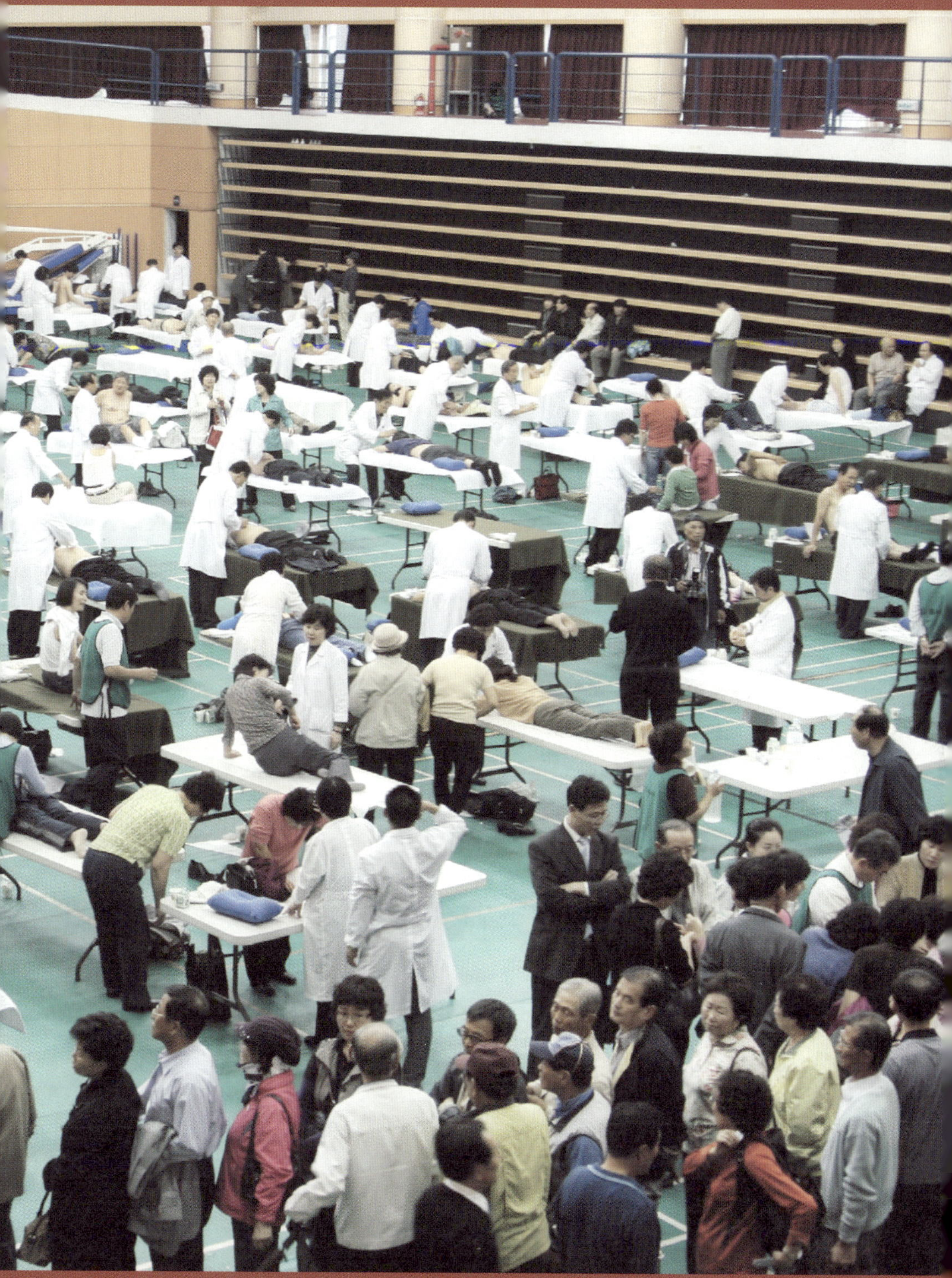

■ 추천의 글

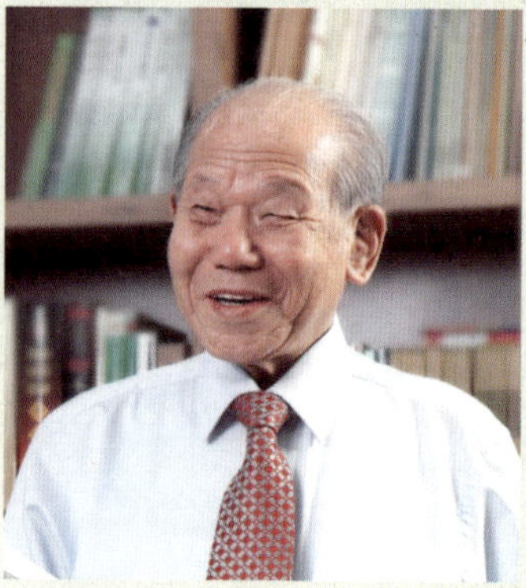

당대 최고의 침술가요 뜸술가인 김남수옹은 실로 선인의 경지에 이른 침뜸 의술의 달인이다. 침과 뜸만으로도 최고의 의술을 일구어낸 김옹은 한 번만 보고도 모르는 병이 없고, 그의 손은 약손이라 손길이 닿기만 해도 좋아지지 않는 사람이 없다.
침과 뜸으로 못 막을 병이 없다는 김옹의 소신은 병이 두려운 우리 모두에게 마치 하늘에서 들려오는 복음과 같다. 인술을 베푸는 의술자로서 60여 년 동안 쌓은 공덕을 모두 책에 담아 모든 이에게 나누어 주고자 하니 그저 고마운 일이다. 김옹이 바라는대로 우리 모두가 침뜸을 바로 알고 그 혜택으로 병고생 없이 건강할 수 있다면 더없이 좋겠다.

전 헌법재판소 재판관 김양균

나의 스승이신 김남수옹에게서 침뜸에 대한 가르침을 받을 수 없었다면 나는 어찌 되었을까? 아마 나는 서양 의학의 한계에 부딪쳐 고민하는 다른 많은 의사들과 다름없이 끝없이 방황해야 했을 것이다. 나의 스승이신 김남수옹의 술법은 가히 신통력을 지닌 도술이라 할만하다. 침술과 뜸술의 맥을 정통으로 꿰뚫어 그 진수를 뽑았으니 글자 그대로 신이 통한다. 그래서 가르침이 한 마디로도 가득차고, 그 가르침에 조금만 다가서도 효험이 넘쳐난다. 그러한 침술과 뜸술 덕분에 나는 미국인들에게 신망받는 의사로서 부족함이 없이 역할을 해내고 있다
김남수옹의 침술과 뜸술은 한국의 자부심이요 세계의 보배이다. 옹이 이번에 공표하는 무극 보양뜸은 그중에서도 백미이다. 누구나 무극 보양뜸술로 자신과 이웃을 건강하게 할 수 있으니 말이다.

미국 아이오와주 메디센타 웨스트 병원장 안 양

贺金南洙老先生临床经验出版

献身针灸学术一生

医技精湛造诣颇深

邓良月

一九九六年十一月

침구를 위해 평생을 헌신하시니, 의술이 깊고 학예가 심오한 경지에 이르러 있습니다.

중의침구연구소 소장 鄧良月

贈金南洙院長

爲鍼灸而獻出一身

一九九六年十一月十四日

鄭守曾

침구를 위해 온몸을 바치시다.

중의약관리국 교육부 부장 鄭守曾

銀鍼除沉疴
灸技譽五洲

爲金南洙敎授題

孫恩澤

丙子十月初五 中國.哈爾濱

銀鍼으로 고질병을 제거하고, 灸技로서 세계에 명성을 떨치시다.

흑룡강성 하얼빈 중의연구원 원장 孫恩澤

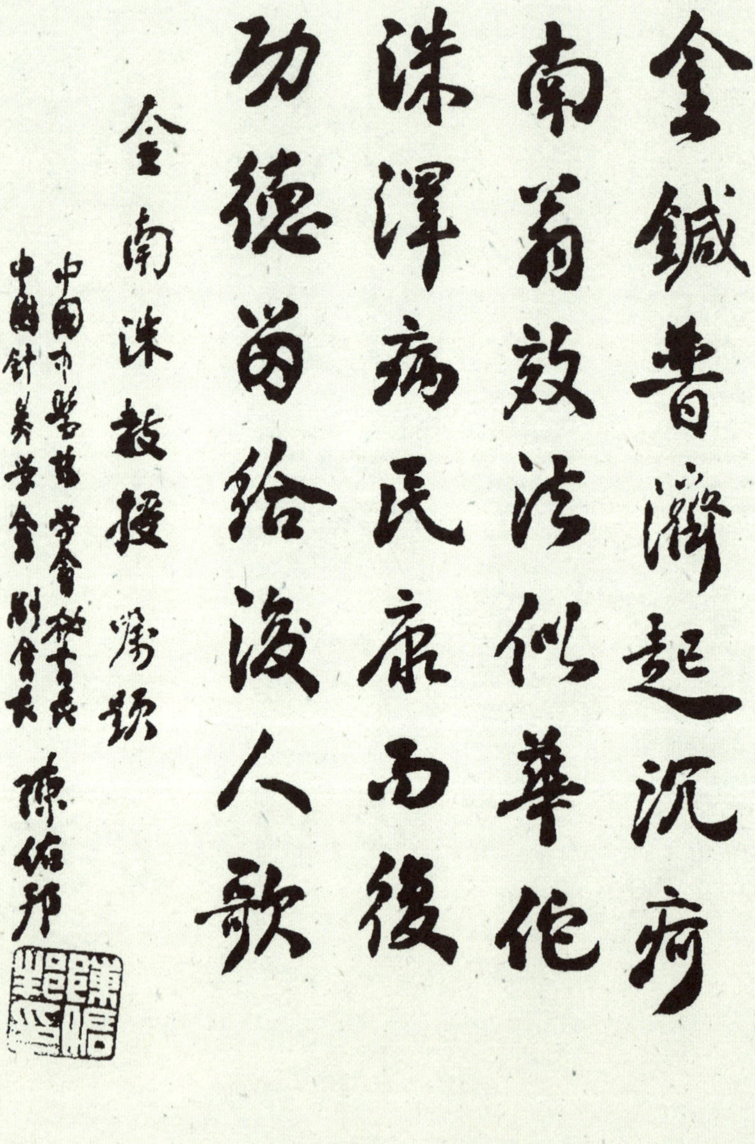

침술을 보급해 고질병을 제거하고 그 기술과 효능이 화타에 비유되도다
모든 질병으로부터 백성들을 건강하게 회복시켜 그 공덕을 인류가 기리고 칭송한다.

중국중의의약학회 비서장, 중국침구학회 부회장 陳佑邦

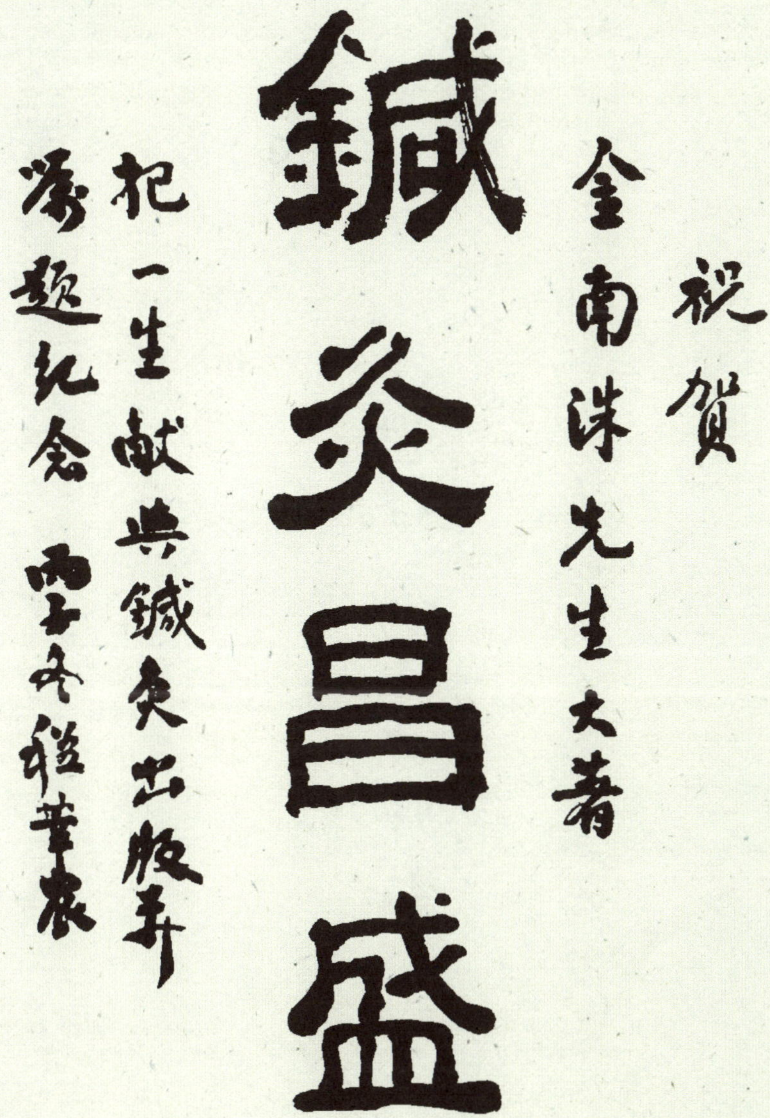

침구창성(鍼灸昌盛) 「나는 침과 뜸으로 승부한다」의 출판을 축하 드립니다.

중국침구학회 부회장 鄭莘農

金南洙老先生从事针灸工作一生

以德修身以道立业

济世活人堪称师表

陈绍武

一九九六年十一月

德으로 修身하고 道로써 業을 이루었으니 濟世活人의 정신은 참된 스승의 본보기입니다.

세계침구연합회 주석 陳紹武

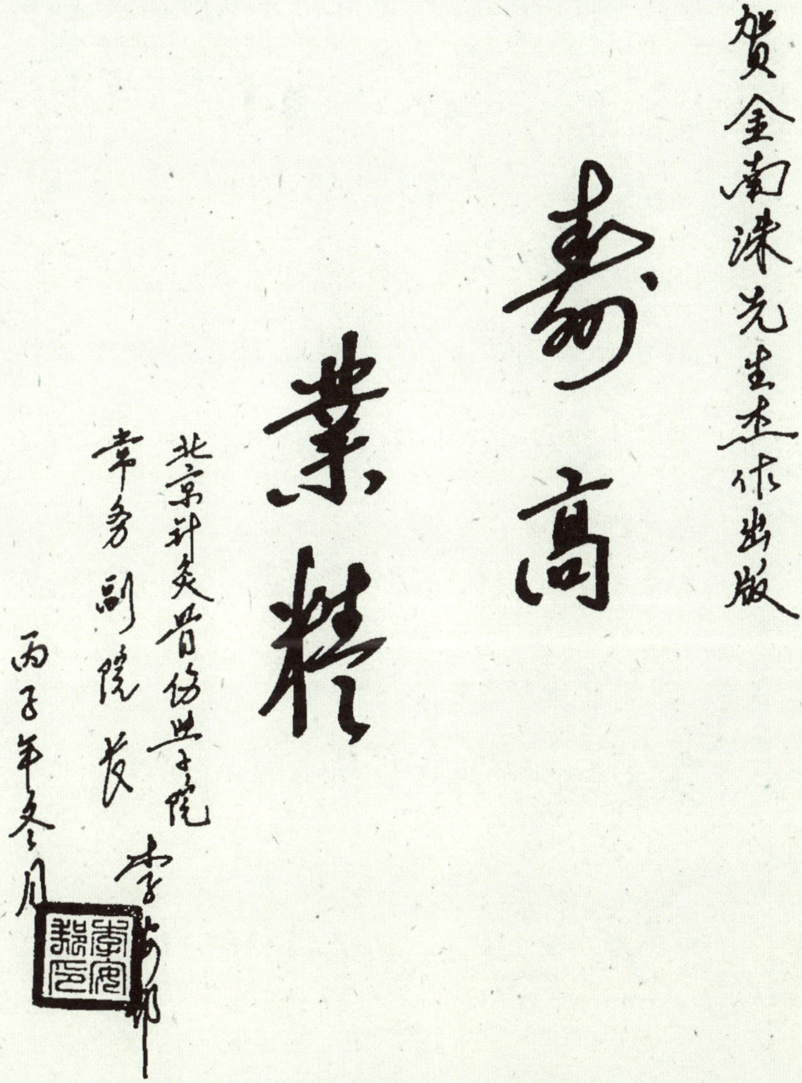

壽는 높고 業은 정성이 가득합니다.

베이징 침구골상학원 상무부원장 李安邦

南洙先生是大韓针灸界著名的针灸学家，也是当今世界上研究应用灸法造詣很深的专家。《我要針和灸來决定勝負》这部专著不僅体現了他的学術精湛，而且表達了他对针灸這门科学的了解和自信。"决定勝負"这绝不是南洙先生简单的表白和一时的衝動，而是他幾十年来豐富的临床实践结论。

南洙先生是我的老朋友，我深为他的治学精神、人生的氣質所感動，也坚信他的誓言就是现实。值南洙先生这部巨著出版的时候，我謹以此表示祝賀。

胡熙明

一九九六年十一月十二日

김남수 선생은 대한민국 침구계의 유명한 침구전문가이십니다. 침구의 연구와 임상에 조예가 깊은 선생께서 「나는 침과 뜸으로 승부한다」는 서적을 출간하신 것에 대한 대단한 감사와 축하를 보냅니다. 선생께서 말씀하신 '침과 뜸으로 승부한다' 는 것은 결코 간단한 표명이나 일시적 충동에 의한 말씀이 아닙니다. 그 분의 수십년 간 풍부한 임상 경험을 통해 얻은 결론인 것입니다. 김남수 선생은 나의 오랜 친구입니다. 그의 학문정신과 그의 기질에 감동한 바 그의 훈계에 따르는 게 당연하다고 판단됩니다. 다시 한 번 그의 출판을 축하합니다.

중국위생부 부부장, 중국침구학회 회장 胡熙明

[부록]

경락경혈도

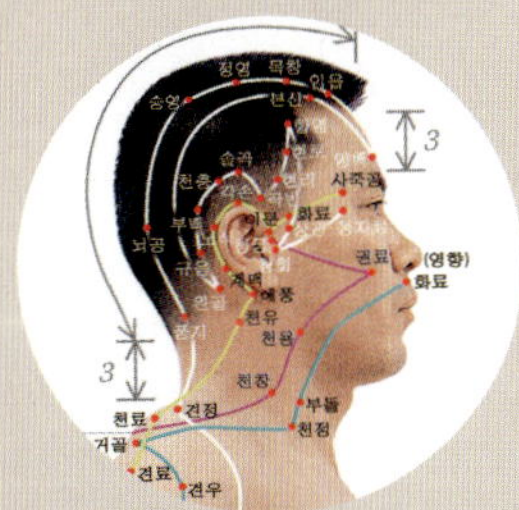
정영
목창
임읍
승영
3
솔곡
천충
사죽공
화료
뇌공
이문
권료
(영향)
화료
예풍
천유
천용
3
천창
천료
견정
부돌
천정
거골
견료
견우

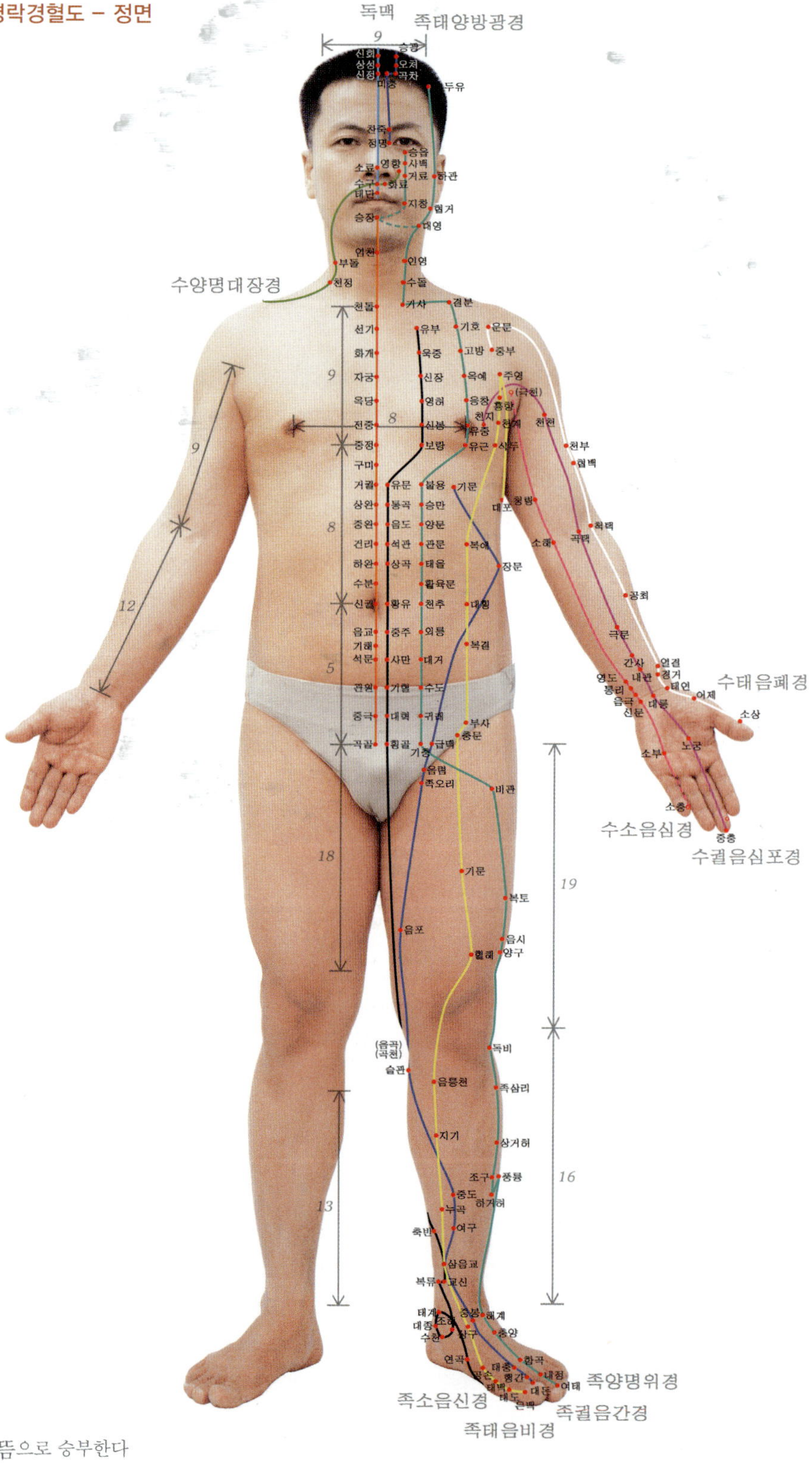
독맥
족태양방광경
수양명대장경
수태음폐경
수소음심경
수궐음심포경
족양명위경
족소음신경
족궐음간경
족태음비경
9
9
8
9
8
12
5
18
19
13
16
신회
상성
신정
승광
오처
곡차
미충
두유
찬죽
정명
승읍
사백
소료
영향
거료
하관
수구
화료
태단
지창
협거
승장
대영
염천
인영
부돌
천정
수돌
천돌
기사
결분
선기
유부
기호
운문
화개
욱중
고방
중부
자궁
신장
옥예
주영
옥당
영허
응창
흉향
천지
천계
천천
전중
신봉
유중
중정
보랑
유근
식두
천부
구미
협백
거궐
유문
불용
기문
상완
통곡
승만
청령
대포
중완
음도
양문
척택
건리
석관
관문
소해
곡택
하완
상곡
태을
복애
장문
수분
활육문
공최
신궐
황유
천추
대횡
음교
중주
외릉
극문
기해
복결
석문
사만
대거
간사
열결
영도
내관
경거
통리
태연
관원
기혈
수도
음극
대릉
어제
신문
중극
대혁
귀래
부사
소상
충문
곡골
횡골
급맥
기충
소부
노궁
음렴
족오리
비관
소충
중충
기문
복토
음포
음시
혈해
양구
독비
슬관
음릉천
족삼리
지기
상거허
조구
풍륭
중도
하거허
누곡
축빈
여구
삼음교
복류
교신
태계
중봉
해계
대종
조해
수천
상구
충양
연곡
함곡
태충
공손
행간
내정
태백
여태
대도
대돈
은백

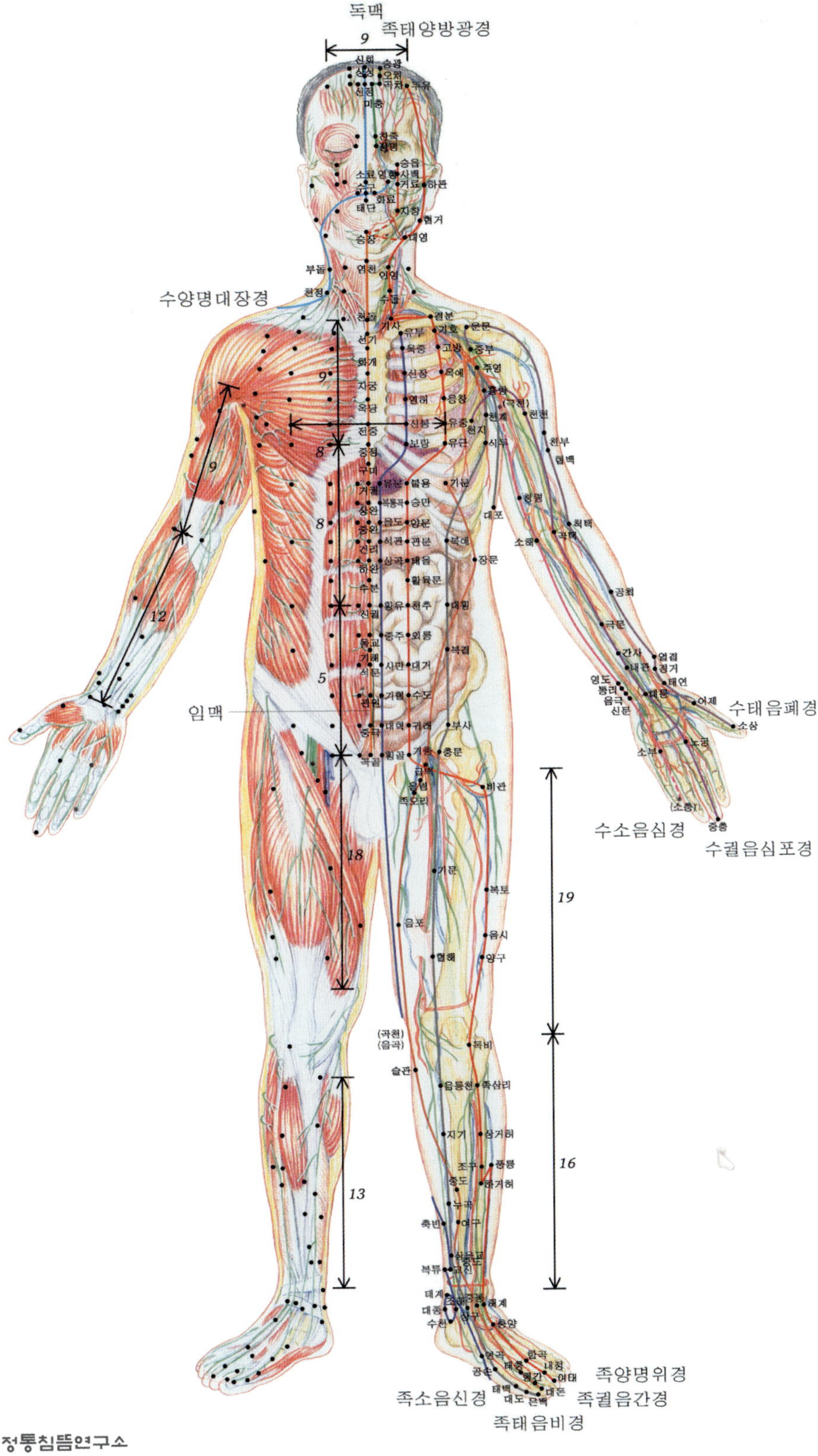
독맥
족태양방광경
수양명대장경
임맥
수태음폐경
수소음심경
수궐음심포경
족양명위경
족소음신경
족궐음간경
족태음비경

제작 : **정통침뜸연구소**

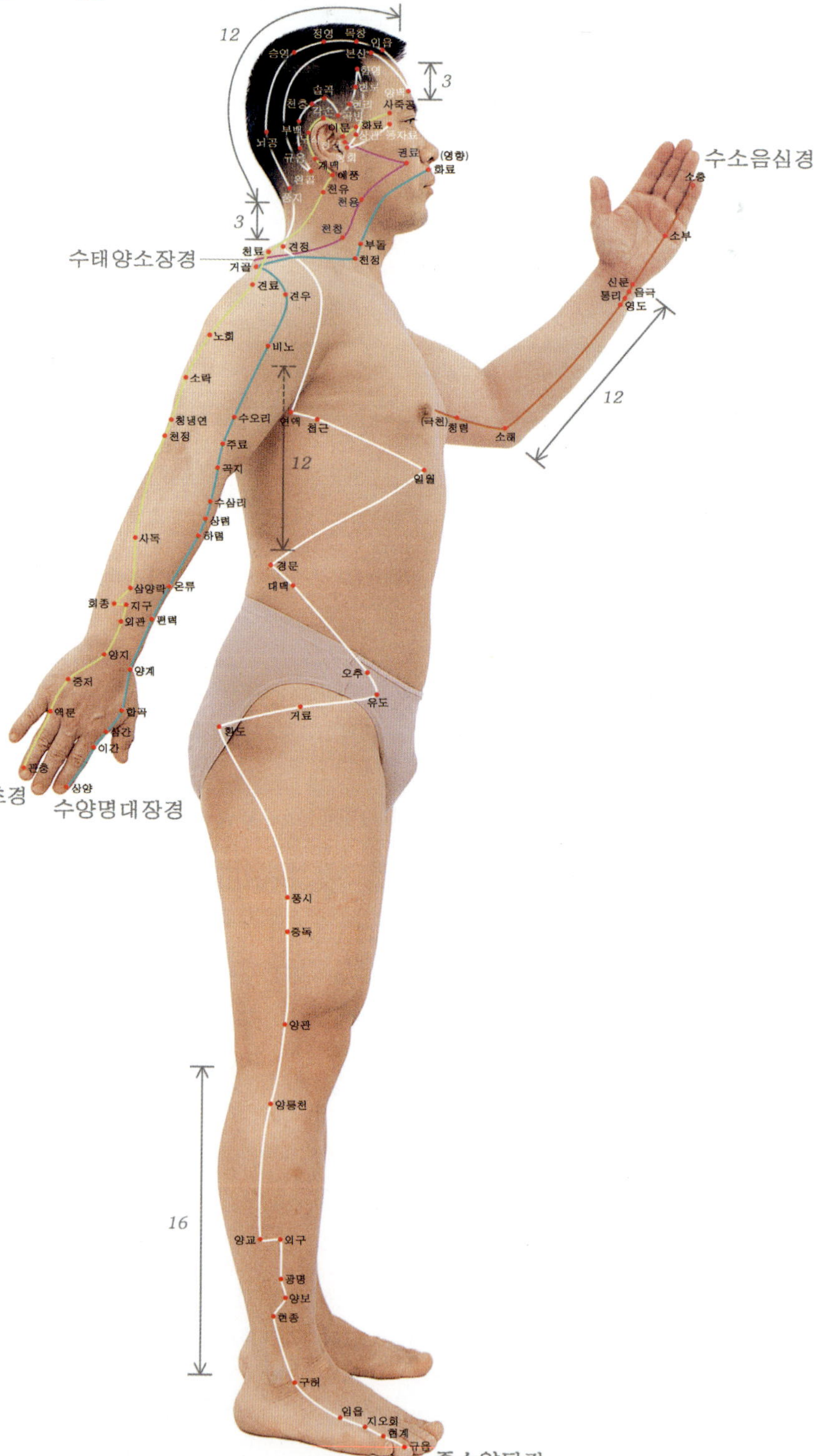
수소음심경
수태양소장경
수소양삼초경
수양명대장경
족소양담경
12
3
12
12
16
소충
소부
신문
음극
통리
영도
극천
청령
소해
천료
견정
거골
견료
견우
노회
비노
소락
청냉연
천정
수오리
연액
첩근
주료
곡지
수삼리
상렴
하렴
일월
사독
경문
대맥
삼양락
온류
회종
지구
외관
편력
양지
양계
중저
합곡
액문
삼간
이간
관충
상양
오추
유도
거료
환도
풍시
중독
양관
양릉천
양교
외구
광명
양보
현종
구허
임읍
지오회
협계
규음
정영
목창
임읍
승영
본신
양백
사죽공
천창
천유
천용
예풍
권료
(영향)
화료
부돌
천정
뇌공

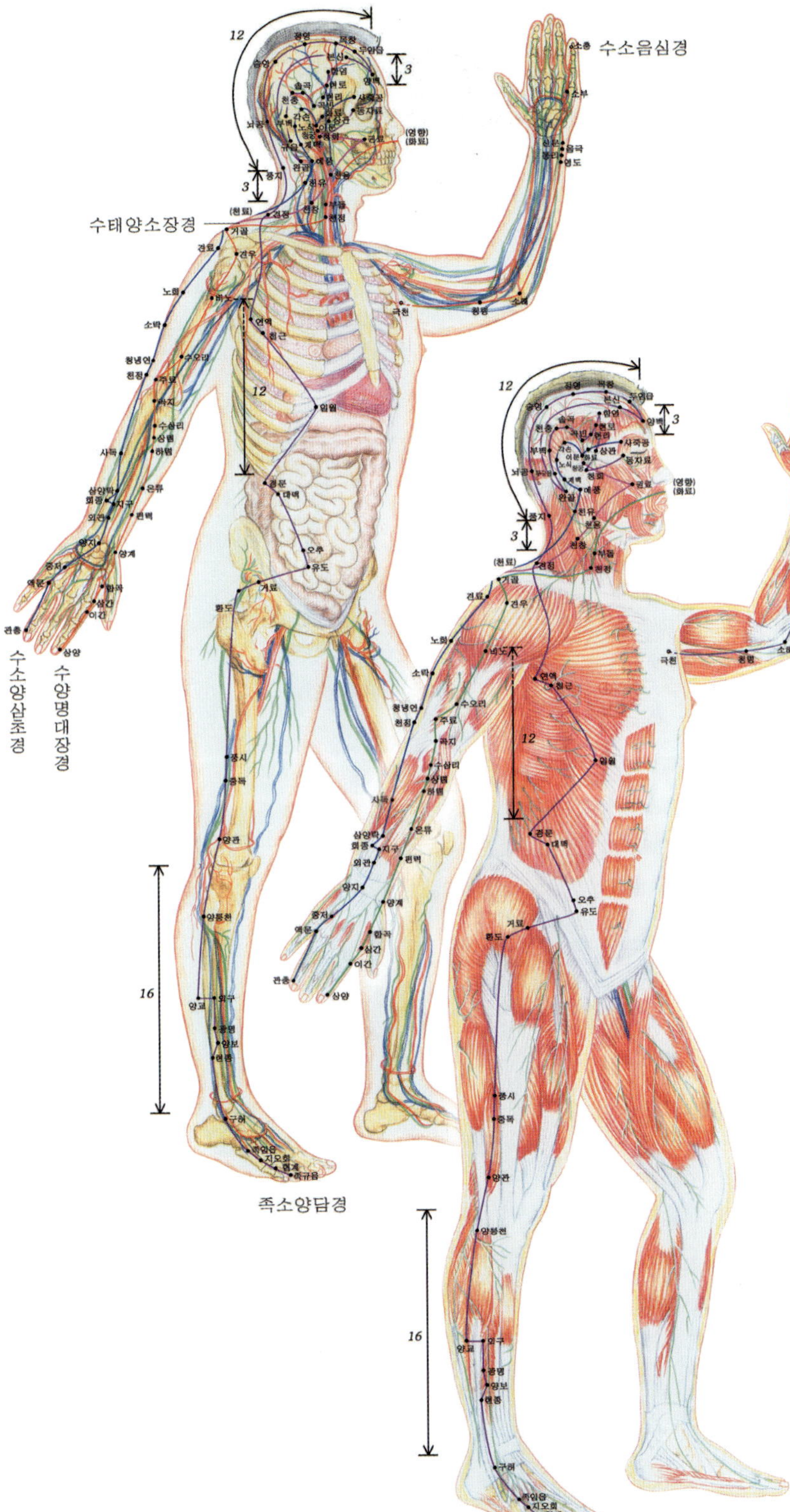

제작 : **정통침뜸연구소**

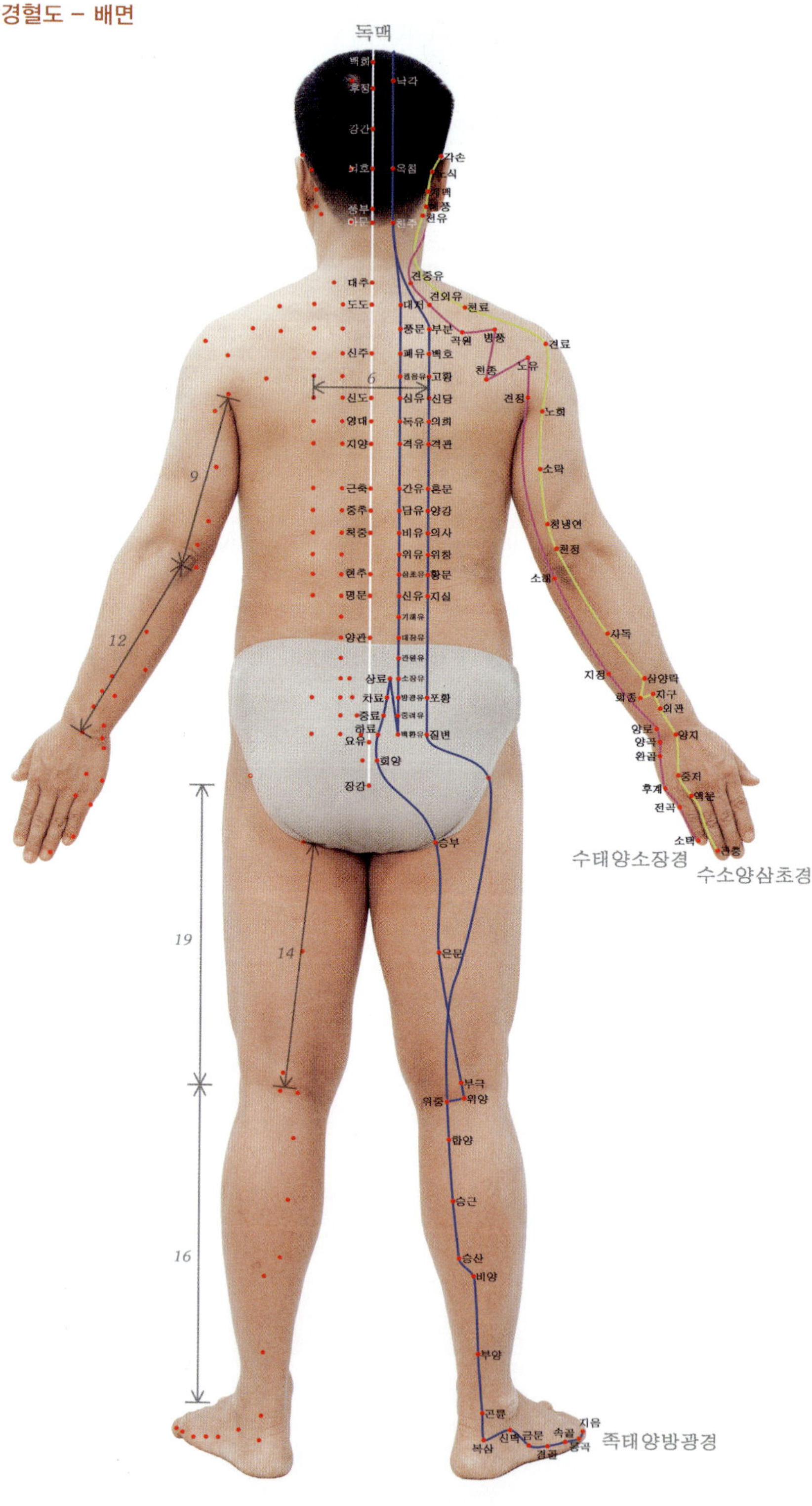
독맥
백회
후정
강간
뇌호
풍부
아문
낙각
옥침
각손
노식
계맥
예풍
천유
천주
대추
도도
신주
신도
영대
지양
근축
중추
척중
현주
명문
양관
상료
차료
중료
하료
요유
회양
장강
견중유
견외유
천료
대저
풍문
부분
곡원
병풍
폐유
백호
고황
천종
노유
견료
심유
신당
견정
노회
독유
의희
격유
격관
소락
간유
혼문
담유
양강
비유
의사
위유
위창
황문
신유
지실
청냉연
천정
소해
사독
지정
삼양락
회종
지구
외관
양로
양곡
완골
양지
중저
후계
액문
전곡
소택
관충
포황
질변
승부
은문
부극
위중
위양
합양
승근
승산
비양
부양
곤륜
복삼
신맥
금문
속골
지음
경골
통곡
6
9
12
19
14
16
수태양소장경
수소양삼초경
족태양방광경

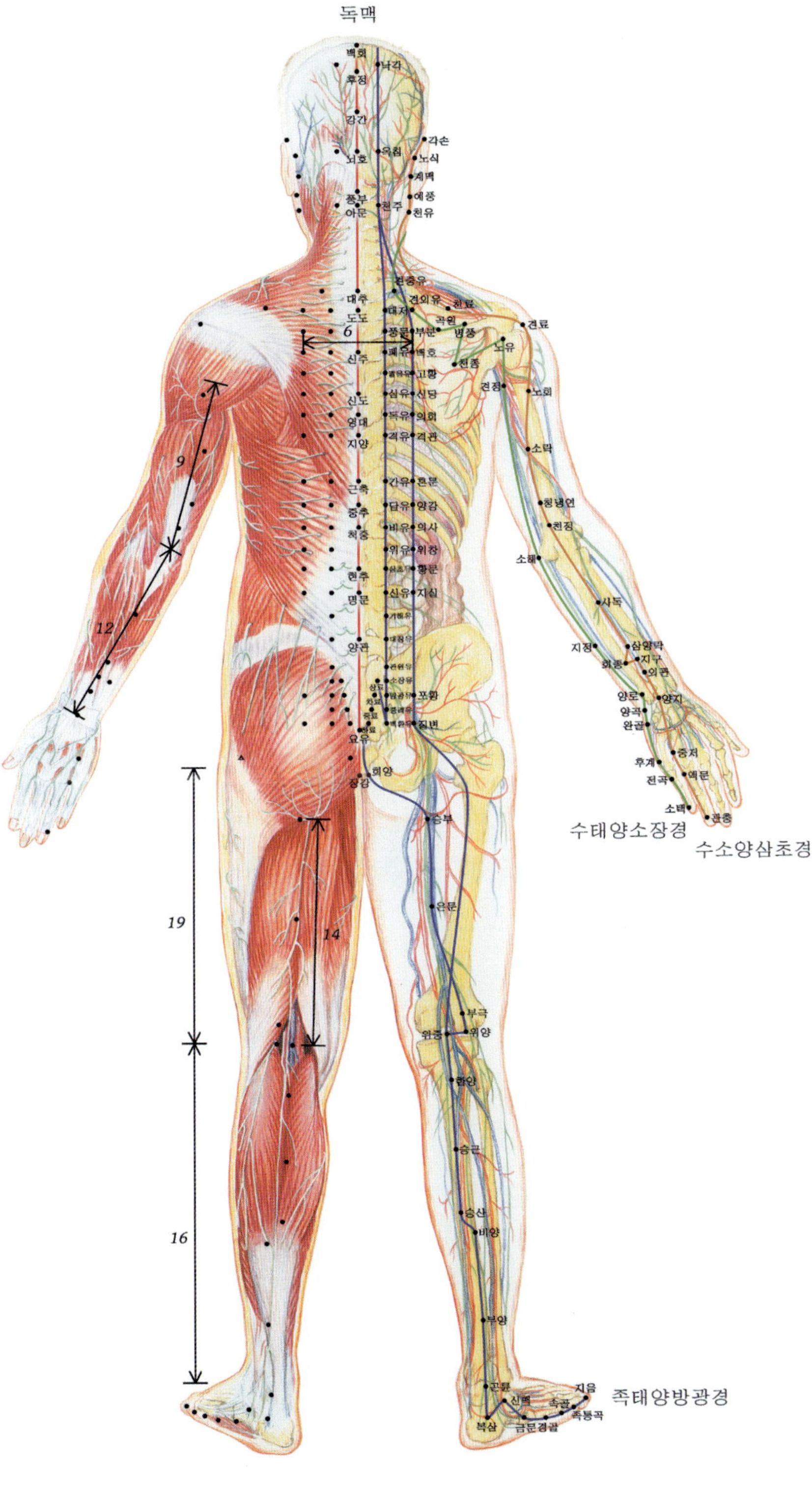

제작 : 정통침뜸연구소

나는 침뜸으로 승부한다